DAG
Diacylglycerol

ジアシルグリセロール
DAGの機能と栄養

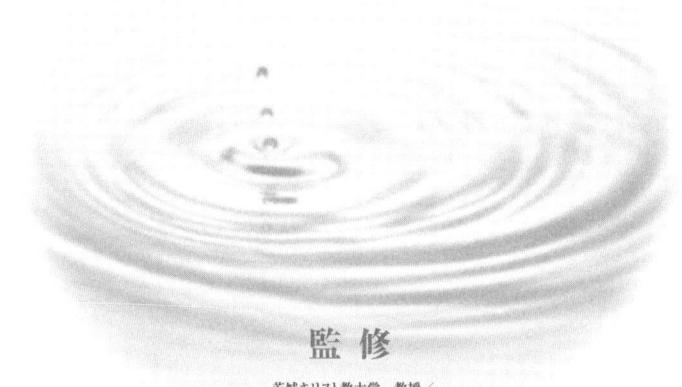

監 修

茨城キリスト教大学 教授／
お茶の水女子大学名誉教授
五十嵐 脩

お茶の水女子大学 助教授
池本 真二

茨城キリスト教大学 教授／
国立健康・栄養研究所名誉所員
板倉 弘重

関東学院大学 助教授
前厚生労働省新開発食品
保健対策室担当官
井上 浩一

九州大学名誉教授／
熊本県立大学名誉教授
菅野 道廣

幸 書 房

発刊にあたって

　肥満は先進国，発展途上国を問わず，世界中のどこでも見られる．近年，この肥満の非健康性が広く認識され，メタボリックシンドロームという言葉を絶えず耳にするようになっている．わが国では，腹部肥満，内臓脂肪蓄積を基盤に置き，このほかに，高血圧，脂質代謝異常，高血糖のうち2項目以上に当てはまる場合をメタボリックシンドロームとする診断基準が，2005年に日本内科学会など8学会からなる委員会で策定されている．最近の諸外国での診断基準の策定を見ても，メタボリックシンドロームが腹部肥満，内臓脂肪蓄積を基盤とした病態であることが明確に認識されてきている．わが国では健康保険法の改正により，2008年4月から40歳以上の被保険者を対象に健診及び保健指導が義務付けられ，腹囲測定を健診項目として加えてメタボリックシンドロームの予防に即した保健指導が実施されようとしている．メタボリックシンドロームに対する関心はますます高まるであろう．

　肥満を考える場合，摂取エネルギーの過剰を避けるためにまず指摘されるのが脂質摂取の問題であり，脂質は肥満と直結されがちである．日本人の脂質摂取量は摂取エネルギーの約25％程度であり，欧米諸国から見れば低脂肪国の状況にあるが，高いエネルギー価ゆえに，摂取量には注意が必要な栄養素である．実際には，摂取する脂質の3/4程度は「見えない油」で占められているので，この部分の油の摂取を低減するのが理に適った対策であるが，「見える油」を減らすことがより簡単であるため，多くの場合そこに関心が集まる．しかし，「見える油」の大部分を占める食用油脂の摂取を減らすと，「食の美味しさ」を大いに損なう．この矛盾を解くため，低カロリー油脂や体脂肪になりにくい油の開発が世界的に検討されており，ジアシルグリセロール（DAG）はそのような機能性油脂としては最初に特定保健用食品として認可されたものである．

DAGは，通常の油脂であるトリアシルグリセロール（TAG）が脂肪酸組成の違いにその機能性を依存しているのとは異なって，DAGそのものの構造に機能性を持つという特別な油脂である．DAGの栄養特性に関する研究は1980年代の後半から始まり，1990年代になって学術的な発表が行われてきた．この間，DAGはTAGと比べ，食後の血中性脂肪を上昇させにくく，体脂肪として蓄積しにくいという特徴が報告された．その後，現在に至るまで様々な場面での摂取試験が行われ，DAGのヒトにおける体脂肪低減効果が確証され，メタボリックシンドロームのリスク軽減に有効であるとの知見が蓄積されてきている．

　本書は，DAGのこのような特性を理解するために，メタボリックシンドロームに対する考え方や脂質の代謝ついての基礎的な知見と共に，DAGの栄養機能と安全性について，これまで報告されている70報を超える研究論文を中心にまとめたものである．

　まず，巻頭において動脈硬化のリスクとしてのメタボリックシンドロームと日本人の食生活について概説した後，第1章ではDAG研究の目的と概要をまとめた．第2章から第4章では，DAGの消化吸収，ヒトや動物における体脂肪蓄積に対する効果とエネルギー代謝に対する影響，さらに，生活習慣病リスクの高いヒトにおける効用の詳細について，それぞれの分野の専門家，関連論文の執筆者により解説されている．第5章では，DAGの安全性についてこれまでの研究の詳細について，食品の安全性問題の専門家が解説し，リスク分析の立場からの厳正な見解が展開されている．最後に，肥満改善のための積極的な栄養指導に関し，関連分野で活躍している専門家に特別寄稿として執筆を依頼し，栄養指導担当者の参考になるように編集されている．

　DAGに関する学術書としては，2004年に米国AOCS Pressから英文の専門書が出版されているが，本書はその後の研究成果を含めつつ，全体像の理解をより容易にし，応用性を高めるように編集されており，内容的にはまったく新しく特徴的なものである．したがって，関連分野の専門家はもとより，栄養指導を行っている管理栄養士，栄養学を学ぶ学生，大学院生そして研究者にとっても，DAGに関する適切な専門書となるに違いない．

最近では，DAG 研究の広がりに伴って海外の研究者による優れた総説が出版される一方で，本書でも引用されているように，中にはメカニズムや動物を用いた研究において批判的な論文があるのも事実である．このことは，一面では様々な角度から研究が広がっていることの証左でもある．本書が，メタボリックシンドロームの改善に取り組んでいる多くの方々の参考になると共に，関連分野の研究が更に発展する嚆矢となることを願って止まない．

　最後に，本書の出版に当たり，種々ご高配を頂いた幸書房出版部長夏野雅博氏に深甚の謝意を表します．

　平成 19 年 1 月

監修者一同

■監修者（音順）

五十嵐　脩　茨城キリスト教大学　教授／お茶の水女子大学名誉教授
池本　真二　お茶の水女子大学　助教授
板倉　弘重　茨城キリスト教大学　教授／国立健康・栄養研究所名誉所員
井上　浩一　関東学院大学　助教授／前厚生労働省新開発食品保健対策室担当官
菅野　道廣　九州大学名誉教授／熊本県立大学名誉教授

■編　集　花王株式会社　ヘルスケア研究所
　　　　　松尾　登，桂木能久，時光一郎

■執筆者一覧（執筆順）

中村　治雄	㈶三越厚生事業団　常務理事
松尾　　登	花王㈱ヘルスケア第1研究所　主席研究員
菅野　道廣	九州大学・熊本県立大学　名誉教授
池田　郁男	東北大学大学院　農学研究科　教授
柳田　晃良	佐賀大学農学部　生命機能科学科　教授
村瀬　孝利	花王㈱生物科学研究所・グループリーダー
木村　修一	昭和女子大学大学院特任教授．東北大学名誉教授
板倉　弘重	茨城キリスト教大学　生活科学部　食物健康科学科　教授
森　　建太	花王㈱ヘルスケア第1研究所　副主席研究員
安永　浩一	花王㈱ヘルスケア第1研究所　研究員
大野　　誠	日本体育大学大学院　体育科学研究科　教授
小沼　富男	順天堂大学医学部　高齢者医療センター 糖尿病・内分泌内科　教授
山本　國夫	甲子園大学　栄養学部　教授
田中　　明	関東学院大学　人間環境学部　健康栄養学科　教授
藍　　真澄	東京医科歯科大学　医学部附属病院　老年病内科　助手
多田　紀夫	東京慈恵会医科大学大学院　代謝・栄養内科学　教授
吉田　　博	東京慈恵会医科大学　臨床検査医学　助教授
寺本　民生	帝京大学医学部内科　教授
山下　　毅	㈶三越厚生事業団　三越診療所　副所長
林　　裕造	㈶日本健康・栄養食品協会　理事長
坂根　直樹	国立病院機構　京都医療センター　臨床研究センター 予防医学研究室　室長
渡邊　浩幸	高知女子大学　生活科学部　健康栄養学科　教授
足達　淑子	あだち健康行動学研究所　所長

目　　次

序論　メタボリックシンドロームと日本人の食生活 …………1

  1.　メタボリックシンドロームとは ……………………………1
  2.　動脈硬化のリスクとして ……………………………………2
  3.　動脈硬化の実態は ……………………………………………7
  4.　メタボリックシンドロームの注意点 ……………………10
  5.　治療と日本人の食生活 ……………………………………11

第1章　ジアシルグリセロール研究の目的とその概要 ………17

  1.　メタボリックシンドロームを巡る動き …………………17
  2.　肥満と脂質の研究 …………………………………………18
  3.　ジアシルグリセロールの構造と性質 ……………………20
  4.　ジアシルグリセロールの代謝の特徴 ……………………23
    4.1　胃もたれしにくい油 …………………………………23
    4.2　ジアシルグリセロールの消化と吸収 ………………23
  5.　ジアシルグリセロールの栄養機能と有用性 ……………25
  6.　植物ステロールを配合したジアシルグリセロール油 …27
  7.　ジアシルグリセロールのエネルギー代謝に及ぼす影響 …28
  8.　特定保健用食品としてのジアシルグリセロール ………29

第2章　ジアシルグリセロールの代謝 …………………………37

  1.　アシルグリセロールの消化・吸収・代謝 ………………37
    1.1　食事脂質とトリアシルグリセロール ………………37

1.2　アシルグリセロールの消化 …………………………………………38
　　1.2.1　胃内消化…………………………………………………………38
　　1.2.2　小腸内消化………………………………………………………40
　1.3　アシルグリセロールの吸収 …………………………………………41
　　1.3.1　糞便への排泄……………………………………………………41
　　1.3.2　脂肪の吸収とリンパ輸送………………………………………42
　　1.3.3　門脈輸送…………………………………………………………42
　　1.3.4　構造脂質の吸収…………………………………………………43
　1.4　アシルグリセロールの代謝 …………………………………………43
　　1.4.1　トリアシルグリセロールの再合成……………………………43
　　1.4.2　小腸リポタンパク質の生成と輸送……………………………44
2.　ジアシルグリセロールの消化と吸収 ……………………………………45
　2.1　ジアシルグリセロールの吸収率 ……………………………………45
　2.2　ジアシルグリセロールの消化 ………………………………………46
　　2.2.1　胃内での消化……………………………………………………46
　　2.2.2　小腸での消化……………………………………………………47
　2.3　小腸上皮細胞への取り込みとトリアシルグリセロールの合成 …48
　2.4　リンパへの放出 ………………………………………………………52

第3章　ジアシルグリセロールの体脂肪蓄積への影響 ………55

1.　動物実験によるエビデンス ………………………………………………55
　1.1　ジアシルグリセロールの体脂肪蓄積抑制作用 ……………………55
　　1.1.1　ジアシルグリセロールの体脂肪蓄積への影響………………55
　　1.1.2　ジアシルグリセロールの脂質代謝への影響…………………59
　1.2　エネルギー代謝への関与 ……………………………………………69
　　1.2.1　小腸の脂質代謝に対するジアシルグリセロールの効果……69
　　1.2.2　肝臓の脂質代謝に対するジアシルグリセロールの効果……72
　　1.2.3　エネルギー消費に対するジアシルグリセロールの効果……73
　　1.2.4　要約と結論………………………………………………………76

2. ヒト試験によるエビデンス ···78
　2.1 ランダム化比較試験によるジアシルグリセロールの体脂肪
　　　低減効果の検証···78
　　2.1.1 ジアシルグリセロールの体脂肪低減効果の検証···············79
　　2.1.2 ジアシルグリセロールの体重・体脂肪低減作用のメカニ
　　　　　ズム··88
　2.2 継続自由摂取試験 ··91
　　2.2.1 1年間の自由摂取オープンラベル試験 ································92
　　2.2.2 1年間の自由摂取条件下での平行比較試験 ······················96
　　2.2.3 2年間の自由摂取オープンラベル試験 ································97
　　2.2.4 小児に対する5か月間継続自由摂取試験 ·······················100
　2.3 エネルギー代謝への関与 ··104
　　2.3.1 食後のエネルギー代謝に及ぼす効果 ································105
　　2.3.2 1日（24時間）のエネルギー代謝に及ぼす効果 ·········106
　　2.3.3 体重・体脂肪低減効果の観点によるエネルギーバランス
　　　　　の考察 ···107

第4章　ジアシルグリセロールのメタボリックシンドロームに対するエビデンス ··111

1. ジアシルグリセロールの糖尿病に対するエビデンス ················111
　1.1 2型糖尿病のリスクリダクションと肥満 ································111
　　1.1.1 糖尿病の発症予防 ···111
　　1.1.2 糖尿病の病型 ···113
　　1.1.3 糖尿病型の判定と糖尿病の診断 ··113
　　1.1.4 耐糖能異常の病態とリスク ··117
　　1.1.5 コントロール目標と治療指針 ···120
　1.2 動脈硬化のリスク因子としての糖尿病 ·····································125
　　1.2.1 糖尿病と動脈硬化性血管障害—疫学研究から ···············125
　　1.2.2 動脈硬化のリスクとしての糖尿病 ·······································127

1.2.3　糖尿病に併発する他の動脈硬化のリスク ……………………130
　　　1.2.4　動脈硬化を防止するための糖尿病治療 ………………………132
　1.3　糖尿病に対するエビデンス ……………………………………………136
　　　1.3.1　日本における糖尿病の現状 ……………………………………136
　　　1.3.2　糖尿病の食事療法 ………………………………………………137
　　　1.3.3　メタボリックシンドロームにおける糖尿病と糖尿病大血
　　　　　　管合併症 ……………………………………………………………137
　　　1.3.4　ジアシルグリセロールの血清トリアシルグリセロールへ
　　　　　　の影響 ………………………………………………………………138
2.　ジアシルグリセロールの食後高脂血症に対するエビデンス ………147
　2.1　動脈硬化リスクファクターとしての食後高脂血症 ………………147
　　　2.1.1　食後高脂血症の本体 ……………………………………………147
　　　2.1.2　レムナントリポタンパクとは？ ………………………………149
　　　2.1.3　高レムナント血症と動脈硬化 …………………………………150
　　　2.1.4　食後高脂血症の意義 ……………………………………………151
　　　2.1.5　冠動脈疾患リスクとしての食後高脂血症 ……………………152
　　　2.1.6　食後高脂血症とメタボリックシンドローム …………………153
　　　2.1.7　ジアシルグリセロール（DAG）の食後高脂血症に及ぼす
　　　　　　効果 …………………………………………………………………154
　　　2.1.8　ジアシルグリセロールとメタボリックシンドローム ………155
　2.2　食後高脂血症に対するエビデンス ……………………………………158
　　　2.2.1　ジアシルグリセロールとは ……………………………………160
　　　2.2.2　DAG 油摂取の食後高脂血症に対するエビデンス ……………161
　　　2.2.3　ジアシルグリセロールの食後高脂血症抑制に関する機序
　　　　　　への考察 ……………………………………………………………165
　　　2.2.4　今後の方向性と問題点 …………………………………………168
3.　ジアシルグリセロールの高コレステロール血症に対するエビデ
　　ンス …………………………………………………………………………173
　3.1　動脈硬化リスクファクターとしての高コレステロール血症 ……173
　　　3.1.1　高コレステロール血症の疫学的研究 …………………………174

3.1.2　初期の脂質低下療法の意義 …………………………………175
　　3.1.3　スタチン後の脂質低下療法の意義 …………………………176
　　3.1.4　21世紀の脂質低下療法の意義 ………………………………176
　　3.1.5　わが国における高コレステロール血症 ……………………178
　　3.1.6　高コレステロール血症と脳卒中 ……………………………179
　3.2　植物ステロールを含むジアシルグリセロールのコレステロール低下作用 ……………………………………………………………182
　　3.2.1　植物ステロールのコレステロール低下作用 ………………183
　　3.2.2　植物ステロール／ジアシルグリセロールの意義 …………184
　　3.2.3　植物ステロール／ジアシルグリセロールのコレステロール低下作用 ……………………………………………………185
　　3.2.4　植物ステロール／ジアシルグリセロールの抗動脈硬化作用 ………………………………………………………………186
　　3.2.5　植物ステロールエステルの作用 ……………………………186
　　3.2.6　植物ステロール／ジアシルグリセロールと他のコレステロール低下物などとの併用 ………………………………………187
　　3.2.7　安　全　性 ……………………………………………………188

第5章　ジアシルグリセロールの安全性
　　　　　　―リスク分析の立場から― …………………………………193

　1.　なぜジアシルグリセロールの安全性を確かめるのか？ ……………193
　　1.1　食品衛生法の立場 …………………………………………………193
　　1.2　摂取量の観点から …………………………………………………194
　　1.3　新規食品（Novel Foods）の立場から …………………………195
　2.　安全性に関する基礎的知見 ……………………………………………195
　　2.1　毒性試験 ……………………………………………………………195
　　　2.1.1　急性毒性試験 …………………………………………………195
　　　2.1.2　反復投与毒性試験 ……………………………………………195
　　　2.1.3　生殖毒性試験 …………………………………………………196

  2.1.4 遺伝毒性試験 …………………………………………198
  2.1.5 発がん性試験 …………………………………………199
 2.2 ヒト対象試験 ……………………………………………200
3. 安全性に関する補足知見 …………………………………………201
 3.1 発がんプロモーション作用に関する試験 ………………201
  3.1.1 ラットを用いた混餌投与による中期多臓器発がん試験 ……201
  3.1.2 大腸発がん促進作用試験 ……………………………202
  3.1.3 Hras 128 ラットを用いた発がん促進作用に関する試験 ……203
 3.2 加熱処理ジアシルグリセロール油についての毒性試験 ……204
  3.2.1 急性毒性試験 …………………………………………204
  3.2.2 反復投与毒性試験 ……………………………………204
  3.2.3 遺伝毒性試験 …………………………………………205
4. 国内および国外における審査状況 ………………………………205
 4.1 国内における審査状況 …………………………………205
 4.2 国外での審査状況 ………………………………………206
  4.2.1 米　　国 ………………………………………………206
  4.2.2 欧州連合（EU）………………………………………207
  4.2.3 その他の諸国 …………………………………………207
5. リスクコミュニケーションにおける問題点 ……………………208
 5.1 一般的事項 ………………………………………………208
 5.2 発がんリスクの問題 ……………………………………209
  5.2.1 なぜ発がん促進作用が問題になるのか？ ……………209
  5.2.2 PKC の活性化と発がん促進作用 ……………………210
 5.3 循環器疾患リスクの問題 …………………………………211

特別寄稿　肥満改善のための積極的な栄養指導 ………………215

1. 続けられる栄養指導 ………………………………………………215
 1.1 効果の出ない栄養指導とは？ …………………………216
 1.2 患者の抵抗は指導を変えるサイン ……………………217

1.3 動機づけ面接を用いた栄養指導とは？……………………217
   1.4 楽しくてためになる肥満教室とは？……………………219
2. 特定保健用食品を用いた栄養指導（教育）……………………224
  2.1 特定保健用食品とは…………………………………………224
    2.1.1 健康食品や機能性食品との違い……………………224
    2.1.2 保健機能食品制度……………………………………225
    2.1.3 科学的根拠……………………………………………227
  2.2 特定保健用食品を効果的に利用するために………………228
    2.2.1 安全性に関する情報…………………………………228
    2.2.2 有効性の情報…………………………………………229
    2.2.3 特定保健用食品の摂り方……………………………229
  2.3 食生活・栄養指導の意義……………………………………230
    2.3.1 食生活・栄養指導の必要性…………………………230
    2.3.2 栄養・食生活指導の進め方…………………………230
  2.4 食生活・栄養指導計画と指導………………………………231
    2.4.1 食生活・栄養指導の場………………………………231
    2.4.2 指導項目の整理………………………………………231
    2.4.3 指導目標・計画の作成………………………………231
    2.4.4 指導のスキル…………………………………………232
    2.4.5 指導者側の態度………………………………………232
  2.5 食生活・栄養指導への特定保健用食品の利用……………233
    2.5.1 特定保健用食品の特長を理解して…………………233
    2.5.2 食生活・栄養指導者の立場として…………………233
3. 栄養指導の心理学的アプローチ…………………………………236
  3.1 背景と目的……………………………………………………236
  3.2 行動療法における問題解決法………………………………237
  3.3 食行動の特性と自発的食事制限……………………………239
  3.4 肥満の行動療法………………………………………………240
  3.5 行動療法による栄養指導の実際……………………………241
  3.6 行動的教育モデル（結語に代えて）………………………244

索　引 …………………………………………………………………247

編集後記 …………………………………………………………………255

メタボリックシンドロームと日本人の食生活

はじめに

　心血管系疾患のリスクとその内容については，国際的に二つの潮流があった．一つは Framingham 研究を基礎として各種のリスクが確認されるようになったが，そのなかで総コレステロール，低比重リポタンパク(LDL)コレステロールの高値の意義は大きいものであった．以来，リスクのコントロールと，虚血性心疾患発症の防止に対して如何に LDL コレステロール値を管理するかに注目が集まった．これはアメリカの大部分を中心とした潮流であったが，一部のアメリカの研究と，ヨーロッパを中心とした研究からトリアシルグリセロール(トリグリセリド，中性脂肪ともいう)高値と，高比重リポタンパク(HDL)コレステロール低値とが問題となっていた．
　この二つの潮流が合体し，それぞれを重要な要因として扱うようになり大きな流れとなったわけである．特にトリアシルグリセロール高値，HDL コレステロール低値には，肥満が関与しており，取りわけ中心性肥満(内臓肥満)が重要で，さらにインスリン抵抗性などいくつかの代謝異常が関与することが多い．注目されるのは，リスクの重積として判断することであろう．
　以下，動脈硬化のリスクとしてメタボリックシンドローム(metabolic syndrome : MS)を，食事との関連で解説したい．

1. メタボリックシンドロームとは

　2005 年 4 月，国際糖尿病連合(International Diabetes Federation : IDF)では実地診療に用いられるメタボリックシンドロームの定義を発表している(**表

表1　メタボリックシンドロームの定義(IDF, 2005)

(1) 中心性肥満
　　腹囲　≧94cm(男性)，≧80cm(女性)
(2) 以下4項目中2項目
　　トリアシルグリセロール増加(≧150mg/dL)
　　HDLコレステロール(<40mg/dL 男性
　　　　　　　　　　　　<50mg/dL 女性)
　　血圧上昇(収縮期(最高)血圧≧130,
　　　　　　拡張期(最低)血圧≧85mmHg)
　　空腹時血糖増加(≧100mg/dL)

1). これは，あくまでもヨーロッパ人に適用する中心性肥満の定義であり，それぞれの人種に応じた値を用いるようすすめている．アメリカでは男性102cm，女性88cm，東南アジアで男性90cm，女性80cm，中国で男性90cm，女性80cm，日本で男性85cm，女性90cmの腹囲をカットオフポイントとして用いるとしている．

　ほぼ同時期に日本では日本内科学会を中心として，診断基準が発表され，腹囲，血糖値は異なるが，基本的には同様の考え方を示している[1](表2)．

　比較の意味で1999年のWHOの基準[2](表3)，2001年の米国コレステロール教育プログラム(NCEP)，米国高脂血症治療ガイドライン(Adult Treatment Panel Ⅲ：ATP Ⅲ[3])の基準(表4)を挙げてある．いずれも肥満またはインスリン抵抗性を基礎としているが，WHO基準ではやや日常臨床には使いにくい点がある．

　メタボリックシンドロームの頻度は人種，年齢，性別，その他調査集団により異なるが，5～30%程度である．さらにこの頻度は動脈硬化性疾患を発症した場合には，一般の頻度より多く2倍程度に認められている[4]．特に高齢女性に多くなり，肥満，高トリアシルグリセロール(トリグリセリド)血症，高血圧の因子発現が目立っている．

2. 動脈硬化のリスクとして

　グラスゴーで行われたスコットランド西部冠動脈疾患予防研究(West of

2. 動脈硬化のリスクとして

表 2 メタボリックシンドロームの診断基準[1]

必須項目 内臓脂肪蓄積	
	ウエスト周囲径　男性≧85cm
	女性≧90cm
	（CT による内臓脂肪面積　男女とも
	≧100cm^2 に相当）
選択項目　これらの3項目のうち2項目以上	
1. 高トリアシルグリセロール血症≧150mg/dL	
かつ / または	
低 HDL コレステロール血症＜40mg/dL	
2. 収縮期(最大)血圧≧130mmHg 以上	
かつ / または	
拡張期(最小)血圧≧85mmHg	
3. 空腹時高血糖　　　≧110mg/dL	

* CT スキャンなどで内臓脂肪量測定を行うことが望ましい．
* ウエスト周囲径は立ったまま，軽く息をはいた状態で臍周りを測定する．
* 高トリアシルグリセロール血症，低 HDL コレステロール血症，高血圧，糖尿病に対する薬剤治療を受けている場合は，それぞれの項目に含める．

表 3 メタボリックシンドロームの定義(WHO)[2]

以下のうち少なくとも一つ
　　2 型糖尿病
　　耐糖能異常
　　インスリン抵抗性

さらに，
以下のうち少なくとも二つ
　　高血圧
　　肥満
　　脂質代謝異常(高トリアシルグリセロール血症，
　　低 HDL コレステロール血症)
　　微量アルブミン

Scotland Coronary Prevention Study : WOSCOPS)[5]では 6,447 名の平均年齢 55 歳の男性が追跡調査された．因子数の増加に伴う冠動脈疾患(CHD)と，糖尿病発症を検討したのが図 1 である．全例 LDL コレステロールが高値であり，その結果として因子 0 でも次第に冠動脈疾患などのイベント(発症)は増

表4 NCEP ATP Ⅲによるメタボリックシンドロームの診断基準(2001)[3]

以下の5項目中3項目以上を有する時	
腹部肥満(ウエスト周囲径)	男性＞102cm
	女性 ＞88cm
トリアシルグリセロール	≧150mg/dL
HDL コレステロール	男性＜40mg/dL
	女性＜50mg/dL
血 圧	収縮期≧130mmHg
	拡張期 ≧85mmHg
空腹時血糖	≧110mg/dL

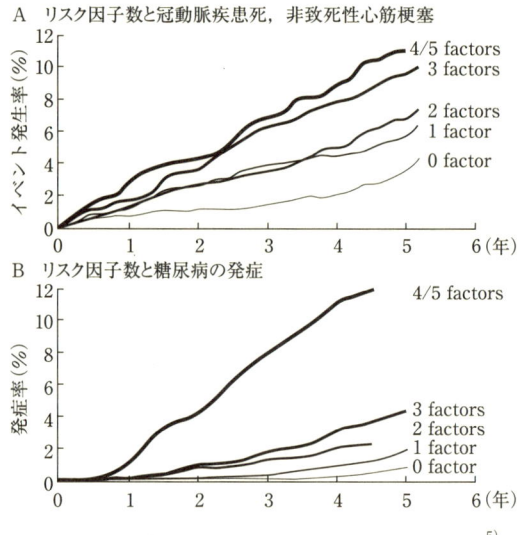

図1 冠動脈疾患イベント，糖尿病発症と因子数[5]

加している．因子数が3個以上となると明らかにイベントは多発する．2型糖尿病の発症も因子数4, 5できわめて高い．

　動脈硬化は炎症であるという立場，および2型糖尿病の一部の成因に炎症があることから，いずれも炎症マーカーとしての高感度CRP(high sensitive C-reactive protein : hs-CRP)との関係を見たのが，図2である．メタボリックシンドロームの有無にかかわらず，hs-CRPが3mg/Lを超えた場合に冠動脈疾患のイベントも，糖尿病発症も高率となる．特にメタボリックシンドロ

2. 動脈硬化のリスクとして

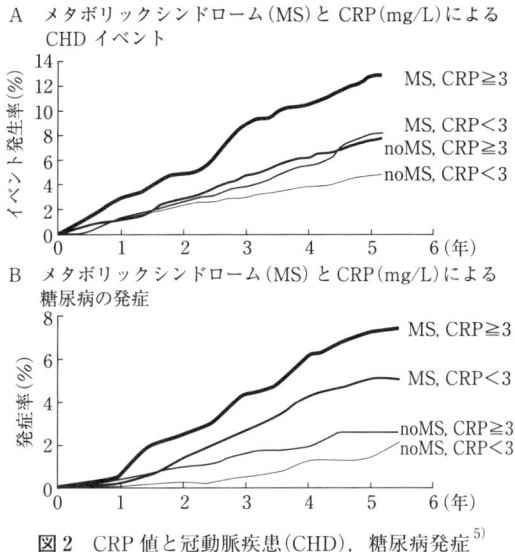

図2 CRP値と冠動脈疾患（CHD），糖尿病発症[5]

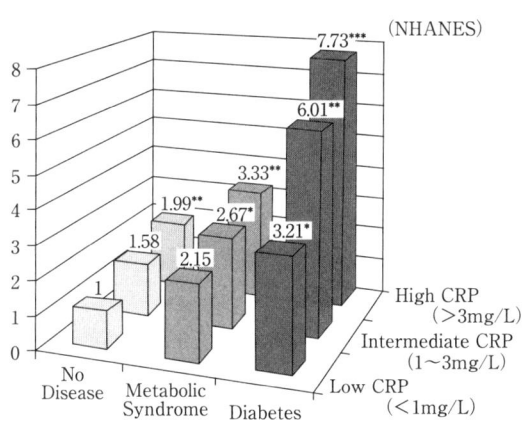

図3 メタボリックシンドロームとCRP[6]
* $p < 0.05$, ** $p < 0.01$, *** $p < 0.001$.

ーム群にその傾向が明らかで，メタボリックシンドローム群に炎症の高値が合併するとイベントは増大する．

このような関係は，断面調査においても確認されており，米国全国健康・栄養調査(National Health and Nutrition Examination Survey：NHANES)に所属した3,873名について，糖尿病，メタボリックシンドロームを示し，hs-

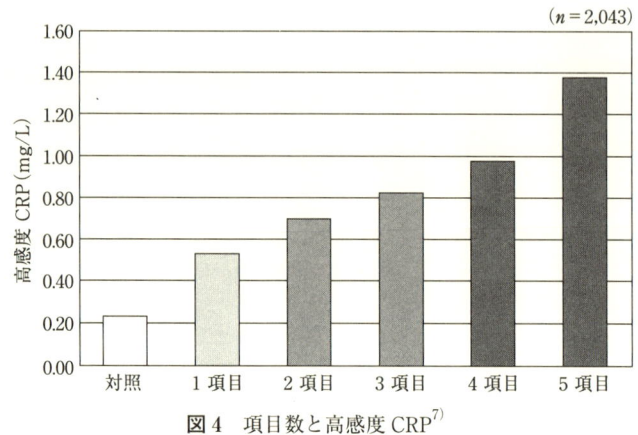

図4 項目数と高感度 CRP[7]

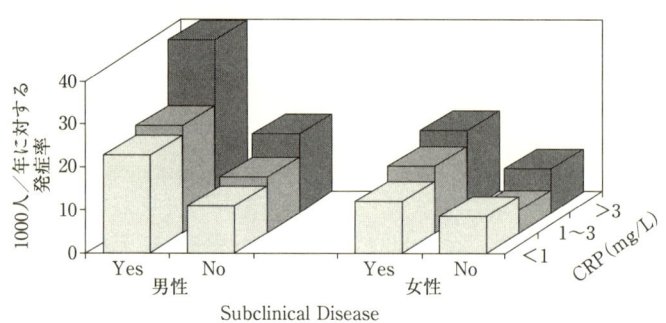

図5 高齢者における冠動脈疾患の発症率と hs-CRP 1,000 人ごとに対する発症率[8]

CRP の高値に応じた心血管系疾患の合併が検討されている(図3).

心血管系疾患のオッズ比(危険率)は,糖尿病,メタボリックシンドローム共に hs-CRP の高値例に高いことが示される.

また hs-CRP の上昇は,メタボリックシンドロームの各項目において認められており,項目数の増加に応じてより高値となる[7](図4).特に,項目のなかで肥満の効果が著しい.

このような関係について高齢者において調査した結果もある.65歳以上の男女 3,971 名を 10 年追跡して hs-CRP との関係をみると,図5のごとく,男女による差もあるが,hs-CRP 高値(> 3 mg/L)例での冠動脈疾患イベント

が高い．特に頸動脈肥厚，踵上腕血圧比(<0.9)，頸動脈狭窄($\geqq 25\%$)，心電図異常などがあり症状発現のみられない無症状の疾患(subclinical disease)においてその傾向が明らかである．

逆に思春期の平均年齢15歳の男女295名について，インスリンクランプ法にてインスリン感受性を調べて，他のパラメーターと比較してみると，空腹時インスリン値は抵抗性のある例で高く，トリグリセリド値も高い．これに対してHDLコレステロールは抵抗例に低い．インスリン抵抗性を持つ非肥満例に比べ，肥満例ではhs-CRP，インターロイキン(IL)-6，腫瘍壊死因子(TNF)α値が高く，アディポネクチンが低い．また8-Iso-PGF$_{2a}$はインスリン抵抗性をもつ肥満例に高い．酸化ストレスの関与が考えられる[9]．

3. 動脈硬化の実態は

平均年齢58歳の日本人男性について，冠動脈硬化の性状を，アメリカ心臓病学会の区域(図6)との関係で検討した筆者らの成績がある．血清脂質の値，血糖値などのパラメーターを表5に示してあり，メタボリックシンドローム群は主として，高脂血症Ⅳ型，Ⅱb型の脂質パターンを示している．表6に動脈硬化の性状との関係を示すが，メタボリックシンドロームの典型であるⅣ型では圧倒的に近位部(区域1, 2, 5, 6, 7, 11)に多い．コレステロール高値を伴うⅡb型では，近位部と多発する狭窄が多い．Ⅱa, Ⅱb, Ⅳ各型にお

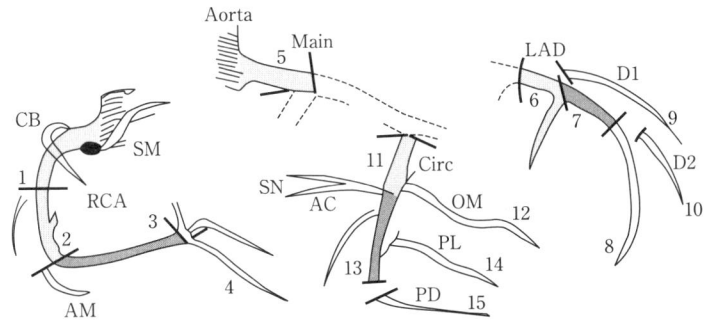

図6　冠動脈のアメリカ心臓病学会による区域

表5 血液パラメーター(渋谷, 中村ら)

パラメーター＼高脂血症の型	IIa	IIb	IV
空腹時血糖(FBS)	106.5±49.7	100.3±31.4	109.7±33.3
総コレステロール(TC)	252.6±29.5b**	262.0±35.7c**	189.4±26.7b**, c**
トリアシルグリセロール(TAG)	113.6±21.9a**, b**	198.1±43.4a**	212.1±56.5b**
HDLコレステロール(HDL-C)	40.1±12.7b**	37.0±9.2c*	31.8±9.6b**, c*
尿酸(UA)	5.7±1.6	6.3±1.2	6.4±1.3

a*, b*, c*　$p<0.05$.
a**, b**, c**　$p<0.05$.

(平均値±SD, mg/dL)

表6 冠動脈硬化の性状と血液脂質パターン(渋谷, 中村ら)

	IIa	IIb	IV
n	27	29	44
動脈硬化(vessel disease)	1.5±0.8	1.7±0.8	1.7±0.8
Type L(2cm以上狭窄)	5 (18.5)	4 (13.8)	5 (11.4)
M(多発)	7 (25.9)	7 (24.1)	5 (11.4)
P(近位部)	2 (7.4)	8 (27.6)	16 (36.4)
冠動脈狭窄指数(CAI)	7.4±2.9	7.4±3.5	7.5±3.2

(平均値±SD, %)

表7 メタボリックシンドロームの有無による冠動脈石灰化[10]

	男				女			
	非MS		MS		非MS		MS	
	OR	95%CI	OR	95%CI	OR	95%CI	OR	95%CI
低HDLコレステロール	1.7	1.0-2.9	1.6	1.1-2.2	1.6	1.0-2.5	1.5	1.1-2.1
高トリアシルグリセロール	2.1	1.3-3.4	1.7	1.2-2.4	1.5	1.0-2.4	1.6	1.1-2.2
高ウエスト周囲径	1.9	0.9-3.7	1.7	1.2-2.4	1.0	0.4-2.3	1.3	0.9-1.9
高血圧	1.9	1.1-3.2	2.3	1.6-3.4	1.4	0.7-2.8	2.7	1.8-4.0
高血糖	1.6	1.1-2.3	2.0	1.3-3.0	1.4	1.0-2.0	1.9	1.2-2.8

OR:オッズ比.
MS:メタボリックシンドローム.

ける冠動脈狭窄指数(CAI)に差が認められない.

　CTスキャンにて冠動脈石灰化の程度を, メタボリックシンドロームの有無, 男女別に検討した結果(表7)では[10], 男女ともにメタボリックシンドロ

ームの症例では石灰沈着が多く，非メタボリックシンドロームに対して動脈硬化の程度は強いことが示されているが，その差はやや女性に多く，しかも高血圧，高血糖による影響を受けやすい．

またこの石灰化に対して，肥満の存在が経年的な進展を進めるかどうかの検討も行われている[11]．臨床的に動脈硬化の確認できていない30歳以上243名の男性について8.9年の間隔で石灰化の程度を測定した．その結果，年齢，性別，血圧，コレステロール値などを調整しても石灰化はウエスト周囲径($p=0.024$)，ウエスト／ヒップ比($p<0.001$)，体格指数(body mass index：BMI)($p=0.036$)と正の相関を持って進展することが認められている．

頸動脈硬化とメタボリックシンドロームとの関係は，平均年齢32歳のBogalusa Heart Studyにおいて検討されている[12]．この集団では，13％にNCEP，WHOの基準でメタボリックシンドロームを有していた．総頸動脈の内膜中膜肥厚(IMT)は0.70mmで，メタボリックシンドローム群が非メタボリックシンドローム群の0.66mmに対して有意($p=0.002$)に厚く，内頸動脈のIMTにおいてもメタボリックシンドローム群で0.72mm，非メタボリックシンドローム群で0.68mmで有意($p=0.02$)である．

このメタボリックシンドロームにおけるIMTの増加は，男女差があり，男性より女性に大きくメタボリックシンドロームが影響することも認められてきた[13]．さらに男性ではHDLコレステロールが，女性では血糖値がIMTに大きく影響を与えることが解ってきた．

スウェーデンにおいて，平均年齢58歳の男性で糖尿病や心血管系疾患を持たない316名について，メタボリックシンドロームをWHO基準で分けた場合とNCEPの基準で分けた場合とで，約3.2年追跡することで頸動脈のIMTの変化を追究した[14]．両基準は88％が一致しており，メタボリックシンドロームを有する群では，非メタボリックシンドローム群に比し，開始時も3年後もIMTは大きい値を示した．WHO基準に合致したメタボリックシンドローム例では3年間のIMT増加は有意であり，1年ごとにも増加する傾向がみられている．インスリン抵抗性あるいは高インスリン血症を測定することの重要性が示唆された．

4. メタボリックシンドロームの注意点

現在メタボリックシンドロームの診断に重要な役割を持つ指標は，ウエスト周囲径の測定である．内臓脂肪との関係で区別されるのは性差であり，これについては人種によりカットオフ値が決められている．最近，年齢についての配慮も必要ではないかとの指摘もある[15]．内臓脂肪量を核磁気共鳴画像(magnetic resonance imaging：MRI)により測定し，50歳以下の男女と，60歳以上の男女のウエスト周囲径を検討した．結果は図7に示すごとく，男女差は若年ではそれほど大きい差はみられないが，高齢者では差が大きくなる．女性における閉経の影響と考えられる．

メタボリックシンドロームと動脈硬化性疾患との関連も重要であるが，心，腎などの標的臓器への影響も注意をしなければならない．イタリアにおけるこの面での検討では，平均年齢46歳の男女で心，腎疾患を持たない症例について，その37%に存在するメタボリックシンドローム例と，非メタボリックシンドローム例とで左室肥大，微量アルブミン尿の有無を調査している[16]．その結果は図8に示すとおりであり，メタボリックシンドローム群ではその高血圧の影響が，より大きく標的臓器に影響するものと思われる．

これら臓器障害に与える因子として白血球接着分子(E-selectin)の増加など接着分子の関与も考えられている[17]．

またフィンランドにおける追跡調査でメタボリックシンドロームは男性の

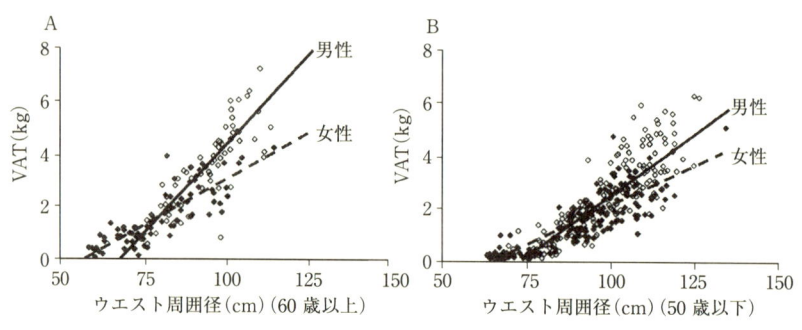

図7 ウエスト周囲径と内臓脂肪量(VAT, kg)との関係[15]

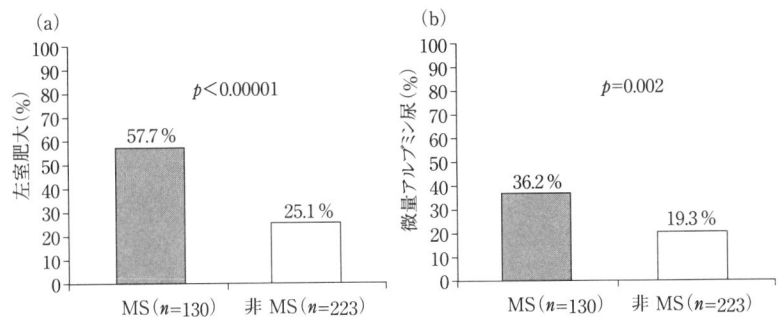

図8 メタボリックシンドローム(MS)の有無による左室肥大,微量アルブミン尿の頻度[16]

性腺機能の低下を促し,これに対して喫煙はテストステロンの低下を抑え,性腺機能の維持に貢献しているのではないかと考えられている[18].

5. 治療と日本人の食生活

日本人の肥満(BMI≧25)は男性で30歳以上で確実に増加し,30%を超えるに至っており,女性でも60歳以上で30%を超えるようになり,メタボリックシンドロームの基本要件を備える人が多くなっている[19].エネルギー摂取量は増えておらず,むしろ低下傾向にあるが,炭水化物のエネルギー比は減少し,脂質のエネルギー比が増加している.

この際に問題となるのは,消費エネルギーの減少であり,この点を改善しなければ将来メタボリックシンドロームの頻度は当然増えるものと考えられる.

運動をできるだけすすめることは重要であり,事実ノルウェーの検討では[17],BMIの減少,ウエスト/ヒップ比,空腹時血糖,糖化ヘモグロビン($HbA1_c$)の改善がE-selectinなどの接着分子の低下を導いており,メタボリックシンドロームにおけるイベントの抑制に役立っていると思われる.

特にスイス,ローザンヌ大学における研究[20]では,高脂肪食摂取下での運動不足は,筋肉内脂肪の増加と共に個体全体のインスリン感受性低下が起こるとされており,脂肪摂取が相対的に増加している日本人の現状では,運

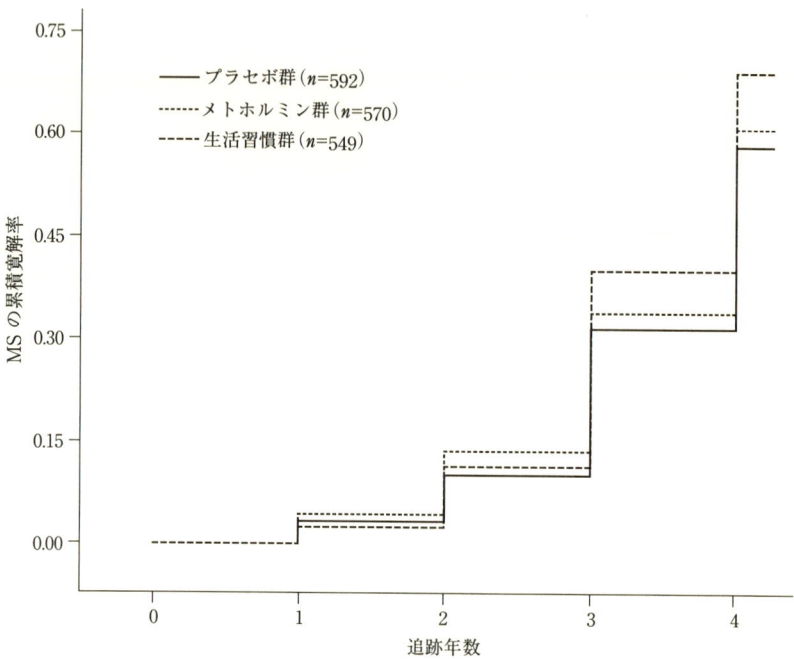

図9 メタボリックシンドローム(MS)のプラセボ，メトホルミン，運動(生活習慣)による寛解率[21]

動不足の解消に努めなければならない．

　この運動のメリットは長期追跡結果においても確認されている．メリーランドを中心として行われた Diabetes Prevention Program において，空腹時血糖が 110～125mg/dL であり，糖負荷2時間後 140～199mg/dL の耐糖能異常者 3,234 名での報告である[21]．このうち 53％がメタボリックシンドロームであり3群に分けてプラセボ，メトホルミン(850mg×2)，運動のグループとして，平均 3.2 年追跡したものである．

　その結果，それぞれの群におけるメタボリックシンドローム寛解率を，図9に示してあるが，7％の体重減少と1週間当たり 150 分の運動を負荷した運動群では 41％ ($p<0.001$) の改善が示され，メトホルミン群では 17％ ($p=0.03$) にすぎなかった．

　以上のごとくメタボリックシンドロームの治療には，体重の減少と運動が

おわりに

　高コレステロール血症，あるいは LDL コレステロール高値を除いて，心血管系リスクとして登場し，次第に増加する可能性のあるメタボリックシンドロームについてまとめてみた．

　中心性肥満を基盤として，他の危険因子が重なることにより，リスクとしての意義は大きくなることが認められた．さらに炎症の関与，接着分子との関連もあり，心および腎などの臓器障害を発生する．

　比較的脂肪摂取が多くなりつつある日本人において，インスリン抵抗性を抑制するために，体重増加に注意すると共に，運動の励行が望まれる．

参考文献

1) メタボリックシンドローム診断基準検討委員会．メタボリックシンドロームの定義と診断基準．日内会誌 2005；94：188-203．
2) World Health Organization. Definition, diagnosis, and classification of diabetes and its complications : report of a WHO consultation. Part 1 : World Health Organization, 1999.
3) National Institute of Health. Third report of the National Cholesterol Education Program Expert Panel on detection, evaluation, and treatment of high blood cholesterol in adults (Adult treatment panel Ⅲ), National Institute of Health, Bethesda, MD. NIH Publication 01-3670, 2001.
4) Savage PD, Banzer JA, Balady G, *et al.* Prevalence of metabolic syndrome in cardiac rehabilitation/secondary prevention programs. *Am Heart J* 2005 ; 149 : 1-5.
5) Sattar N, Gaw A, Scherbakova O, *et al.* Metabolic syndrome with and without C-reactive protein as a predictor of coronary heart disease and diabetes in the West of Scotland Coronary Prevention Study. *Circulation* 2003 ; 108 : 414-419.
6) Malik S, Wong ND, Franklin S, *et al.* Cardiovascular disease in U. S. patients with metabolic syndrome, diabetes, and elevated C-reactive protein. *Diabetes Care* 2005 ; 28 : 690-693.
7) 毛利恭子，浪岡美穂子，中村治雄，他　メタボリックシンドロームと高感

度CRP. 人間ドック 2004 ; **20** : 53-55.
8) Cushman M, Arnold AM, Psaty BM, et al. C-reactive protein and the 10-year incidence of coronary heart disease in older men and women. The cardiovascular health study. *Circulation* 2005 ; **112** : 25-31.
9) Sinaiko AR, Steinberger J, Moran A, et al. Relation of body mass index and insulin resistance to cardiovascular risk factors, inflammatory factors, and oxidative stress during adolescence. *Circulation* 2005 ; **111** : 1985-1991.
10) Ellison RC, Zhang Y, Wagenknecht LE, et al. Relation of the metabolic syndrome to calcified atherosclerotic plaque in the coronary arteries and aorta. *Am J Cardiol* 2005 ; **95** : 1180-1186.
11) Cassidy AE, Bielak LF, Zhou Y, et al. Progression of subclinical coronary atherosclerosis, does obesity make a difference? *Circulation* 2005 ; **111** : 1877-1882.
12) Tzou WS, Douglas PS, Srinivasan SR, et al : Increased subclinical atherosclerosis in young adults with metabolic syndrome, *J Am Coll Cardiol* 2005 ; **46** : 457-463.
13) Iglseder B, Cip P, Malaimare L, et al. The metabolic syndrome is a stronger risk factor for early carotid atherosclerosis in women than in men. *Stroke* 2005 ; **36** : 1212-1217.
14) Wallenfeldt K, Hulthe J, Fagerberg B, et al. The metabolic syndrome in middle-aged men according to different definitions and related changes in carotid artery intimamedia thickness (IMT) during 3 years of follow-up. *J Intern Med* 2005 ; **258** : 28-37.
15) Kuk JL, Lee S, Heymsfield SB, et al. Waist circumference and abdominal adipose tissue distribution : influence of age and sex. *Am J Clin Nutr* 2005 ; **81** : 1330-1334.
16) Mule G, Nardi E, Cottone S, et al. Influence of metabolic syndrome on hypertension-related target organ damage. *J Inter Med* 2005 ; **257** : 503-513.
17) Troseid M, Lappegard KT, Mollnes TE, et al. Changes in serum levels of E-selectin correlate to improved glycaemic control and reduced obesity in subjects with the metabolic syndrome. *Scand J Clin Lab Invest* 2005 ; **65** : 283-290.
18) Laaksonen DE, Niskanen L, Punnonen K, et al. The metabolic syndrome and smoking in relation to hypogonadism in middle-aged men : A prospective cohort study. *J Clin Endocrinol Metab* 2005 ; **90** : 712-719.
19) 野末みほ,吉池信男. メタボリックシンドロームの背景"栄養と運動"―国民栄養調査から―. 成人病と生活習慣病 2005 ; **35** : 825-831.

20) Stettler R, Ith M, Acheson KJ, *et al*. Interaction between dietary lipids and physical inactivity on insulin sensitivity and on intramyocellular lipids in healthy men. *Diabetes Care* 2005 ; **28** : 1404-1409.
21) Orchard TJ, Temprosa M, Goldberg R, *et al*. The effect of metformin and intensive lifestyle intervention on the metabolic syndrome: The diabetes prevention program randomized trial. *Ann Intrn Med* 2005 ; **142** : 611-619.

〔中村治雄〕

第1章　ジアシルグリセロール研究の目的とその概要

1. メタボリックシンドロームを巡る動き

　過剰な体脂肪の蓄積がさまざまな生活習慣病を引き起こす原因となっていることを示唆する調査や，そのメカニズムに関する研究が急速に進んでいる．1989年Kaplanらは，肥満，糖尿病，高血圧，高脂血症が重なると，冠動脈疾患の危険性が高まる，いわゆる「死の四重奏」説を提唱した[1]．この研究に端を発し，様々な大規模な研究が行われ，各国において，メタボリックシンドローム（心筋梗塞や脳梗塞などの動脈硬化性疾患の危険性を高める複合型リスク症候群）の基準が検討されている．

　日本では，松澤らが，腹部脂肪の中でも，内臓脂肪の蓄積が，さまざまな生活習慣病を引き起こすことを明らかにした[2]．1999年には，日本肥満学会が，日本人における肥満の診断基準を定め[3]，肥満を防ぎ，生活習慣病をなくすための基準とした．さらに，日本肥満学会，日本動脈硬化学会，日本糖尿病学会，日本高血圧学会，日本循環器学会，日本腎臓病学会，日本血栓止血学会，日本内科学会の8学会より日本におけるメタボリックシンドロームの診断基準が2005年4月に公表され，腹部肥満の重要性が強調された[4]．

　世界保健機関（WHO）の報告によると，全世界で10億人が体格指数（body mass index：BMI）$25kg/m^2$以上の過体重であり，3億人がBMI $30kg/m^2$以上の肥満であるといわれている[5]．2004年，WHOは，「生活習慣病予防のための食生活・身体活動に関する体制作り」を全世界に向けて提案し，食事の改善と習慣的な運動に取り組むように警告を発している[6]．肥満は工業化が進んだ国だけでなく開発途上国の都市部においても大きな問題となっている．

肥満先進国とも言える米国においては1999〜2002年に，BMIが25kg/m^{2}以上の過体重者はすでに成人の65.1%[7]に達しており，さらに増え続けている[8]．

日本においては戦後の食事内容，食事習慣，生活習慣の急速な変化の結果，中年以下の女性をのぞき，肥満が増加している．日本の2004年国民栄養調査によると，30〜60歳代男性，60歳代女性の3割以上がBMIが25kg/m^{2}以上の肥満であった．この数字は20年前と比べると劇的な増加といえる．一方，女性では50歳代以下のすべての年齢でBMIが減少しており，これもひとつの問題を提起している．20歳以上において，メタボリックシンドロームが強く疑われる者の割合は男性23.0%，女性8.9%であった．

肥満人口の増加と急速な高齢化により，疾病全体に占めるがん，心臓病，脳卒中，糖尿病などの生活習慣病の割合は増加しており，これに伴って，要介護者の増加も深刻な社会問題となっている．

メタボリックシンドロームの定義からわかるように，肥満がさまざまな生活習慣病の上流に位置づけられている．これに対して，厚生労働省などの健康にかかわる公的機関や学会などは食事の改善や運動習慣の改善などのガイドラインを示して国民の健康維持を図ろうとしている．

厚生労働省が全国の都道府県などの自治体に呼びかけた「21世紀における国民健康づくり運動(健康日本21)」では，健康寿命の延伸を実現するために，具体的な目標を定めて関連団体の積極的な行動を呼びかけている．この運動の目標の第一に適正体重の維持(肥満者割合の低減)が挙げられている．

2. 肥満と脂質の研究

肥満は，食事からとるエネルギーが基礎代謝や運動などで消費するエネルギーを上回った場合に生じる．したがって，肥満の改善のためには，食事の摂取エネルギーを減らし，運動を増やすことが対処法の基本である．このような背景のもと，油の代替物や糖の代替物の研究が米国を中心に始まった．

砂糖の代替物は，アスパルテームなどを代表として，数多く開発され，多くが実用化されている．一方，食事の中では，脂質のエネルギー密度が最も

多いことは周知である．脂質含量が高い食事は肥満や心臓病の危険因子であるということは広く認められている．最近の食事指導では油の質も重要であることが言われており，よい油を摂取することが推奨されている．

油の代替物の場合は，1980年代から盛んに研究され，体に全く吸収されない油脂代替物やカロリーが低い油脂が開発された[9]が，さまざまな理由により，汎用されるに至っていない．最近，脂肪酸の鎖長が$C_{8～10}$の中鎖脂肪酸を含むトリアシルグリセロール（MCT）の栄養特性が研究されており，長鎖トリアシルグリセロールと比べそのエネルギー消費の増加作用，体脂肪蓄積抑制効果が報告されている[10-12]．また，共役リノール酸（CLA）摂取による脂質代謝改善作用や肥満，がんの予防効果が報告されている[13,14]．

一方，ドコサヘキサエン酸（DHA）やエイコサペンタエン酸（EPA）などn-3多価不飽和脂肪酸を多く含む魚油は血小板活性化抑制，血中トリアシルグリセロール（トリグリセリド，中性脂肪ともいう），ビタミンK依存性の血液凝固因子，血管緊張の低下作用[15,16]，および，血圧の低下作用[17]が知られている．n-3多価不飽和脂肪酸の一つであるα-リノレン酸（α-linolenic acid：ALA）の健康機能も知られており，オレイン酸とALAの消費は心筋梗塞などの心疾患による急死を減らす効果が示されている[16,18]．

これまでに述べた脂質成分のほとんどはトリアシルグリセロール（TAG）の構造を持っており，その脂肪酸の種類によりさまざまな特性を示すことが報告されているが，通常の食品に応用する場合さまざまな制限がある．これに対して，筆者らはグリセロール骨格に注目し，TAGとジアシルグリセロール（DAG）の構造の違いによる栄養特性を比較検討した結果，DAGはTAGに比べ，体脂肪として蓄積しにくい性質を持ち，肥満気味の人に適した油であることを見出した．さらに，被験者のさまざまな状態における摂取試験の結果から，DAGにメタボリックシンドロームのリスク低減効果が見出されてきた．DAGは，一般の食油と同じ脂肪酸組成を持ち，味，物理化学的性質も一般の食油とほとんど変わらないため通常のTAGと同様，さまざまな食品に応用することができる．本章では，DAGの物理化学的性質，栄養学的特性について概説する．

3. ジアシルグリセロールの構造と性質

DAGは，一般の食油に，1〜10％程度含まれる成分である[19, 20]．種々の食油に含まれるDAGの含量を他のアシルグリセロールと共に表1.1に示す．オリーブ油においては，その産地と品種によっては20％以上のDAGを含むものも報告されている[21]．筆者らのグループは，脂肪酸とグリセロールから，1,3位選択性リパーゼの作用により，DAG含量を80％以上にまで高める技術を確立した[22]．DAG油は，現在，日本と米国で食油として，また，日本においてはマヨネーズタイプやドレッシングなどの応用商品として市販されている．図1.1に，DAGの構造を示す．

DAGには，1,2(2,3)-DAGと1,3-DAGの二つの立体異性体がある．厳

表1.1 各種食油のアシルグリセロール含量（重量％）

アシルグリセロール 各種食用油	TAG	DAG 合計	1,2-DAG	1,3-DAG	MAG	その他
大豆油[a]	97.9	1.0	nd	nd	0.0	1.1
パーム油[a]	93.1	5.8	nd	nd	<DL	1.1
綿実油[a]	87.0	9.5	nd	nd	0.2	3.3
コーン油[a]	95.8	2.8	1.5	2.9	<DL	1.4
紅花油[a]	96.0	2.1	1.2	2.7	<DL	1.9
オリーブ油[a]	93.3 18〜41[b]	5.5 8〜20[b]	nd	nd	0.2	2.3
ナタネ油[a]	96.8	0.8	nd	nd	0.1	2.3
野菜油[c] （大豆＋キャノーラ）	98.3	1.7	0.6	1.1	<DL	nd
キャノーラ油[c]	97.1	2.9	1.0	1.9	<DL	nd
ゴマ油[c]	95.2	4.1	1.2	2.9	0.8	nd
精製ゴマ油[c]	95.5	3.9	1.2	2.7	0.6	nd
米油[c]	92.4	7.6	2.4	5.2	<DL	nd
米胚芽油[c]	91.2	8.8	2.7	6.1	<DL	nd
コーン胚芽油[c]	95.5	4.5	1.5	2.9	<DL	nd
精製ブドウ種子油[c]	94.2	5.8	2.1	3.7	<DL	nd
DAG油	17.3	81.4	28.4	53.0	1.2	nd

<DL：検出限界以下（<0.1g/100g）
nd：未定量．
a) データは文献19, 20より．
b) モルパーセントで表示．データは文献21より．
c) 文献26より．

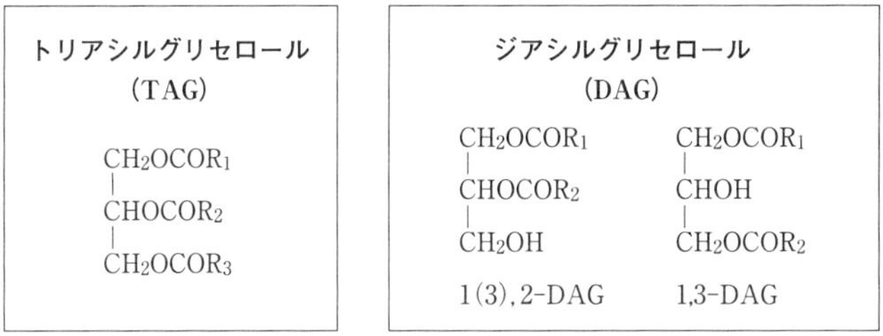

3. ジアシルグリセロールの構造と性質

```
トリアシルグリセロール          ジアシルグリセロール
     (TAG)                        (DAG)

  CH₂OCOR₁              CH₂OCOR₁       CH₂OCOR₁
  |                     |              |
  CHOCOR₂               CHOCOR₂        CHOH
  |                     |              |
  CH₂OCOR₃              CH₂OH          CH₂OCOR₂

                        1(3),2-DAG     1,3-DAG
```

図 1.1　ジアシルグリセロールの構造

密には 1,2-DAG と 2,3-DAG も異なる立体異性体であるが，通常の方法では区別が難しいので本章では 1(3),2-DAG と記すことにする．1,2-DAG は通常の油脂成分である TAG の部分消化産物としてよく知られている．1,3 位選択性リパーゼの酵素反応により合成された DAG は当初はほとんどが 1,3-DAG であるが，その後の精製工程や保存中にアシル基転移反応により 1(3),2-DAG が生じて来る．その比率は，脂肪酸の組成によって一定の値をとるが，長鎖脂肪酸からなる DAG の場合，1(3),2-DAG と 1,3-DAG の比率は，およそ 3 : 7 である．一般の食油に含まれる DAG においてもほぼ同じである[23-25]．市販の DAG 油は 80% 以上の DAG，20% 未満の TAG，および 3% 未満のモノアシルグリセロール(MAG)，そのほか品質保持の目的で少量の抗酸化剤や乳化剤を含む．表 1.2 に食油としての DAG 油の組成，ならびに表 1.3 に代表的な DAG 油の脂肪酸組成，グリセロールの組成を示す[26]．

表 1.4 に，代表的な DAG 油の物理化学的性質を類似の脂肪酸組成の TAG 油と比較してまとめた[26]．比重，粘度は，TAG 油とほぼ同様である．調理油としての基本的な性質である発煙点などは，TAG に比較するとやや低

表 1.2　食油としてのジアシルグリセロール油の組成

DAG 油 (80% 以上のジアシルグリセロール)	99.42〜99.83（%）
乳化剤	0.07〜 0.35（%）
抗酸化剤 　トコフェロール 　L-アスコルビン酸パルミテート	0.1 〜 0.23（%）

表 1.3 代表的な DAG 油のグリセロールおよび脂肪酸の組成[26]

	DAG 油	TAG 油
グリセロール組成(%)		
MAG	0.7	0.2
DAG	85.6	1.4
TAG	13.7	94.4
脂肪酸組成(%)		
$C_{16:0}$	3.0	6.5
$C_{18:0}$	1.3	2.8
$C_{18:1}$	38.9	45.4
$C_{18:2}$	47.3	33.5
$C_{18:3}$	8.0	9.3
$C_{20:0}$	0.1	0.6
$C_{20:1}$	0.2	1.0
$C_{22:0}$	0.1	0.1
$C_{22:1}$	trace	0.1

表 1.4 代表的な DAG 油および類似の脂肪酸組成の TAG 油の物理化学的性質[26]

		DAG 油	TAG 油
比 重(g/mL)	8.8℃	0.926	0.922
	20.0℃	0.923	0.914
	30.0℃	0.920	0.908
粘 度(mPa・s)	8.8℃	84.8	74.5
	20.0℃	55.3	50.1
	30.0℃	37.9	35.3
融 点(℃)		-2.0	-24.0
発煙点(℃)		220	250
引火点(℃)		298	344
燃焼点(℃)		320	354
発火点(℃)		416	435
表面張力(mN/m at 25℃)		33.8[33.9]*	33.7
油水界面張力(mN/m at 25℃)		11.9[14.6]*	23.8

＊ 添加物を加えていない DAG 油で測定．

い．これは，DAG が TAG に比べて分子量が小さいことによる．界面張力が TAG に比べて低いのは，DAG の水酸基の影響により親水性が高いからである．このため，調理特性が TAG 油と多少異なる場合がある[27, 28]が，DAG 油は調理油として広く使用されている．

4. ジアシルグリセロールの代謝の特徴

4.1 胃もたれしにくい油

　DAG は TAG を摂取したときの消化過程における代謝中間体のひとつである．通常の油脂食品を摂取したとき唾液，胃液のリパーゼの作用により TAG の 1 または 3 位の脂肪酸が外れる．Hamosh と Scow は特に幼児において舌腺リパーゼがミルク由来の油脂を効率よく分解・吸収してエネルギーを得るのに有用であることを示した[29]．母乳の油脂成分 TAG はこのようにして舌腺リパーゼにより DAG に部分的に分解されて消化器官に送られて容易に吸収されるようになるとの論文が，胃もたれ，胸焼けや食物の胃滞留時間に及ぼす DAG の影響について研究するきっかけとなった．

　安永らは胃腸が弱いことを自覚する被験者を対象に，DAG を含む食物の消化速度と胃もたれや胸焼けなどの官能評価を行った．DAG 油で調理した食事は TAG 油と比べ胃膨満感を起こしにくいことが示されている．さらに彼らは食後の胃の感覚を定量化するために，ラジオアイソトープでラベルしたアルブミンを用いて胃滞留時間の測定を行った．その結果，DAG 油で調理した食事を食べた後の胃からの排出速度は，TAG 油で調理した食事を食べた後と比べて有意に速かった[30]．この結果は上記論文から予想されたとおりであり，さらなる DAG の栄養特性の研究へと進むきっかけとなった．

4.2 ジアシルグリセロールの消化と吸収

　1,3-DAG を主として含む食油は，単位重量当たりのエネルギー量や，見かけの吸収率においては通常の TAG 油と差異は認められていない[31]．通常の食油の主成分である TAG は膵臓リパーゼにより 1,2-DAG を経て，さらに 2-MAG に分解されて小腸上皮細胞に取り込まれる．これは膵臓リパーゼの 1 位，3 位のエステル結合への特異性による．このリパーゼが 1,3-DAG に働くと，まず生成するのは 1(3)-MAG であり，当然ながら 2-MAG は生成しないと考えられる．

　実際，ラットの腸管にトリオレイン，ジオレインを灌流した時の脂質組成比の経時変化を追った実験[32,33]では，1,3-ジオレインのほとんどが 1(3)-モ

ノオレインとなっており，1(3)-MAG の生成は DAG 代謝の特徴と考えられる．

1(3)-MAG のその後の代謝は TAG 摂取の場合と少し異なることが予想される．小腸上皮細胞における TAG の再合成は，2-MAG 経路と α-グリセロリン酸経路があるが，脂質の消化・吸収過程では前者が主として働いていると考えられている[34]．前者の反応には 2-MAG は良い基質であるが，これと比べ，1-MAG の基質としての反応性は低い[35,36]．また，遊離のグリセロールは α-グリセロリン酸経路の基質となるが，この反応は 2-MAG 経路と比べ速度が遅く TAG 再合成における寄与率は小さい[34]．DAG から生成した 1-MAG のどの程度が直接吸収されるのかについては定量的な結論はでていないが，DAG 摂取の場合，TAG 合成の主たる基質である 2-MAG の生成量が TAG 摂取時と比べ少ないために，DAG 摂取時の小腸上皮での TAG 再合成速度は小さいことが予想される．ラットを用いた実験で DAG エマルション投与後の腸管リンパへの再合成 TAG の放出速度は TAG エマルション投与後と比べ小さいことが確かめられている[37]．DAG 投与後の小腸上皮細胞における TAG の再合成速度の低下に伴って，遊離脂肪酸の濃度が高まることが予想される．門脈血中の遊離脂肪酸濃度が TAG 投与と比べ上昇する

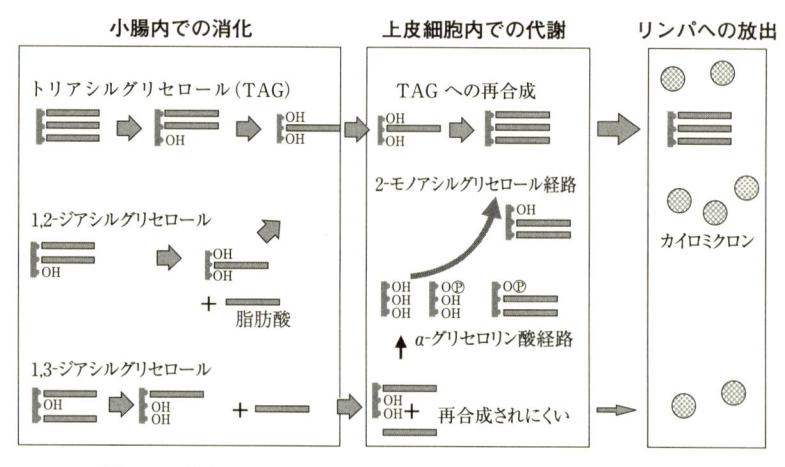

図 1.2 小腸において推測されている DAG, TAG の代謝の相違

こと[32)]はこれを反映していると考えられる．図1.2に小腸において推測されているDAG，TAGの代謝の違いを模式的に示した．

小腸における2-MAG経路でのTAG合成の最終段階はジアシルグリセロールアシルトランスフェラーゼ(DGAT)による1,2(2,3)-DAGからのTAGの合成である．Smithらは高脂肪食誘導性の肥満はワイルドタイプのマウスと比べ，DGAT欠損マウスでは起こらないことを示した[38)]．DAGの消化産物にはDGATの基質である2-MAGが少ないことからDAG食後の小腸細胞内でのTAG再合成がTAG食後と比べて少ない，または遅いことがDAGの栄養特性に大きく影響していると考えられる．

5. ジアシルグリセロールの栄養機能と有用性

DAG油の栄養機能としては，食後の血中中性脂肪が上昇しにくく，体脂肪の蓄積をおさえることが特定保健用食品としての許可を受けている表示である．これら，食後の中性脂肪や体脂肪は前述のように生活習慣病の危険因子として重要な位置を占めている．これまでに，DAGのこれらの機能につき，さまざまな場面で評価試験が行われている．表1.5にこれまでに報告されているDAGの栄養機能をまとめた．健常者を被験者とした試験としては，単回摂取と長期摂取の試験が報告されている．DAGをエマルションとして健常男性に単回投与した場合，同じ脂肪酸組成のTAGに比べて，食後の血清TAGおよびレムナント様リポタンパク質(RLP)の増加が抑制されることが示されている[39, 40)]．このことはDAGの摂取が動脈硬化に関与するといわれている食後高脂血の予防に役立つ可能性を示している．また，これまでに行われた継続摂取試験のうち，いくつかの試験において，空腹時の血清TAG濃度の低下[41, 42)]，LDLコレステロールの低下[41, 42)]，糖化ヘモグロビン($HbA1_c$)[43)]の低下，HDLコレステロールの上昇[41-43)]が示されている．また，糖尿病患者における試験では，空腹時の血清TAG濃度の低下，$HbA1_c$[44)]の低下が示されている．

また，DAG継続摂取の体脂肪への効果としては，健常男性において，1日当たりの脂質摂取量を日本人のおおよその平均値である50gに制限し，

表 1.5　ジアシルグリセロールの体組成，脂質代謝への影響

食後の血中トリアシルグリセロール(TAG)
　動物試験
　　●カイロミクロン TAG の低下[65]，血清 TAG の低下[66]
　ヒト試験
　　●健常者でカイロミクロン TAG の低下[39,40]
　　●レムナント様リポタンパク質(RLP)の低下[40]
　　●糖尿病患者で TAG と RLP-脂質の増加が有意に抑制[53]

体脂肪蓄積，体重
　動物試験
　　●体脂肪，体重の減少[57,59,67]
　ヒト試験
　　●肥満気味の日本人[45,47]，過体重・肥満のアメリカ人[46]において TAG と比べ，体脂肪，特に内臓脂肪の低下，体重の低下
　　●ウエスト周囲長，皮下脂肪厚の減少[42,43]
　　●肥満小児において，腹部総脂肪面積の減少，体重への影響なし[49]
　　●糖尿病患者で体脂肪が低下[52]

血清中性脂肪(TAG)
　動物試験
　　●血清 TAG の低下[36]
　ヒト試験
　　●初期血中 TAG の高い被験者[43]および，糖尿病患者[44,52]で TAG の減少

コレステロール
　ヒト試験
　　●長期自由摂取試験において HDL の上昇[42,43]
　　●長期試験において LDL の低下[42]

空腹時血糖，HbA1c
　ヒト試験
　　●糖尿病患者[44,52]，過体重の被験者[43]の長期試験で HbA1c の低下

そのうちの 10g を DAG 油に置き換えて 4 か月間摂取させることによって，TAG 油と比較して BMI や腹部脂肪量が低減することが示されている[45]．このときの血清脂質には大きな変化は認められていない．アメリカ人の過体重／肥満者を対象としたより大規模なダブルブラインド(二重盲検法)の 6 か月試験(緩やかな摂取エネルギー制限下での試験)でも，dual energy X-ray absorptometry (DEXA)で測定した体脂肪量が TAG と比べ，DAG 摂取により，有意に大きな減少率を示した[46]．

食事が脂質摂取量，エネルギー摂取量などにおいてコントロールされたこれらの試験に対して，普通に生活している被験者が家庭で使用する調理油をDAG油に置き換える効果をより長期にわたって検討した試験も行われている．これらの試験においてもDAG摂取によるBMIの低下，皮下脂肪厚の減少などが報告されている．BMI $25kg/m^2$ 以上，また，血清TAG濃度が150mg/dL以上の被験者312名による1年間のDAG油自由摂取試験(対照をおいたダブルブラインド試験)においては，体重，BMI，皮下脂肪厚などが通常の食油(TAG油)を摂取した対照群と比べ有意に減少した[47]．一方，対照群をおかない長期試験では，BMI[43]，体重[41]，皮下脂肪厚[41,42]，ウエスト周囲長[41,42]の低減が，さらにメタボリックシンドロームの危険因子の減少が危険因子3以上のハイリスク群において認められている[43]．DAG摂取の栄養特性は体脂肪低下，特に内臓脂肪の低下が特徴的である．このようなDAGの効果は肥満，過体重者において顕著であり，低BMIにおいてはその体重を維持するという傾向がある[48]．

このような栄養学的特徴を持つDAGは，肥満の予防だけでなく，肥満や脂質代謝異常の患者に対する食事療法としての有効性が期待され，いくつかの使用例が報告されている[44,49-53]．

6. 植物ステロールを配合したジアシルグリセロール油

肥満と共に，高コレステロール血症もさまざまな生活習慣病と関連している．植物油に天然に含まれる植物ステロールは血清総コレステロール，LDLコレステロールを低下させる作用があることから注目されている．2005年12月現在，国内では3社から植物ステロールを配合した食油が特定保健用食品として販売されている．DAG油の中に植物ステロールを配合した食油もそのひとつである．

Meguroらはヒトの試験において，DAG油に溶解した植物ステロールとTAG油に溶解した(溶解性が悪いので事実上分散させた状態)植物ステロールの効果を比較し，血清総コレステロール，LDLコレステロールの低下作用はDAG油溶解植物ステロールの方が大きいことを示した[54]．また，ウサギ

を用いた実験では動脈硬化を抑制する作用は DAG 油溶解植物ステロールの方が TAG 油溶解植物ステロールと比べ大きいことを示した[55]．植物ステロールを含む DAG 油は植物ステロールによるコレステロール低下作用と DAG による食後の中性脂肪上昇抑制，体脂肪蓄積抑制の複合的な効果を持っている調理油である．2001 年から特定保健用食品として販売されている．

7. ジアシルグリセロールのエネルギー代謝に及ぼす影響

肥満，過体重はエネルギーの摂取と消費のインバランスの結果である．動物を用いた長期の摂取試験での摂取エネルギー量は DAG 食により変化することは報告されていない．エネルギー摂取量が一定であれば，体脂肪の低減はエネルギー消費の増大の結果であると予測される．そこで，特に脂肪のエネルギー代謝に関連する酵素の活性や遺伝子発現への影響について研究が行われている．

動物に DAG を含む餌を継続投与すると，肝臓の脂肪酸合成に関与する酵素の活性が抑制され，脂肪酸の β 酸化に関与する酵素の活性が亢進されること[56-58]，小腸での β 酸化に関与する酵素，熱産生タンパク質(uncoupling protein-2：UCP-2)の mRNA 発現が増加すること[57,59]などが報告されている．これらの現象は前述の DAG の消化・吸収の特徴を反映しているのではないかと推察される．表 1.6 に DAG のエネルギー代謝に及ぼす影響についてのこれまでの知見をまとめた．これらの知見は，DAG の摂取がエネルギー代謝を活性化することを示唆しているといえる．

表 1.6 ジアシルグリセロールのエネルギー代謝に対する影響

動物試験
- 肝臓，小腸において β 酸化関連酵素活性の上昇[56-58]
- 肝臓，小腸において β 酸化関連酵素遺伝子発現の上昇[57,59]
- 肝臓，小腸において UCP-2 の mRNA 発現の上昇[57,59]
- エネルギー消費の上昇，呼吸商の低下[60]
- 酸素消費量の増加[32,59]

ヒト試験
- 呼吸商の低下と脂肪の酸化の上昇[61,62]，エネルギー消費量増大[62]

動物実験の結果は，DAG 食は酸素消費を増大させることを示している[32, 59]．最近の研究でも DAG 摂取は呼吸商(RQ)の値を低下させること，またエネルギー消費を増大させることがヒト[61, 62]や動物[60]で示されている．RQ の低下はエネルギー源として消費される脂質の割合が増えていることを示している．これらの試験の結果は，エネルギー代謝の活性化機構の解明が動物やヒトでの長期摂取で認められた DAG の効果のメカニズムを検証する上で非常に重要であることを示している．

8. 特定保健用食品としてのジアシルグリセロール

　DAG は一般の食油に含まれる成分であり，ヒトにより食されてきたものである．1998 年に，当時の厚生省から，DAG の有効性と安全性が認められ，特定保健用食品の表示許可を受け 1999 年から市販されている．許可表示としては，「食後の血中中性脂肪が上昇しにくい」，「体に脂肪がつきにくい」の二つの表示が許可されている．その後，DAG 油にコレステロールの吸収を抑える「植物ステロール」を配合することにより，上記二つの効果に加え，血中コレステロール，特に LDL コレステロールを下げる効果のある食油も特定保健用食品として販売されている．さらに，マヨネーズタイプにも応用されて，食後の血中中性脂肪が上昇しにくく，体に脂肪がつきにくいという表示許可を得て，特定保健用食品として市販されている．

　2000 年には，DAG は，米国食品医薬品局から，「Diacylglycerol Oil」の名称で，GRAS(Generally Recognized As Safe)として登録された[63]．さらに，2002 年には，さらなる安全性が認められ，GRAS として使用できる食品のカテゴリーが拡大された[64]．DAG は日本と同様のクッキングオイルとして 2005 年から全米で市販されている．

おわりに

　DAG 油はそのクッキングオイルとしての性質は通常の TAG 油とほとんど変わらないが，分子中に水酸基を余分に持つために物理化学的な性質をい

くらか異にしている．そのために，他の油脂食品への応用においては特別な技術を必要とするが，一方では新しい食品への応用の可能性を広げるという利点もある．したがって，DAG油はその生理的な機能だけでなく，新しい可能性を秘めた食品材料という側面も持ち合わせている．

　DAG油は食後の中性脂肪が上昇しにくく，また，継続摂取することにより体脂肪が蓄積しにくいというユニークな特徴を持つ油である．DAG油の作用はその熱量が通常の摂取量ではTAG油とほとんど変わらず，吸収率も変わらないことから，吸収後の代謝の違いに起因していると考えられる．DAGの栄養学的性質，臨床的な有効性，安全性などについてのサイエンスと使用の実際が次章以降にまとめられている．

参 考 文 献

1) Kaplan NM. The Deadly Quartet. Upper-body Obesity, Glucose Intolerance, Hypertriglyceridemia, and Hypertension. *Arch Intern Med* 1989 ; 149 : 1514-1520.
2) Matsuzawa Y, Nakamura T, Shimomura I, Kotani K. Visceral Fat Accumulation and Cardiovascular Disease. *Obes Res* 1995 ; 3 : 645S-647S.
3) 日本肥満学会肥満症診断基準検討委員会．新しい肥満の判定と肥満症の診断基準．肥満研究 2000 ; 6 : 18-28.
4) メタボリックシンドローム診断基準検討委員会．メタボリックシンドロームの定義と診断基準．日本内科学会雑誌 2005 ; 94 : 188-203.
5) WHO official web site. http://www.who.int/nut/obs.htm
6) Global strategy on diet, physical activity and health. http://www.who.int/dietphysicalactivity/strategy/eb11344/en/index.html
7) Hedley AA, Ogden CL, Johnson CL, *et al*. Prevalence of Overweight and Obesity Among US Children, Adolescents, and Adults, 1999-2002. *JAMA* 2004 ; 291 : 2847-2850.
8) Overweight and Obesity: Obesity Trends: U. S. Obesity Trends 1985-2004. http://www.cdc.gov/nccdphp/dnpa/obesity/trend/maps/index.htm
9) Wylie-Rosett J. Fat Substitutes and Health: An Advisory from the Nutrition Committee of the American Heart Association. *Circulation* 2002 ; 105 : 2800-2804.
10) St-Onge MP, Jones PJ. Physiological Effects of Medium-chain Triglycerides: Potential Agents in the Prevention of Obesity. *J Nutr* 2002 ; 132 : 329-332.

参考文献

11) Bach AC, Ingenbleek Y, Frey A. The Usefulness of Dietary Medium-chain Triglycerides in Body Weight Control: Fact or Fancy? *J Lipid Res* 1996 ; 37 : 708-726.
12) Tsuji H, Kasai M, Takeuchi H, et al. Dietary Medium-chain Triacylglycerols Suppress Accumulation of Body Fat in a Double-blind, Controlled Trial in Healthy Men and Women. *J Nutr* 2001 ; 131 : 2853-2859.
13) Pariza MW, Park Y, Cook ME. The Biologically Active Isomers of Conjugated Linoleic Acid. *Prog Lipids Res* 2001 ; 40 : 283-298.
14) Brown JM, McIntosh MK. Conjugated linoleic acid in humans: Regulation of Adiposity and Insulin Sensitivity. *J Nutr* 2003 ; 133 : 3041-3046.
15) Vanschoonbeek K, de Maat MP, Heemskerk JW. Fish Oil Consumption and Reduction of Arterial Disease. *J Nutr* 2003 ; 133 : 657-660.
16) de Lorgeril M, Salen P. Dietary Prevention of Coronary Heart Disease: Focus on omega-6/omega-3 Essential Fatty Acid Balance. *World Rev Nutr Diet* 2003 ; 92 : 57-73.
17) Weisinger HS, Armitage JA, Sinclair AJ, et al. Perinatal Omega-3 Fatty Acid Deficiency Affects Blood Pressure Later in Life. *Nat Med* 2001 ; 7 : 258-259.
18) de Lorgeril M, Salen P, Martin JL, et al. Mediterranean Diet, Traditional Risk Factors, and the Rate of Cardiovascular Complications After Myocardial Infarction: Final Report of the Lyon Diet Heart Study. *Circulation* 1999 ; 99 : 779-785.
19) Abdel-Nabey AA, Shehata Y, Ragab MH, Rossell JB. Glycerides of Cottonseed Oils from Egyptian and Other Varieties. *Riv Ital Sostanze Grasse* 1992 ; 69 : 443-447.
20) D'alonzo RP, Kozarek WJ, Wade RL. Glyceride Composition of Processed Fats and Oils as Determined by Glass Capillary Gas Chromatography. *J Am Oil Chem Soc* 1982 ; 59 : 292-295.
21) Barceló Mairata I, Barceló Mairata F. Analysis of the Lipid Composition of the Virgin Olive Oil from Majorca. *Fasc* 1985 ; 36 : 269-273.
22) Watanabe T, Shimizu M, Sugiura M, at al. Optimization of Reaction Conditions for the Production of DAG Using Immobilized 1, 3-Regiospecific Lipase Lipozyme RM IM. *J Am Oil Chem Soc* 2003 ; 80 : 1201.
23) Yasukawa T, Katsuragi Y. Diacylglycerol Oil, Champaign, IL : AOCS Press 2004 ; Chapter 1 : 1-15.
24) Crossley A, Freeman IP, Hudson JF, Pierce JH. Acyl migration in diglycerides. *J Chem Soc* 1959 ; 760.

25) Kodali DR, Tercyak A, Fahey DA, Small DM. Acyl migration in 1, 2-dipalmitoyl-*sn*-glycerol. *Chem Phys Lipids* 1990 ; 52 : 163-170.
26) Yasukawa T, Katsuragi Y. Diacylglycerol Oil, Champaign, IL : AOCS Press 2004 ; Chapter 18, 19 : 182-207.
27) Ogawa H, Okushima S, Kodama H. The Cooking Characteristics of Diacylglycerol rich Cooking Oils when Preparing Dishes. *J Integrated Study Dietary Habits* 2001 ; 12 : 100-108.
28) Ogawa H, Okushima S, Kodama H. The Cooking Characteristics of Diacylglycerol rich Cooking Oils when Preparing Confectionery. *J Integrated Study Dietary Habits* 2001 ; 12 : 36-42.
29) Hamosh M, Scow RO. Lingual Lipase and Its Role in the Digestion of Dietary Lipid. *J Clin Invest* 1973 ; 52 : 88-95.
30) Yasunaga K, Seo Y, Katsuragi Y, *et al.* Gastric emptying rate of dietary diacylglycerol. the 54th Annual Meeting of the Japanese Society of Nutrition and Food Science, Matsuyama, May 12-14, 2000.
31) Taguchi H, Nagao T, Watanabe H, *et al.* Energy Value and Digestibility of Dietary Oil Containing Mainly 1,3-diacylglycerol are Similar to Those of Triacylglycerol. *Lipids* 2001 ; 36 : 379-382.
32) 渡邊浩幸, 鬼沢孝司, 田口浩之, 他. ラットにおけるジアシルグリセリンの栄養学的特長. 日本油化学会誌 1997 ; 46 : 301-307.
33) Kondo H, Hase T, Murase T, Tokimitsu I. Digestion and Assimilation Features of Dietary DAG in the Rat Small Intestine. *Lipids* 2003 ; 38 : 25-30.
34) Friedman IH, Nylund B. Intestinal fat digestion, absorption, and transport. *Am J Clin Nutr* 1980 ; 33 : 1108-1189.
35) Bierbach H. Triacylglycerol biosynthesis in human small intestinal mucosa. Acyl-CoA: monoglyceride acyltransferase. *Digestion* 1983 ; 28 : 138-147.
36) Lehner R, Kuksis A, Itabashi Y. Stereospecificity of monoacylglycerol and diacylglycerol acyltransferases from rat intestine as determined by chiral phase high-performance liquid chromatography. *Lipids* 1993 ; 28 : 29-34.
37) Yanagita T, Ikeda I, Wang YM, Nakagiri H. Comparison of the Lymphatic Transport of Radiolabeled 1, 3-Dioleoylglycerol and Trioleoylglycerol in Rats. *Lipids* 2004 ; 39 : 827-832.
38) Smith SJ, Cases S, Jensen DR, *et al.* Obesity Resistance and Multiple Mechanisms of Triglyceride Synthesis in Mice Lacking Dgat. *Nat Genet* 2000 ; 25 : 87-90.
39) Taguchi H, Watanabe H, Onizawa K, *et al.* Double-blind Controlled Study

on the Effects of Dietary Diacylglycerol on Postprandial Serum and Chylomicron Triacylglycerol Responses in Healthy Human. *J Am Coll Nutr* 2000 ; **19** : 789-796.
40) Tada N, Watanabe H, Matsuo N, Tokimitsu I, Okazaki M. Dynamics of Postprandial Remnant-lipoprotein Particles in Serum After Loading of Diacylglycerols. *Clin Chem Acta* 2001 ; **311** : 109-117.
41) Yasukawa T, Yasunaga K. Nutritional Functions of Dietary Diacylglycerols. *J Oleo Sci* 2001 ; **50** : 427-432.
42) Katsuragi Y, Toi T, Yasukawa T. Effects of Dietary Diacylglycerols on Obesity and Hyperlipidemia. *J Jpn Human Dry Dock* 1999 ; **14** : 258-262.
43) 大月和宜, 森 建太, 高瀬秀人, 桂木能久. ジアシルグリセロールを主成分とする食用油の2年間の長期摂取試験. 健康医学 2004 ; **19** : 29-32.
44) Yamamoto K, Asakawa H, Tokunaga K, et al. Long-term Ingestion of Dietary Diacylglycerol Lowers Serum Triacylglycerol in Type II Diabetic Patients with Hypertriglyceridemia. *J Nutr* 2001 ; **131** : 3204-3207.
45) Nagao T, Watanabe H, Goto N, at al. Dietary Diacylglycerol Suppresses Accumulation of Body Fat Compared to Triacylglycerol in Men in a Double-blind Controlled Trial. *J Nutr* 2000 ; **130** : 792-797.
46) Maki KC, Davidson MH, Tsushima R, et al. Consumption of Diacylglycerol Oil as Part of a Reduced-energy Diet Enhances Loss of Body Weight and Fat in Comparison with Consumption of a Triacylglycerol Control Oil. *Am J Clin Nutr* 2002 ; **76** : 1230-1236.
47) Koyama W. Long-term Effects of Diacylglycerol Used Ad Libitum as Cooking Oil in Home. 24th Annual Meeting of Japan Society for the Study of Obesity, Chiba, Japan, Nov. 13-14, 2003.
48) Yasunaga K, Glinsmann WH, Seo Y, et al. Safety aspects regarding the consumption of high-dose dietary diacylglycerol oil in men and women in a double-blind controlled trial in comparison with comsumption of a triacylglycerol control oil. *Food Chem Toxicol* 2004 ; **42** : 1419-1429.
49) 松山 健：小児肥満患者に対するジアシルグリセロールの有用性, *Pediatrics of Japan*(小児科) 2002 ; **43** : 928-933.
50) Teramoto T, Watanabe H, Itou K, et al. Significant effects of diacylglycerol on body fat and lipid metabolism in patients on hemodialysis. *Clin Nutr* 2004 ; **23** : 1122-1125.
51) Yamamoto K, Asakawa H, Tokunaga K, et al. Effects of diacylglycerol administration on serum triacylglycerol in a patient homozygous for complete lipoprotein lipase deletion. *Metabolism* 2005 ; **54** : 67-71.
52) Yamamoto K, Takeshita M, Tokimitsu I, et al. Diacylglycerol Oil Ingestion

in Type 2 Diabetic Patients with Hypertriglyceridemia. *Nutrition* 2006 ; 22 : 23-29.
53) Tada N, Shoji K, Takeshita M, *et al*. Effects of diacylglycerol ingestion on postprandial hyperlipidemia in diabetes. *Clin Chim Acta* 2005 ; 353 : 87-94.
54) Meguro S, Higashi K, Hase T, *et al*. Solubilization of Phytosterols in Diacylglycerol Versus Triacylglycerol Improves the Serum Cholesterol-Lowering Effect. *Eur J Clin Nutr* 2002 ; 55 : 513-517.
55) Meguro S, Hase T, Otsuka A, Tokimitsu I, Itakura H. Effect of Phytosterols in Dietary Diacylglycerol on Atherosclerosis in Cholesterol-fed Rabbits. *Nutrition* 2003 ; 19 : 670-675.
56) Murata M, Ide T, Hara K. Reciprocal Responses to Dietary Diacylglycerol of Hepatic Enzymes of Fatty Acid Synthesis and Oxidation in the Rat. *Br J Nutr* 1997 ; 77 : 107-121.
57) Murase T, Mizuno T, Omachi T, *et al*. Dietary Diacylglycerol Suppresses High Fat and High Sucrose Diet-induced Body Fat Accumulation in C57BL/6J Mice. *J Lipid Res* 2001 ; 42 : 372-378.
58) Meng X, Zou D, Shi, Z, Duan Z, Mao Z. Dietary Diacylgycerol Prevents High-Fat Diet-induced Lipid Accumulation in Rat Liver and Abdominal Adipose Tissue. *Lipids* 2004 ; 39 : 37.
59) Murase T, Aoki M, Wakisaka T, Hase T, Tokimitsu I. Anti-obesity Effect of Dietary Diacylglycerol in C57BL/6J Mice: Dietary Diacylglycerol Stimulates Intestinal Lipid Metabolism. *J Lipid Res* 2002 ; 43 : 1312-1319.
60) Kimura S, Tsuchiya H, Inage H. Effects of Dietary Diacylglycerol on Energy Metabolism. AOCS Annual Meeting, Kansas City, May 4-7, 2003.
61) Kamphuis MM, Mela DJ, Westerterp-Plantenga MS. Diacylglycerols Affect Substrate Oxidation and Appetite in Human. *Am J Clin Nutr* 2003 ; 77 : 1133-1139.
62) Saito S, Tomonobu K, Hase T, Tokimitsu I. Effects of Diacylglycerol on Postprandial Energy Expenditure and Respiratory Quotient in Healthy Subjects. *Nutrition* 2006 ; 22 : 30-35.
63) GRAS Notice No.GRN 000056. http://www.cfsan.fda.gov/~rdb/opa-g056.html
64) GRAS Notice No. GRN 000115. http://www.cfsan.fda.gov/~rdb/opa-g115.html
65) Murata M, Hara K, Ide T. Alteration by Diacylglycerols of the Transport and Fatty Acid Composition of Lymph Chylomicrons in Rats. *Biosci Biotech Biochem* 1994 ; 58 : 1416-1419.
66) Bauer JE, Nagaoka D, Porterpan B, *et al*. Postprandial Lipolytic Activities,

Lipids, and Carbohydrate Metabolism Are Altered in Dogs Fed Diacylglycerol Meals Containing High- and Low-Glycemic-Index Starches. *J Nutr* 2006 ; **136** : 1955S-1957S.
67) Umeda T, Bauer JE, Otsuji K. Weight loss effect of dietary diacylglycerol in obese dogs. *J Anim Physiol Anim Nutr*(Berl) 2006 ; **90** : 208-215.

〔松尾　登〕

第2章　ジアシルグリセロールの代謝

1. アシルグリセロールの消化・吸収・代謝

1.1　食事脂質とトリアシルグリセロール

　食事脂質のほとんどはトリアシルグリセロール（TAG）で，残りはリン脂質（約5%）のほか，少量のコレステロール，植物ステロールおよび脂溶性ビタミン類からなっている．TAG は効率的なエネルギー供給源としての役割に加え，必須脂肪酸の供給という重要な機能を持っている．TAG の消化吸収率は非常に高く通常ほぼ定量的であり，かなり多量の脂肪を吸収できる．ただ，吸収効率は TAG を構成する脂肪酸の鎖長，不飽和度や脂肪酸のグリセロールとの結合位置によっていくらか影響を受ける．最近では，特徴的な栄養生理活性を有する構造脂質（structured lipid）への関心が高まっており，特別な TAG が設計されている．一方，脂肪の消化吸収能は加齢に伴い低下し，高齢者では脂肪の摂取を控える傾向がある．食事摂取基準2005でもこの点が配慮されている．

　「長鎖脂肪酸からなる TAG のエステル結合が，なぜ部分的にしか加水分解されずに吸収されるのか」という問いに対する答えは難しいが，少なくとも，吸収細胞内での再合成の面から見れば省エネルギー的であろう．特定の栄養的・生理的役割を果たす脂肪酸がグリセロールの2位に結合していることが多いこともこの問いに対する状況証拠となろう．

　TAG の化学構造を図 2.1 に示すが，脂肪酸はグリセロールとの結合位置によって sn-1，sn-2 および sn-3 に分類される．

　脂肪の消化吸収に関しては優れた総説があり[1-8]，ここではそれらを総括的に引用しているので，適宜参照されたい．

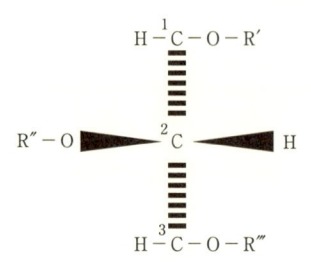

図 2.1　トリアシルグリセロールの構造
この紙面に sn-2 の炭素があり，sn-1 と sn-3 の炭素は裏面にある．グリセロールの sn-2 の OH 基が左側にあると，その上の炭素が sn-1 で，下の炭素が sn-3 となる．R′，R″，および R‴ は異なった脂肪酸を示す．

1.2　アシルグリセロールの消化

アシルグリセロール（グリセリドともいう）の消化は主として膵リパーゼにより行われるが，それに先立つ舌腺リパーゼあるいは胃リパーゼによる消化も特別の場合には意義がある．いずれにしても，消化過程ではTAGの1位および3位が加水分解され，2位の結合は切られない．消化吸収経路を図2.2に示す．

1.2.1　胃内消化

咀嚼により口腔内で食品中の油脂は分散され，食塊として胃内へと運ばれる．短鎖あるいは中鎖脂肪酸を含む脂肪は，舌腺リパーゼにより口腔内で加水分解されるが，滞留時間が短いため，その程度は僅かである．胃内消化の程度も大きくないが，小腸内での消化に寄与する場合もある．胃内で油脂は舌腺（唾液）リパーゼおよび胃リパーゼにより加水分解されるが，これらの酵素の相対的活性は動物種で異なり，霊長類では胃リパーゼ活性が高く，げっ歯類では唾液リパーゼ活性が高い．両酵素とも脂肪の摂取により分泌が刺激されるが，3位のエステル結合を優先的に切り離すので，1,2-ジアシルグリセロール（DAG）が生成する．これらのリパーゼは胆汁酸を必要とせず，短鎖や中鎖のTAGに対し高い消化性を示すが，十二指腸内では失活する．胃内

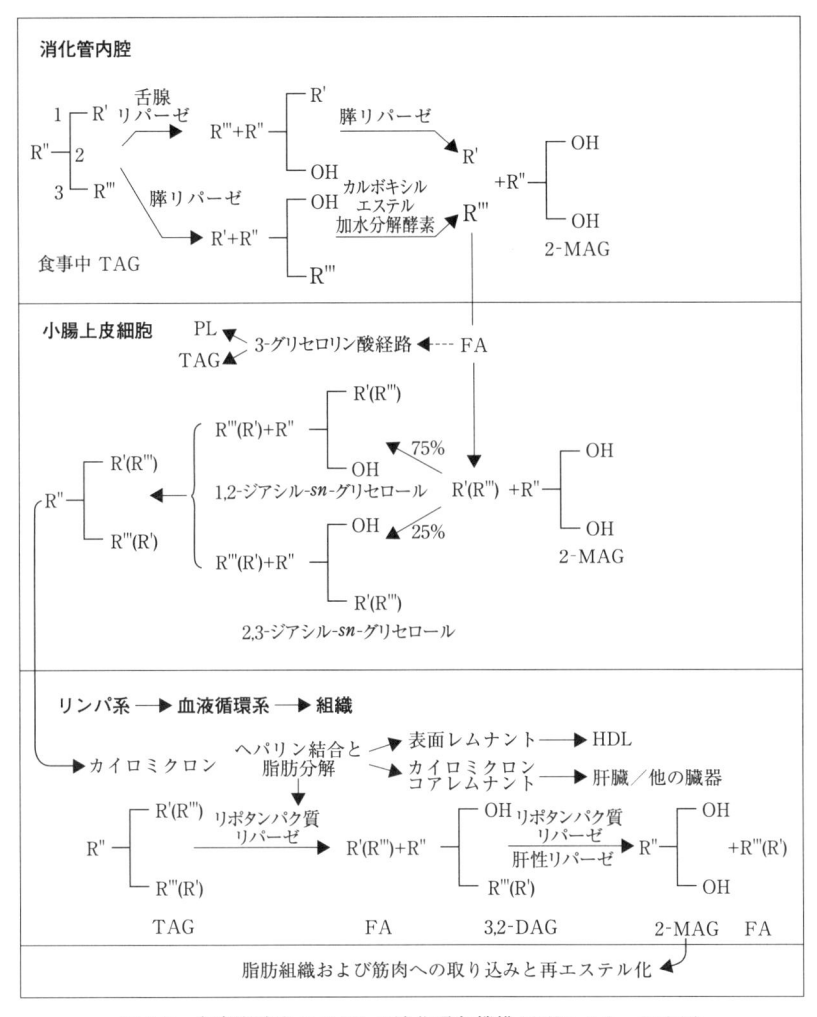

図 2.2　食事脂肪中の TAG の消化吸収機構（文献 1, 5 を一部改訂）

での消化は 10〜30% 程度と見積もられ，小腸内消化を助ける可能性がある．胃内消化産物は TAG の可溶化，コリパーゼとの結合，および遊離した脂肪酸によるコレシストキニンの分泌促進などの効果がある．乳脂肪は 1, 3 位に中鎖脂肪酸，2 位にパルミチン酸を結合した TAG を含むが，膵機能が未発達の乳幼児では胃内で 1, 3 位が加水分解され，2 位の長鎖飽和脂肪酸の

吸収を容易にしている．なお，授乳中には唾液リパーゼの活性が高まる．

1.2.2 小腸内消化

　脂肪消化の主な場である十二指腸に食塊が運ばれると，脂肪の消化産物によって胆嚢(たんのう)の収縮，膵リパーゼの分泌および消化管ホルモンであるコレシストキニンの放出が促される．胆汁酸(塩)は脂肪をエマルション化し，表面積を増加させ，膵リパーゼによる消化を促進する．エマルション化にはリン脂質，遊離脂肪酸なども関与する．

　脂肪消化の主役である膵リパーゼの活性は，脂肪の量と種類に影響され，多価不飽和脂肪の摂取で飽和脂肪の場合より高い．膵リパーゼはコレシストキニンによる刺激で分泌され，コリパーゼを介して油脂表面に結合しTAGを消化する．これにより，リパーゼが胆汁酸を含む水相に入り失活するのが防止される．リパーゼによる消化は位置特異的であり，2-モノアシルグリセロール(MAG)と遊離脂肪酸が生成する．消化中に2位の脂肪酸の1位あるいは3位への移動が起こる可能性があり，その程度は約25%とみなされるので，結局，2位の脂肪酸の約75%が保持されることになる．このことは，テイラーメイドの油脂を作出する際に重要な要件の一つとなる．1, 3位のエステル結合を切る活性は，脂肪酸の種類に影響され，長鎖のn-3系脂肪酸に対しては低いという報告もあるが，消化過程よりも吸収後のTAG再合成の遅れがリンパへの回収を低くしている可能性がある．いずれにしても，正常な状態ではリパーゼの消化能は非常に高く，ほぼすべてのTAGは2-MAGと遊離脂肪酸に加水分解される．

　中鎖脂肪の場合には，エステル結合はすべて容易に加水分解され，遊離脂肪酸とグリセロールとなり吸収される(図2.3)．この消化過程は胆汁酸を必要としない．中鎖脂肪は消化器系術後の輸液のエネルギー源として有用である．

　脂肪の消化産物は，脂肪酸，MAG，コレステロールなどからなる胆汁酸ミセルとしてエマルションから連続的に切り離され，小腸上皮細胞表面を覆っているunstirred water layerを通過する．細胞表面でミセルは壊れ，脂肪酸，MAGおよびコレステロールはモノマーとして細胞膜に溶解し，拡散

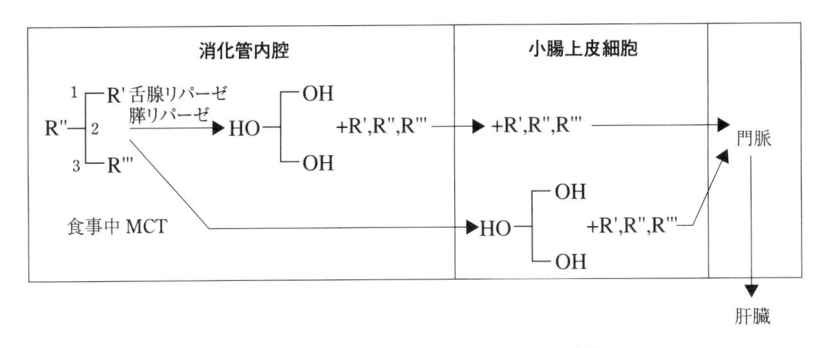

図2.3 中鎖脂肪(MCT)の吸収と輸送[1,5)]

により吸収される．特別なトランスポーターの存在も推察されている．胆汁酸は小腸下部(回腸)で再吸収され，腸肝循環系に入る．なお，胆汁酸の供給量が十分でなく，ミセルが形成されないと，遊離脂肪酸はカルシウムセッケンを形成し水不溶性となり吸収されなくなるが，そのような場合にもいくらかの量の脂肪は吸収されるようである．

1.3 アシルグリセロールの吸収

ヒトでの脂肪吸収は，安定同位元素でラベルされた脂肪あるいは脂肪酸を指標として測定された例もあるが，多くは糞便へ排泄された脂肪の量あるいは血清カイロミクロン(CM)の脂肪酸組成の分析に基づいているため，得られた知見は間接的なものである．この点は，実験動物における場合とは対照的であるが，総体的にはヒトでも種々の実験動物と同様のメカニズムでTAGは消化吸収されるとみなされる．脂肪吸収の主場は小腸上部であるが，消化吸収機構は構成脂肪酸の鎖長によって異なっている(図2.2, 2.3参照)．なお，中鎖脂肪酸は結腸でも吸収されるので，空腸切除患者のエネルギー源となり得る．

1.3.1 糞便への排泄

糞便中の脂肪量を測定し，内因性や腸内細菌由来の脂質などについて適当に補正すれば，見かけの脂肪吸収率を求めることができる．通常，ヒトの糞

便脂肪量は摂取量にかかわらず1日当たり2g程度であり，かなりの量の脂肪をほぼ定量的に吸収できることを示唆している．

脂肪の吸収率は脂肪酸の種類およびグリセロールとの結合位置により異なる．炭素数が16以上の高融点の飽和脂肪酸(例えばパルミチン酸，ステアリン酸)の吸収率は高くないが，1，3位に結合している場合には特に低い．これは遊離した飽和脂肪酸がカルシウムセッケンを形成しやすいためである．しかし，通常は不飽和脂肪酸と同時に摂取しているので，著しく低いことはない．2位のパルミチン酸はよく吸収される(母乳脂肪の例)．なお，オレイン酸やリノール酸の吸収には，結合位置の影響はないようである．脂肪酸の吸収が低いと，コレステロールの吸収も抑えられ，血清コレステロール濃度の低下を伴う例が知られている．一方，2位に結合した飽和脂肪酸は，肝臓でのCMレムナントのクリアランスを低下させ，血清コレステロール濃度を上昇させる．

1.3.2 脂肪の吸収とリンパ輸送

実験動物では，腸管あるいは胸管リンパ中のTAGの脂肪酸組成やグリセリド構造を分析して脂肪の吸収率を推定できるが，結果の評価には内因性の脂肪(胆汁およびVLDL由来の脂肪酸など)の寄与を考慮しなければならない．リンパ収集のタイミングもまた影響する．正確な情報を得るためには，ラベルした脂肪(脂肪酸)を用いる必要がある．

長鎖脂肪酸からなる脂肪の場合，吸収された脂肪酸と2-MAGは小腸細胞内でTAGに再合成され，主としてCMとしてリンパ系を経由し静脈へと運ばれる(図2.2)．

1.3.3 門脈輸送

リンパ輸送と門脈輸送とを分ける最大の要因は，脂肪酸の鎖長である．中鎖脂肪は，吸収後TAGに再合成されることなく遊離脂肪酸として門脈輸送され，肝臓に運ばれβ酸化を受け，よいエネルギー源となる．中鎖脂肪酸と長鎖脂肪酸からなるTAGの場合には，中鎖脂肪酸のかなりの部分はTAGとしてリンパ系で運ばれる．この場合，中鎖脂肪酸の鎖長が長いほどリンパ

吸収の割合は大きくなる．なお，長鎖脂肪酸を遊離脂肪酸として摂取した場合には，TAG として摂取した場合に比べ，門脈輸送の割合が大きいようであるが，通常の食事では遊離脂肪酸として摂取される量は無視できる．

1.3.4 構造脂質の吸収

中鎖脂肪酸と長鎖脂肪酸からなる構造脂質では，適切な脂肪酸を選択すれば特徴ある栄養生理機能が期待できる．カプリン酸のような鎖長が短い中鎖脂肪酸の場合には，長鎖脂肪酸が共存しても門脈系へ運ばせることが可能であるが，グリセロールとの結合位置を適宜組み替えることにより，門脈輸送の程度を調節できる．なお，n-3 系長鎖多価不飽和脂肪酸は 2 位に結合した場合，1, 3 位におけるより吸収が速いこと(ただし,最終的な吸収率には差は認められないようである)や，2 位のリノール酸は血清コレステロール低下効果に優れることなどが知られている．

1.4 アシルグリセロールの代謝

吸収された脂肪消化産物は，小腸上皮細胞内での再合成，細胞内脂肪プールへの輸送，種々のアポリポタンパク質の合成，そして脂肪とアポリポタンパク質の会合(リポタンパク質の形成)などの一連の複雑な反応を介して CM として細胞外へ搬送される．

1.4.1 トリアシルグリセロールの再合成

図 2.2 に示すように，脂肪再合成の主な場は 2-MAG 経路である．脂肪摂取時には，TAG 合成の 80% 程度はこの経路で再合成され，ホスファチジン酸経路の寄与の程度は 20% 以下に過ぎない．2-MAG 経路では，まず主として 1 位がアシル化され，次いで 3 位のアシル化により生成した TAG は，脂肪球として沈着する．脂肪酸供給の程度が脂肪合成を規制するので，中鎖脂肪酸を含む脂肪では TAG の再合成とそれに続く CM の形成を遅らせることになる．

1.4.2 小腸リポタンパク質の生成と輸送

再合成された脂肪は，吸収細胞内の水系環境下で安定なリポタンパク質としてパックされ，輸送される．小腸が分泌する主なリポタンパク質はCMとVLDLである．CMは脂肪吸収時の主たるリポタンパク質であり，VLDLは空腹時の輸送型である．CM中のTAG濃度は，不飽和脂肪酸の摂取によって上昇する．飽和脂肪酸の場合にもCMが主たる輸送体であるが，VLDLも同時に増加する．

CMはそのコア部分にTAGとコレステロールエステルを含み，リン脂質，遊離コレステロールおよびアポタンパク質(主としてアポB-48)からなる表層で覆われた球形のリポタンパク質である．TAGの脂肪酸組成とグリセリド構造は食事脂肪と近似している．VLDLは，CM形成に必要な量の脂肪が供給されないときにつくられ，大きさだけでなく，化学組成もCMとはかなり異なっている．

リンパに放出されたCMは，胸腺を経て鎖骨下静脈に入り，TAGは末梢組織の毛細血管上皮に存在するリポタンパク質リパーゼにより加水分解され，その70～90%を失い，CMレムナントとなる．遊離した脂肪酸は末梢組織に取り込まれ，目的に応じて利用される．末梢組織優先の機構はきわめて合目的である．コレステロールエステルに富むCMレムナントは，LDL受容体を介して肝臓に取り込まれ，栄養状態に応じて利用される．TAGは肝臓からVLDLとして循環系に放出され，リポタンパク質リパーゼの作用を受けてIDL(中間密度リポタンパク質)となり，直接あるいは肝性リパーゼによりLDLへと変えられた後，血液中から取り除かれる．

ま と め

TAGの消化吸収機構のほとんどは動物実験の成果に基づいているが，ヒトへの適用にほとんど問題はなく，吸収機構を反映させた特徴的な栄養生理活性を有する構造脂質が設計・調製され，すでに市場化されている．低カロリーや体脂肪を低減する脂肪，血清コレステロール低下能に優れた脂肪，免疫機能増強作用を有する脂肪など，展開への下地は十分である．吸収機構の精密な理解は，より機能性に優れた油脂の開発につながるであろう．

参考文献
1) Small DM. The effects of glyceride structure on absorption and metabolism. *Ann Rev Nutr* 1991 ; 11 : 413-434.
2) 今泉勝己, 窄野昌信. 脂肪の消化と吸収. 栄養学雑誌 1996 ; 54 : 271-283.
3) Lowe ME. Structure and function of pancreatic lipase and colipase. *Ann Rev Nutr* 1997 ; 17 : 141-158.
4) Christophe AA, De Vriese S, eds. Fat Digestion and Absorption. Champaign, IL : AOCS Press 2000.
5) Mu M, Hoy C-E. The digestion of dietary triaclyglycerols. *Prog Lipid Res* 2004 ; 43 : 105-133.
6) 細谷憲政監修, 武藤泰敏編著. 消化・吸収—基礎と臨床(改訂新版). 第一出版 2004.
7) 池田郁男, 柳田晃良. 脂質栄養と健康. 建帛社 2005 ; 60-72.
8) 今泉勝己. 脂質の消化・吸収. 日本油化学会編. 油脂・脂質の基礎と応用. 日本油化学会 2005 ; 92-95.

(菅野道廣)

2. ジアシルグリセロールの消化と吸収

ラットにジアシルグリセロール(DAG)を摂食させた時, 消化管からリンパへ流入するカイロミクロン(CM)中の脂質の大部分はトリアシルグリセロール(TAG)であり, DAGはほとんど存在しない[1]. すなわち, DAGはそのまま体内に吸収されていくわけではない. 本節では, これまで明らかになっているDAGの消化吸収過程を詳述する. 筆者らは, DAGによる体脂肪蓄積抑制作用は, その消化吸収過程が鍵を握ると考えている. DAGは1,3-および1,2(2,3)-DAGの7:3混合物である. 本節において, 単にDAGと呼ぶ場合は, 7:3混合物を指すこととする.

2.1 ジアシルグリセロールの吸収率

DAGはどの程度消化吸収されるのであろうか? ラットにDAGを20重量%含む食餌を摂食させ, 糞便中への脂質の排泄量を調べた研究では, 排泄量はTAGの場合と同程度であり, 見かけの吸収率は96%であった[2]. また, 同様の結果は, 渡邊らによっても示されている[3]. この結果は, DAG

はTAGとほぼ同程度吸収されることを示している．しかし，これらの論文では，乾燥糞を単にクロロホルム-メタノール混液で抽出し，抽出された脂質の重量から計算しており，ステロールやその他の脂溶性物質も含まれる．また，脂肪酸が遊離している場合，腸管内腔でセッケンを形成し水溶性となっており，クロロホルム-メタノール混液では抽出されないことから，これら論文のデータは正確さに欠けている．

筆者らは，マウスに30重量％TAG，あるいはTAGと脂肪酸含量が同一になるようにDAG(31.6％)を含む食餌を与え，糞便中への総脂肪酸の排泄量(セッケンとなっている脂肪酸も含む)を測定したところ，TAGとDAGでは差がなく，見かけの吸収率は99％であった(未発表)．ヒトでのデータはないが，ラットと大きく異なるとは考えられない．これらのことから，DAGはTAGと同様に，ほぼ定量的に吸収されると考えられる．

2.2 ジアシルグリセロールの消化
2.2.1 胃内での消化

ヒトの胃には胃リパーゼが存在し，TAGの1位あるいは3位を加水分解するが，特に3位に特異性が高く，1,2-DAGと遊離脂肪酸が主要生成物となる．TAGの10～30％程度は胃リパーゼにより加水分解されると見積もられる．OsakiらはTAGあるいはDAGをラットに摂食させた後，経時的に胃内の脂質加水分解物を分析した[4]．ラットの場合，胃リパーゼよりも舌腺リパーゼの活性が強いが，作用は両リパーゼで同様である．TAG摂取の場合には，1,2(2,3)-DAGおよび遊離脂肪酸が主要生成物であり，これまでの報告を裏付けた．次いで，1,3-DAG，2-モノアシルグリセロール(MAG)，1(3)-MAGの生成が見られたが，量的には少なかった．1,3-DAGは，1,2(2,3)-DAGのアシル基転移により生成し，1(3)-MAGは，胃リパーゼによる1,3-MAGの加水分解により生成したと考察している．

一方，DAG摂取では，1(3)-MAGおよび遊離脂肪酸が主要生成物であり，少ないながら2-MAGも生成した．これらの結果は，1,3-DAGから1(3)-MAGが生成し，1,2(2,3)-DAGから2-MAGが生成することを物語っており，舌リパーゼは，1,3-DAGを加水分解する能力があると考えられる．さ

らに，胃内に生成した遊離脂肪酸の量は，TAG 摂取の場合よりも DAG 摂取で高かったことから，1,3-DAG は TAG よりも舌腺リパーゼにより加水分解されやすいことが示唆された[4]．ヒトの胃リパーゼがラットの舌腺リパーゼと同様の基質特異性を持つことから，ヒトでもほぼ同様の反応が起こると考えられる．

2.2.2 小腸での消化

渡邊らは，ラットの十二指腸の胆管開口部の 1cm 上部から，オレイン酸含有ジアシルグリセロール（ジオレオイルグリセロール，DOG）あるいはオレイン酸含有トリアシルグリセロール（トリオレオイルグリセロール，TOG）を含むエマルションを内腔に注入灌流し，15cm 下流から灌流液を抜き取り，灌流液中の脂質量および組成を測定した[3]．TOG の場合，灌流液中の TOG は経時的に減少し，DOG，2-モノオレオイルグリセロール（MOG）およびオレイン酸が検出された．一方，DOG では，DOG の経時的減少に伴い 2-MOG，2-MOG よりも多量の 1(3)-MOG およびオレイン酸が検出された．用いた DOG は，1,3-および 1,2-DOG の 7:3 混合物であるから，検出された 2-MOG は，1,2-DOG が膵リパーゼにより加水分解されて生じたものと考えられる（図 2.4-①）．一方，1(3)-MOG が検出されたことから，1,3-DOG の 1 あるいは 3 位の脂肪酸は加水分解されることを示している（図 2.4-②）．なお，Murase らも，1,3-DOG をマウスの十二指腸内腔に注入した時，小腸内容物中に 1(3)-MAG を検出している[5]．

膵リパーゼは TAG の 1，3 位を特異的に加水分解することが知られている．*in vitro* において膵リパーゼと 1,3-DAG をインキュベートすると脂肪酸が遊離することから，少なくとも膵リパーゼが 1,3-DAG の加水分解に関与することはほぼ間違いない（未発表）．小腸内腔で 1,3-DAG を加水分解する可能性のあるその他の酵素は膵コレステロールエステラーゼであるが，どの程度寄与しているかは明らかではない．コレステロールエステラーゼは，カルボキシエステルリパーゼとも呼ばれており，酵素としての特異性が低く，コレステロールエステル以外にも DAG，MAG やリン脂質のエステル結合を加水分解することが知られている．

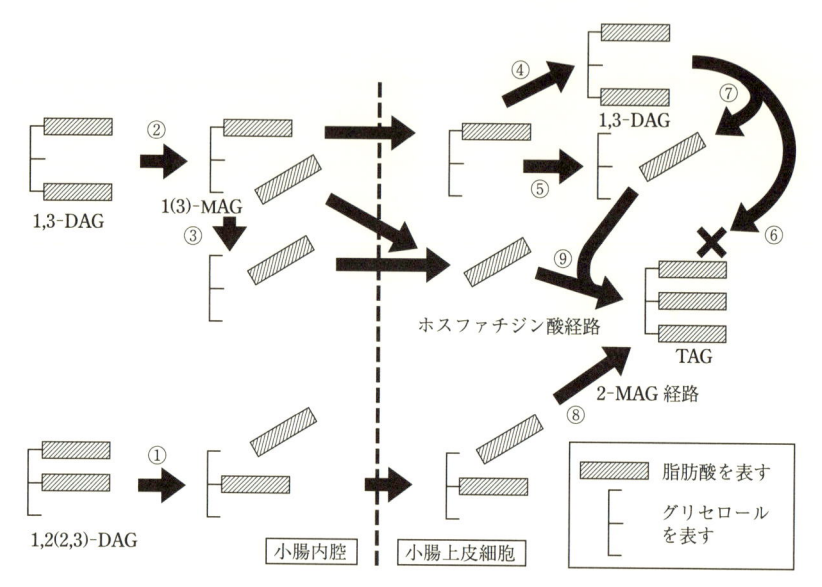

図 2.4 ジアシルグリセロールの消化と小腸上皮細胞中での代謝
DAG：ジアシルグリセロール，MAG：モノアシルグリセロール，TAG：トリアシルグリセロール．①〜⑨は本文を参照．

　Kondo らは，オレイン酸部分を放射性ラベルした TOG あるいは 1,3-DOG を空腸内腔に注入した時の灌流液中の消化産物を分析し，DOG 由来のオレイン酸 /1(3)-MOG の比は，TOG 由来のオレイン酸 /2-MOG の比よりも大きいこと，すなわち，オレイン酸の生成量が多いことから，1(3)-MOG は 2-MOG よりもさらに加水分解され，遊離脂肪酸とグリセロールになる比率が高いと考えた（**図 2.4**-③）[6]．1(3)-MOG の加水分解には，膵リパーゼやコレステロールエステラーゼが関与すると考えられる．
　まとめると，小腸内腔で 1,2-DAG は 2-MAG と遊離脂肪酸になり，1,3-DAG は 1(3)-MAG と遊離脂肪酸になる．また，1(3)-MAG はさらに加水分解される可能性が考えられる．

2.3　小腸上皮細胞への取り込みとトリアシルグリセロールの合成
　DAG の加水分解により生成した MAG および脂肪酸は胆汁酸ミセルへ溶解した後，小腸上皮細胞表面へと近づき，ミセルから離れ上皮細胞へと取り

込まれる．この機構はTAGの場合と同様であろう．

　Muraseらは，オレイン酸部分を放射性ラベルしたTOGあるいは1,3-DOGを含むエマルションを空腸に注入し，5分後に小腸を取り出し，小腸粘膜中の脂質画分を分析した[5]．その結果，TOGに比較し，1,3-DOGを注入すると，1(3)-MAGおよび遊離脂肪酸画分の放射活性が高かった．このことは，1,3-DAG由来の1(3)-MAGは小腸上皮細胞へ取り込まれること，および，DAGは遊離脂肪酸になる割合が高いこと，すなわちTAGよりも加水分解されやすいことが示唆された[5]．

　Kondoらは，TAGあるいはDAGを含むエマルションをラット空腸上部内腔へ注入し，5時間後に放射性ラベルしたリノール酸をエマルションに加えて注入し，10分後に小腸を取りだし，小腸粘膜中の各脂質への放射性リノール酸の取り込みを調べた[6]．TAGを注入した場合に比べ，DAGでは，放射性リノール酸のTAG画分への取り込みが低かった．一方で，1,3-DAG画分への取り込みは，量的には少ないものの4倍高かった．また，遊離脂肪酸画分への取り込みも高かった．これらの結果は，TAGに比べ，DAGが吸収される際に，TAGへの合成が遅延しており，そのため遊離脂肪酸が残存すること，また，一部は1,3-DAGへと合成が流れていることを示唆する．

　また，ラット小腸反転サックを用い，1-MAGあるいは2-MAGを含む胆汁酸ミセルに放射性リノール酸を添加しインキュベートしたところ，2-MAGを添加した場合には，1,2-DAGへの放射性リノール酸の取り込みが起こり，1-MAGを添加した場合には，1,3-DAGへの取り込みが優先的に起こった[6]．この結果は，小腸上皮細胞内で1(3)-MAGから1,3-DAGへの合成が起こりうることを示している(図2.4-④)．1(3)-MAGは通常の小腸上皮細胞には存在しないことから，小腸内腔から吸収されたものが利用された可能性が高い．一方，小腸上皮細胞には，MAG加水分解酵素も存在することから，吸収された1(3)-MAGの一部は，さらに加水分解され，遊離脂肪酸になると推測される(図2.4-⑤)．

　それでは，合成された1,3-DAGはどうなるのであろうか？　1,2-DAGからのTAG合成は，後述の2-MAG経路あるいはホスファチジン酸経路で行われる．これらの経路では，ジアシルグリセロールアシルトランスフェラーゼ

(DGAT)により1,2-DAGにアシル-CoAの脂肪酸が結合し，TAGが合成される．Kondoらは，1,2-あるいは1,3-DAGおよび放射性リノール酸-CoAを基質として，ラット小腸ミクロソームとインキュベートしたところ，1,2-DAGからは放射性のTAGが合成されたが，1,3-DAGからは，ほとんど合成はなかった(図2.4-⑥)[6]．すなわち，1,3-DAGからのTAGの合成はほとんど起こらないことが示唆された．

TAGの合成に向かわない1,3-DAGはどうなるのであろうか？ 1,3-DAGは，短期的には小腸上皮細胞内での量が増加するにしても，長期的に細胞内に留まるとは考えにくい．DAGには界面活性効果があり，また，水酸基がむき出しとなっており，細胞内に留めるには問題がある．そこで，おそらく1,3-DAGは，再び細胞内のリパーゼにより加水分解を受け，遊離脂肪酸になると考えられる(図2.4-⑦)．このように，1,3-DAGを摂取すると，結局，小腸内腔および上皮細胞内で，1,3位の脂肪酸は加水分解され遊離脂肪酸になると考えられる．

一方，1,2(2,3)-DAGは，2-MAGと遊離脂肪酸として小腸上皮細胞に取り込まれる．小腸上皮細胞内の遊離脂肪酸は，TAGの吸収過程では，2-MAGの1,3位に速やかに結合しTAGへ再合成される(2-MAG経路)．1,2(2,3)-DAGでは，2-MAGが生成することから，この経路に従ってTAGへ合成されると考えられる．理論上脂肪酸が1分子不足するが，これには内因性や吸収された他の脂肪酸が充当される(図2.4-⑧)．

しかし，1,3-DAGの場合には，2-MAGは生成しない．このような場合，もう一つのTAGの合成経路であるホスファチジン酸経路でTAGへ合成されると考えられる(図2.4-⑨)．前節にもあるように，小腸では2-MAG経路がTAG合成の主要経路であり，ホスファチジン酸経路は副経路である．ホスファチジン酸経路は，グリセロール3-リン酸にアシル-CoAが2分子作用し，ホスファチジン酸が生じた後，3位のリン酸基が加水分解で除去され，1,2-DAGが生じ，さらにDGATによりアシル-CoAが作用し，TAGとなる．

2-MAG経路の酵素反応のK_m値は，ホスファチジン酸経路の1/100程度であることが知られており，2-MAG経路の活性はホスファチジン酸経路よ

りも極めて高いことがわかる．さらに，2-MAG が存在するとホスファチジン酸経路は阻害されることも知られており，通常の脂肪吸収時には，ホスファチジン酸経路はあまり作動していないようである．したがって，2-MAG 経路に比較して，ホスファチジン酸経路での TAG 合成には時間がかかると考えられる．しかしながら，何らかの理由で多量の遊離脂肪酸が吸収されてくると，この経路が重要な役割を持つこととなる．

　1,3-DAG を摂取した場合，小腸上皮細胞内で TAG 合成に時間がかかり，遊離脂肪酸が細胞内に比較的長く留まることにより，TAG を摂取した場合とは異なるいくつかの代謝変化が起こる可能性がある．渡邊らは，TAG あるいは DAG を含むエマルションをラット小腸内腔へ注入後，経時的に門脈血を採取したところ，門脈血中の遊離オレイン酸濃度が，TAG 投与群では上昇しなかったが，DAG 投与群では上昇傾向にあることを見出した[2]．このことは，長鎖脂肪酸であるオレイン酸が，小腸から門脈へ流入している可能性を示唆する．通常，長鎖脂肪酸を含む TAG の吸収過程では，小腸上皮細胞で再合成された TAG は CM へ組み込まれリンパへ放出されることから，長鎖脂肪酸は門脈へはほとんど流入しない．しかし，多量の遊離脂肪酸が小腸上皮細胞へ一時的に留まった場合には，一部，門脈へ流入するのかもしれない．しかしながら，どのくらいの量の脂肪酸が門脈へ流入するかは測定されていない．

　Murase らは，10% TAG + 15% DAG 食を 10 日間マウスに与えた時，25% TAG 食に比較して，小腸のアシル-CoA オキシダーゼ(ACO)と中鎖アシル-CoA デヒドロゲナーゼ(MCAD)，脱共役タンパク質-2(UCP-2)，脂肪酸トランスロカーゼ(FAT)および脂肪酸結合タンパク質(L-FABP)の mRNA 発現が高まることを観察し，脂肪酸 β 酸化が亢進している可能性を示唆した[5]．彼らは，この変化は小腸上皮細胞内に遊離脂肪酸量が増えることにより誘導されたと考えた．1,3-DAG 摂取で小腸上皮細胞に一時的に蓄積する遊離脂肪酸を処理するため，β 酸化に関わる酵素が活性化される可能性は否定できない．しかし，実際に β 酸化が亢進しているかは示されておらず，どの程度寄与しているかは明らかではない．

2.4 リンパへの放出

小腸上皮細胞で合成された TAG は，CM へ組み込まれ，小腸リンパへと放出される．小腸リンパは胸管へ合流し，静脈へ注いでいる．もし，小腸上皮細胞内で遊離脂肪酸が門脈に流入したり，β酸化されると，TAG へは合成されないことからリンパへも流入しないこととなる．筆者らは，胸管にチューブを挿入したラットを用い，オレイン酸部分を放射性ラベルした TOG あるいは 1,3-DOG を含むエマルションを胃内投与し，胸管リンパへの放射性物質の放出量を 24 時間追跡し，また，各脂質画分への取り込みを調べた[1]．24 時間の追跡で，TOG 由来の放射性オレイン酸は 86.5％が回収され，1,3-DOG 由来では，81.3％が回収され，いずれの場合も大部分は TAG 画分に存在した．このように TOG と 1,3-DOG の吸収量の差は約 5％であった．したがって，DOG 由来の脂肪酸のほとんどはリンパへ吸収されるが，5％程度は門脈へ流入あるいはβ酸化される可能性が示唆された．しかし，このことはあくまでも推測にすぎず，24 時間以上追跡すれば，DAG ではさらにリンパに回収される可能性もある．

また，このリンパへの回収実験において，1,3-DOG では胃内投与後 1 時間目の放射能の回収率は TOG の場合の約 1/2 であり，この差は 8 時間目まで持続し，その後 8～24 時間では，1,3-DOG が TOG よりも回収率が高かった[1]．すなわち，DOG 摂取では TOG 摂取よりも遅れて(主に TAG として)リンパへ放出されることが明らかとなった．1,3-DAG 摂取では，小腸上皮細胞内での TAG への合成が遅い可能性はすでに述べた．筆者らが示した 1,3-DOG 投与でのリンパへの TAG 放出の遅延は，小腸上皮細胞内で TAG 合成が遅いことを示す有力な証拠と考えられる．

小腸上皮細胞からリンパへの TAG 放出の遅れは血中への流入の遅れとなり，血中カイロミクロン-トリアシルグリセロール(トリグリセリドともいう)濃度上昇が抑制される．これにより，摂食後の血中 TAG 濃度上昇が抑制されると考えられる．DAG による食後高トリアシルグリセロール血症(高脂血症)抑制作用は第 4 章 2 節で詳しく述べられる．

ま と め

DAG 特に 1,3-DAG では，TAG の消化吸収過程とは様相が異なることを示してきた．単純化すれば，1,3-DAG は，消化吸収過程ですべて遊離脂肪酸となり，ホスファチジン酸経路で TAG へ合成されていく．一方，1,2-DAG や TAG では，2-MAG 経路で TAG へ合成される．ホスファチジン酸経路は 2-MAG 経路に比べ，TAG 合成速度が遅いため，CM としての TAG のリンパへの放出が遅れ，摂食後の血中 TAG 濃度上昇が抑制される．

摂食後の血中 TAG 濃度上昇は，動脈硬化症の危険因子であり[7]，また，肥満促進に関わることが指摘されていることから[8]，DAG はこれら生活習慣病の抑制に寄与する可能性がある．すでに，DAG の内臓脂肪蓄積抑制作用は広く知られているが，摂食後の血中 TAG 濃度上昇抑制作用がその一翼を担うと考えられる．

参 考 文 献

1) Yanagita T, Ikeda I, Wang YM, Nakagiri H. Comparison of the Lymphatic Transport of radiolabeled 1,3-dioleoylglycerol and trioleoylglycerol in rats. *Lipids* 2004 ; **39** : 827-832.
2) Taguchi H, Nagao T, Watanabe H, *et al.* Energy value and digestibility of dietary oil containing mainly 1,3-diacylglycerol are similar to those of triacylglycerol. *Lipids* 2001 ; **36** : 379-382.
3) 渡邊浩幸，鬼沢孝司，田口浩之，他．ラットにおけるジアシルグリセリンの栄養学的特徴．日本油化学会誌 1997 ; **46** : 301-307.
4) Osaki N, Meguro S, Yajima N, *et al.* Metabolites of dietary triacylglycerol and diacylglycerol during the digestion process in rats. *Lipids* 2005 ; **40** : 281-286.
5) Murase T, Aoki M, Wakisaka T, *et al.* Anti-obesity effect of dietary diacylglycerol in C57BL/6J mice: dietary diacylglycerol stimulates intestinal lipid metabolism. *J Lipid Res* 2002 ; **43** : 1312-1319.
6) Kondo H, Hase T, Murase T, Tokimitsu I. Digestion and assimilation features of dietary DAG in the rat small intestine. *Lipids* 2003 ; **38** : 25-30.
7) 多田紀夫．食後の高脂血症．山本　章編．トリグリセライド，HDL と動脈硬化．フジメディカル出版 2001 : 213-228.
8) Han L-K, Kimura Y, Okuda H. Reduction in fat storage during chitin-

chitosan treatment in mice fed a high-fat diet. *Int J Obesity* 1999 ; **23** : 174-179.

〔池田郁男,柳田晃良〕

第3章 ジアシルグリセロールの体脂肪蓄積への影響

1. 動物実験によるエビデンス

1.1 ジアシルグリセロールの体脂肪蓄積抑制作用

はじめに

1,3-ジアシルグリセロール(DAG)は同一脂肪酸組成のトリアシルグリセロール(TAG：トリグリセリドともいう)と比較し，リンパへの TAG 放出量が少なく[1]，食後の血中 TAG が上昇しにくいこと[2,3]，長期間継続摂取することにより体脂肪が蓄積しにくいことが報告されている[4-7]．また，呼気分析法によるエネルギー代謝実験から，DAG 摂取により脂質代謝が亢進することも報告されている[8-10]．DAG 摂取により現れるこれら脂質代謝の変化は，DAG の構造的な特徴に起因する小腸内代謝の違い[5,11]が，直接あるいは間接的に影響を与えた結果であると推測される．本節では，DAG 摂取による体脂肪蓄積抑制作用およびその作用機構について，動物実験における知見を中心に紹介する．

1.1.1 ジアシルグリセロールの体脂肪蓄積への影響

1) マウス体脂肪蓄積への影響

現代社会における肥満や生活習慣病の増加には，運動量の低下の他，食生活の変化に伴う脂質摂取量の増加が大きく関係していると考えられている．そこで筆者らは，食餌依存性肥満・糖尿病モデルとして知られる C57BL/6J マウスを用い，DAG 摂取の影響について解析した[4,5]．本マウスは，高脂肪・高ショ糖食摂取依存的に肥満を発症し，高インスリン，高レプチン，高血糖症状を呈することから，食餌依存性の肥満や糖尿病の研究において広

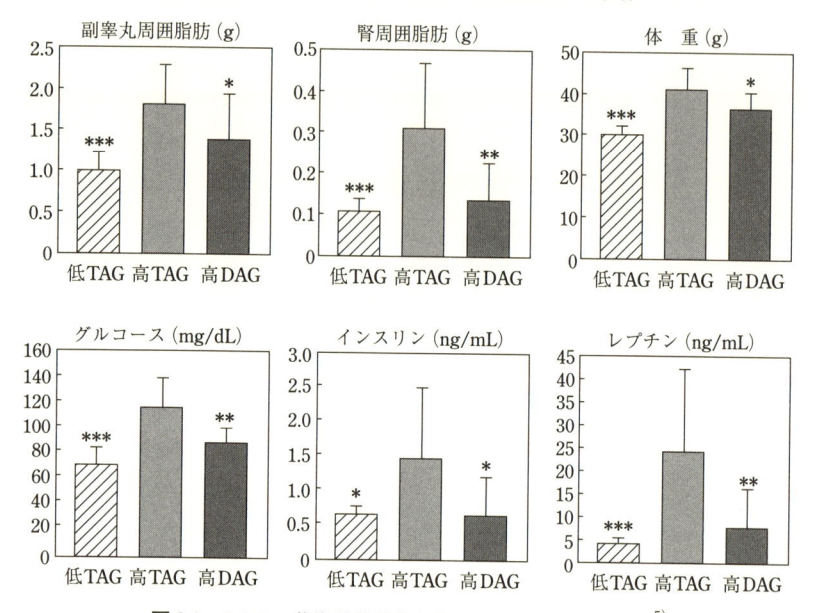

図3.1 DAGの体脂肪蓄積抑制作用：C57BL/6Jマウス[5]
* $p<0.05$, ** $p<0.01$, *** $p<0.001$, vs 高TAG群.

く用いられるモデルである．

　C57BL/6J雄マウスに低脂肪食(5%TAG：低TAG群)，高脂肪・高ショ糖食(30%TAG＋13%ショ糖：高TAG群)，または脂質の半量をDAGに置き換えた高DAG食(15%TAG＋15%DAG＋13%ショ糖：高DAG群)を8か月間与えた結果，高TAG群では低TAG群に比べ顕著な体脂肪(副睾丸周囲脂肪，腎周囲脂肪，肩甲間脂肪)量の増加と，それに伴う体重の増加が認められた．一方，高DAG群においては，高TAG群に比較し有意に体脂肪の蓄積が抑制され，体重も有意に低値を示した(図3.1)．

　各試験食摂取8か月時点における血中成分濃度については，TAG，総コレステロール，遊離脂肪酸，グルコース，インスリン，レプチンのいずれも，非絶食条件下においては高TAG群と高DAG群間において有意な差は認められなかったが，絶食条件下においては，グルコース，インスリン，レプチンは高DAG群において有意に低値を示した(図3.1)．以上の結果から，DAGは食餌依存的な体脂肪蓄積の抑制に有効であることが明らかとなっ

た．このような DAG の体脂肪蓄積抑制作用には，後述するように脂質代謝の活性化が寄与しているものと考えられる．

2) ラット体脂肪蓄積への影響

渡邊ら[9]は，SD 雄ラットに 10%(w/w)の TAG または DAG を含む餌を 4 週間にわたり摂取させ，体重および体脂肪率の変化を測定した．飼育期間中の摂餌量は両群で差は認められず，体重も DAG 群で低下傾向にあったものの，有意な変化ではなかった．しかし，伝導率を用いた体脂肪率測定の結果，3 週目以降，DAG 群では有意に体脂肪率が低値を示した．また，DAG 摂取時には TAG 摂取時に比べ尿中へのケトン体の排泄が増加すること，また呼気分析による酸素消費量が増加することから，脂質代謝が亢進する可能性を報告している．

Meng ら[12]は，高脂肪食依存的な肥満の進展における DAG の作用について検討した．SD 雄ラットに低脂肪食(7%TAG：低 TAG 群)，高 TAG 食(20%TAG：高 TAG 群)および高 DAG 食(20%DAG：高 DAG 群)を 8 週間摂取させた．低 TAG 群に比べ高 TAG 群では有意な体重増加(最終体重　低 TAG 群：394.6g，高 TAG 群：442.1g，$p<0.01$)，腹部脂肪(腸間膜脂肪，腎周囲脂肪，副睾丸周囲脂肪)量の増加が認められた(腸間膜脂肪＋腎周囲脂肪＋副睾丸周囲脂肪量　低 TAG 群：15.7g，高 TAG 群：19.5g，$p<0.05$)．一方，高 DAG 群においては，高脂肪食依存性の体重(高 DAG 群：409.2g，$p<0.05$ vs 高 TAG 群)および体脂肪蓄積(高 DAG 群：15.8g，$p<0.05$ vs 高 TAG 群)が有意に抑制された．この間の摂取エネルギー量は高 TAG 群，高 DAG 群間で差はなく，また脂質の消化性に関しても両群でほぼ同一であった．本研究により，ラットにおいても DAG は高脂肪食依存性の肥満抑制に有効であることが示された．肝臓への脂質蓄積に関しては，高 TAG 食摂取により有意に肝臓 TAG 含量が増加し(低 TAG 群：41.8 μmol/g 肝臓，高 TAG 群：48.5 μmol/g 肝臓，$p<0.01$)，それは DAG 群において抑制された(高 DAG 群：42.6 μmol/g 肝臓，$p<0.05$ vs 高 TAG 群)．コレステロール蓄積量に関しては，3 群間で有意な差は認められなかった．

村田ら[13]も SD 雄ラットを用いて，約 10%TAG または 10%DAG 食を 14

〜21日間摂取した時の肝臓脂肪蓄積について報告している.肝臓TAG蓄積は,Mengらの知見と同様にDAG摂取により有意に抑制されているが(TAG群:44.7mg/g肝臓,DAG群:34.0 mg/g肝臓,$p<0.05$),コレステロール蓄積量に関しては,村田らの実験においてはむしろ増加しており(TAG群:2.4mg/g肝臓,DAG群:4.9mg/g肝臓,$p<0.05$),結果に相違が見られた.一方,田口ら[14]はSDラットを用い,10%TAG食,30%TAG食,30%DAG食を3週間与えた場合の高脂肪食依存的な肝臓脂肪蓄積におけるDAGの効果について検証し,Mengらと同様の結果を得ている.なお,21日間のDAG摂取においては,群間で体重に差は認められていない.

　筆者らは,遺伝性肥満モデルラットであるZucker fattyラットを用い,α-リノレン酸(ALA)を主要構成脂肪酸とするTAG(ALA-TAG)およびDAG(ALA-DAG)を用い,肝臓脂肪蓄積に対する影響について検討した[15].ドコサヘキサエン酸(DHA)やエイコサペンタエン酸(EPA),ALAに代表されるn-3系脂肪酸は,血中脂質低減作用や肝臓脂肪低減作用など多彩な生理作用を有することが知られている.そこでDAG構造の有効性とn-3系脂肪酸の有効性を併せ持つような機能性脂質としてALA-DAGに着目した.TAG食(10%TAG:TAG群),ALA-DAG食(10%TAG+4%ALA-DAG:ALA-DAG群)またはALA-TAG食(10%TAG+4%ALA-TAG:ALA-TAG群)をZucker fattyラットに1か月間与え,肝臓脂肪蓄積量を測定した結果,ALA群では総脂質負荷量が多いにもかかわらず,ALA-TAG群,ALA-DAG群共に肝臓TAG蓄積およびコレステロール蓄積が抑制された.さらに,ALA-TAG群に比較しALA-DAG群においては,有意にTAGの蓄積量が低下した(図3.2).このことから,ALA-TAGでもその構成脂肪酸であるALAの生理作用により脂肪蓄積は抑制されるが,さらにDAG構造にすることで,より効果的に肝臓脂肪の蓄積を抑制できることが明らかとなった.

　一方,Sugimotoら[16]は,遺伝性肥満ラットであるWistar fatty(*fa/fa*)雌ラットとその同腹非肥満コントロールラット(*Fa/Fa, fa/Fa*)を用い,10%TAGまたはDAGを5週間与えた時の糖代謝に対する影響を調べた実験の中で,本実験条件下においては,体脂肪蓄積および肝臓TAG蓄積量に明確な相違は認められなかったと報告している.

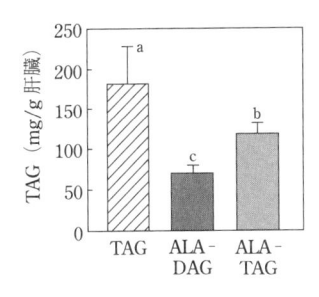

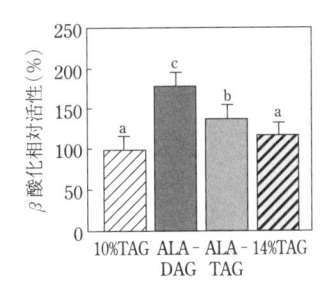

1. 動物実験によるエビデンス　　59

図3.2 DAGの肝臓TAG蓄積抑制作用：Zucker fattyラット[15]
異なるアルファベット間は有意差があることを示す．

　以上のように，DAGの摂取は概して体脂肪蓄積とそれに伴う肥満の進展の抑制に有効であると考えられるが，その効果は用いる動物実験モデルによって現れ方に差異があるようである．DAGの抗肥満作用はマウスにおいてもラットにおいても，高脂肪食依存的な肥満モデルにおいて現れやすく，低脂肪条件下や，極度の肥満を呈する遺伝性モデル動物においては影響が現れにくい．また，摂餌期間が1か月程度と短期の場合にも，体重に対する影響は現れにくいと考えられる．また，ヒトにおける遺伝子一塩基多型とDAGの体脂肪低減効果との関連性に関する研究から，DAGの有効性は遺伝的背景により影響されることも報告されており[17]，モデル動物の遺伝的背景も有効性の発現に影響を与えると思われる．
　以上述べてきたようなDAGの体脂肪蓄積抑制作用には，恐らくTAGとDAGの構造の相違に起因する肝臓や小腸における脂質代謝系の活性化が寄与していると推測される．

1.1.2　ジアシルグリセロールの脂質代謝への影響

　体脂肪が蓄積するか減少するかは，基本的にはエネルギー摂取量と消費量とのバランスにより決定される．DAG摂取により体脂肪の蓄積が抑制されることから，DAG摂取時には摂食抑制や，DAG自身の吸収率低下によるエネルギーロス，エネルギー代謝の活性化によるエネルギー消費の増加が生じている可能性などが考えられる．DAGはTAGと同様にほぼ定量的に吸収されると考えられること(第2章2節)，これまでの多くの検討から，明確な

摂食抑制作用は認められないことから，エネルギー摂取量の低下ではなく，むしろ，脂質エネルギー代謝を活性化することが，DAGの抗肥満作用に寄与しているのではないかと考えている．

1) 小腸脂質代謝への影響

TAGは消化管内においてリパーゼの作用を受けると，1,2(2,3)-DAGが生成し，さらに2-モノアシルグリセロール(MAG)と脂肪酸へと変換され，それらは吸収後，小腸上皮細胞において2-MAG経路を経てTAGに再合成される．1,3-DAGの場合は，リパーゼにより脂肪酸が一つ加水分解されると，まず1(3)-MAGを生成するため，TAGの場合とは分解・再合成経路が異なり，そのことが小腸の機能，特に脂質代謝系に何らかの影響を与える可能性が考えられた．また，小腸は摂取した食餌成分の影響を早期に，かつ直接的に受けやすい臓器であると考えられる．そこで筆者らは，DAG摂取が小腸脂質代謝に与える影響を生化学的に解析し，DAGは小腸脂質代謝系を活性化させることを見出した[5]．

筆者らは，DAGとTAGを摂取した場合に生じる生化学的変化を，特に肥満を生じる初期段階で解析した．低TAG食，高TAG食，高DAG食をC57BL/6Jマウスに摂取させ，10日後に小腸および肝臓における脂肪酸β酸化活性を測定した．その結果，肝臓においては有意な変化は認められなかったのに対し，小腸におけるβ酸化活性は顕著に増大していた(図3.3)．そこで，小腸における脂質代謝関連分子の遺伝子発現をノザンブロッティングにより解析したところ，β酸化に関わるアシル-CoAオキシダーゼ(ACO)，中鎖アシル-CoAデヒドロゲナーゼ(MCAD)mRNAの発現が高DAG群において有意に上昇していた(図3.4)．さらに脂質代謝に関連する脱共役タンパク質(UCP-2)，脂肪酸トランスロカーゼ(FAT)，脂肪酸結合タンパク質(L-FABP) mRNAの発現も有意に増加していた．したがって，小腸β酸化活性の増加は，脂質代謝関連分子の遺伝子レベルの発現増加に起因するものと考えられた．このようなDAGの小腸脂質代謝系の活性化作用は，ALAを主要構成脂肪酸とするALA-DAGを，C57BL/KsJ-*db/db*マウスに摂取させた場合にも確認されている[18]．

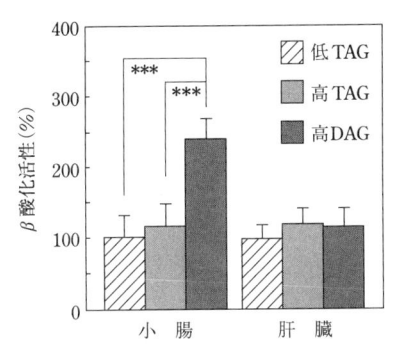

図 3.3 DAG の小腸脂質代謝活性化作用：
C57BL/6J マウス[5)]
*** $p<0.001$.

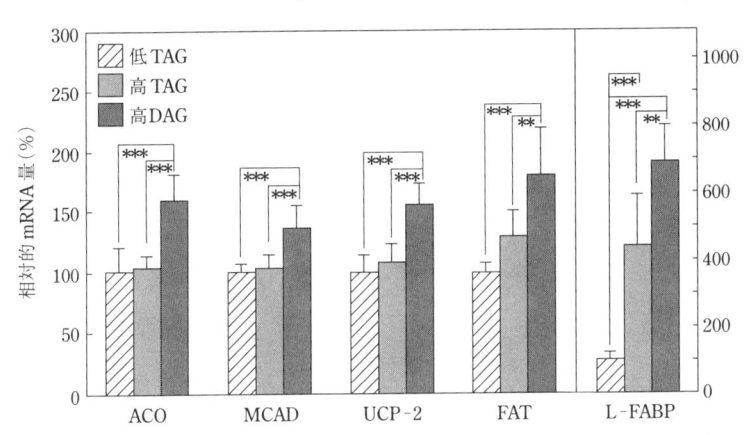

図 3.4 DAG の小腸脂質代謝関連遺伝子発現促進作用：C57BL/6J マウス[5)]
** $p<0.01$, *** $p<0.001$.

これらのことから，DAG を摂取することにより，摂食 10 日という比較的早期から，特に小腸の脂質代謝系の活性化が起きていることが明らかとなった．一般に，エネルギー消費に対しては，筋肉や肝臓の寄与が大きいといわれているが，小腸は最も大きな臓器の一つであるとともに，脂肪酸 β 酸化が活発な組織であることが知られている[19, 20)]．また筆者らは，易肥満性の C57BL/6J マウスと肥満抵抗性の A/J マウスの小腸脂質代謝関連遺伝子の発現量や酵素活性，高脂肪食に対する応答性などについて比較検討した結果，A/J マウスでは C57BL/6J マウスに比べ，概して脂質代謝関連遺伝子の

発現量が多く,脂質に対する応答性も高いことを見出している[21]。したがって,DAG 摂取による小腸脂質代謝系の活性化は,エネルギーバランスや,脂質摂取時の代謝物の運命にも様々な影響を与える可能性が考えられる.

これまでに,種々の脂肪酸組成の TAG および DAG を用いて,β酸化を指標に小腸脂質代謝活性化能について検討したところ,構成脂肪酸の分子種により活性化の程度は異なるものの,基本的に DAG は小腸脂質代謝を活性化したことから(未発表),その特徴的構造が DAG の作用発現の鍵を握っていると推測される.また,DAG 摂取 10 日の時点においては,高 TAG 群,高 DAG 群間でインスリンやレプチンなど血中成分レベルに差は見られないこと[5],さらに小腸以外の組織では脂質代謝関連遺伝子発現に顕著な差が認められていないことから,DAG 摂取による小腸脂質代謝の活性化は,インスリンやレプチンに代表される液性因子の作用を介するものではなく,むしろ DAG または DAG 代謝物により直接的に影響を受けた結果である可能性が考えられる.そこで筆者らは,DAG による小腸脂質代謝活性化機構を明らかにするため,^{14}C-TAG および ^{14}C-DAG を用いて,脂質の小腸内代謝について比較・解析した[5].その結果,TAG は 1,2(2,3)-DAG を経て 2-MAG へと分解され,小腸上皮に吸収されていくのに対し,DAG は 1(3)-MAG を経てその多くが脂肪酸にまで分解され,吸収されると考えられた.そのため,TAG 投与時に比べ DAG 投与時には,小腸管腔の脂肪酸存在比率が有意に高まっていた.また,この時小腸粘膜における ^{14}C- ラベルされた脂質のパターンの分析を行い,DAG 投与群においては,1(3)-MAG,1,3-DAG,遊離脂肪酸の割合が有意に高いことが明らかになった(第 2 章参照).

DAG 摂取により小腸脂質代謝が活性化される分子機構はまだ未解明の部分が多いが,DAG 摂取により小腸粘膜中で増加する遊離脂肪酸が関与している可能性が考えられる.ACO,MCAD,L-FABP など多くの脂質代謝関連分子の遺伝子発現は,ペルオキシソーム増殖因子活性化受容体(PPAR)により発現調節されることが知られている[22].PPARαは小腸で多く発現しているとともに,脂肪酸がそのリガンドとして作用して活性化され,脂質代謝関連遺伝子の発現を誘導する.したがって,DAG 摂取により増加する遊離脂肪酸がシグナル分子として働き,PPAR を介して脂質代謝系を活性化した

可能性が考えられる．しかし，小腸脂質代謝活性化機構の詳細や，それにおけるPPARの関与，さらに，全身エネルギー代謝における小腸の寄与などについては，今後更なる検討が必要である．

　小腸粘膜における遊離脂肪酸の増加は，小腸管腔で生成する脂肪酸量を反映していると考えられるほか，DAGの小腸内代謝経路によっても説明されるかもしれない．小腸粘膜においては，遊離脂肪酸のほかに1,3-DAGの割合が高くなっている．1,3-DAGはジアシルグリセロールアシルトランスフェラーゼ(DGAT)に対する基質特異性が低く，TAGに再合成されにくいことが in vitro で報告されている[23]．また，その前駆体である1(3)-MAGもモノアシルグリセロールアシルトランスフェラーゼ(MGAT)の基質になりにくいことが報告されている[24,25]．筆者らは，このようなDAG摂取時に小腸粘膜で生成する特徴的な代謝産物とその量的相違，ならびにそれらの代謝に関与する酵素の基質特異性の違いにより，小腸粘膜において一過性に遊離脂肪酸の濃度が上昇するものと推測している．

2) 肝臓脂質代謝への影響

　DAGは肝臓の脂質代謝系を活性化することも報告されている．

　筆者ら[15]は，Zucker fattyラットにALA-TAGおよびALA-DAGを与えた時の肝臓β酸化活性を解析した結果，ALA-DAG群において有意に活性が亢進していること，またACO mRNAの発現が高値を示すことを報告した．さらにC57BL/6Jマウスにおいても，DAG食を1か月程度摂取することにより肝臓のβ酸化活性が亢進することを確認している(未発表)．先に述べたように，DAG摂取の初期においては，まず小腸の脂質代謝系の活性化が誘導され，さらにDAGを継続摂取することにより肝臓の脂質代謝も活性化されてくる．

　Murataら[13]は，SDラットに0～9.4％のDAGを含む餌を2～3週間与え，血中脂質動態，肝臓への脂肪蓄積，肝臓脂質代謝酵素活性，ならびに肝臓脂肪構成脂肪酸組成について詳細な解析を行った．DAGを摂取することにより，血清TAG濃度が低下するとともに，肝臓TAG含量も有意に低下した．この時，グルコース-6-リン酸デヒドロゲナーゼ(G6PD)，リンゴ酸酵

素(ME),脂肪酸合成酵素(FAS)のような脂肪酸合成系酵素の活性が有意に低下していた(図3.5).一方,ミトコンドリアならびにペルオキシソームにおけるパルミトイル-CoAの酸化活性は,DAG摂取群において25～40%程度有意に高まっていた(図3.5).また,脂肪酸β酸化に関連するアシル-CoAデヒドロゲナーゼ,ACO,エノイル-CoAヒドラターゼ,3-ヒドロキシアシル-CoAデヒドロゲナーゼの酵素活性も,DAGの用量依存的に上昇していた(図3.6).シス二重結合を有する不飽和脂肪酸の代謝に関係する酵素である2,4-ジエノイル-CoAレダクターゼやΔ^3, Δ^2-エノイル-CoAイソメラーゼも,DAGの用量依存的に増加した.ミトコンドリアのマーカー酵素であるコハク酸デヒドロゲナーゼ(succinate dehydrogenase),ペルオキシ

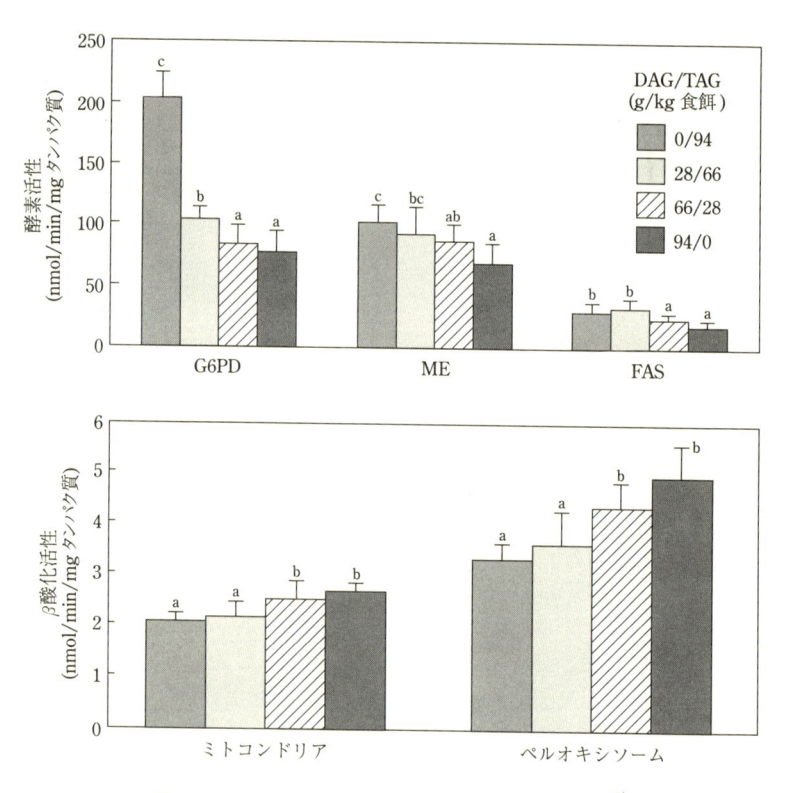

図3.5 DAGの肝臓脂質代謝への影響:SDラット[13]
異なるアルファベット間は有意差があることを示す.

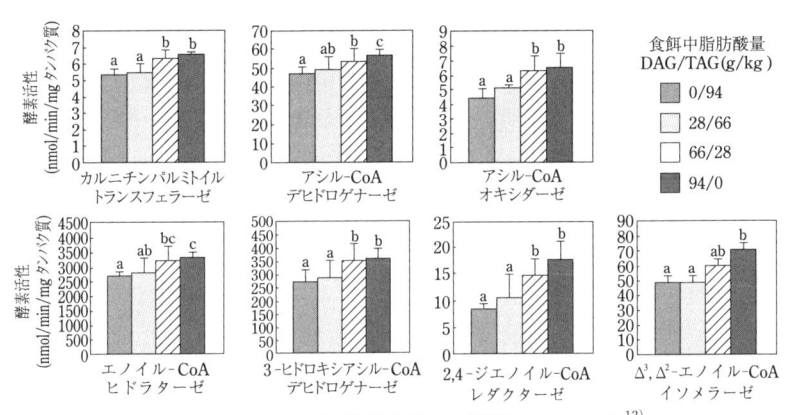

図 3.6 DAG の肝臓脂質代謝への影響：SD ラット[13]
異なるアルファベット間は有意差があることを示す．

ソームのマーカー酵素であるカタラーゼ(catalase)，ミクロソームの NADPH-シトクロム c レダクターゼ，細胞質のマーカー酵素である乳酸デヒドロゲナーゼ(lactate dehydrogenase)の酵素活性は，いずれも TAG 群と DAG 群の間に有意な差は認められなかった．これらマーカー酵素活性に変化がなかったことから，DAG は細胞オルガネラの増殖を伴わずに，β 酸化系の酵素を誘導するものと考えられた．

　さらに彼らは，ほぼ同一な脂肪酸組成の TAG と DAG を摂取したラットの肝臓脂肪の脂肪酸組成を分析し，両者に違いがあることを報告している．TAG を DAG に置き換えることにより，肝臓 TAG 中のオレイン酸の割合が低下するとともに，食餌由来のリノール酸の割合が増加した．肝臓リン脂質中のドコサペンタエン酸およびドコサヘキサエン酸の割合は，DAG を摂取することによりわずかではあるが有意に増加した．一方，リン脂質中の飽和脂肪酸やオレイン酸の割合は，DAG 摂取により低下していた．これらの現象は，肝臓における脂質代謝と密接に関連していると考えられる．彼らは，DAG 摂取により肝臓の脂肪酸合成系が低下した結果，脂質合成基質として相対的に食餌由来のリノール酸の利用が高まり，肝臓 TAG 中のリノール酸の増加につながったと考察している．また，ALA の利用が相対的に高まることにより，その代謝に関係する 2,4-ジエノイル-CoA レダクターゼや

Δ^3, Δ^2-エノイル-CoA イソメラーゼ活性も増加したと推測される．また，肝臓のミクロソームトリアシルグリセロール輸送タンパク質(MTP)mRNA の発現ならびにその酵素活性は，DAG を摂取することにより低下することも報告されている(10%TAG 群：1.82, 30%TAG 群：3.21, 30%DAG 群：2.78 pmol/min/mg タンパク質，30%TAG vs 30%DAG：$p<0.05$)[14]．

Meng ら[12]は，SD ラットにおける DAG の高脂肪食依存的な肝臓脂肪蓄積機構を解析し，DAG は肝臓の β 酸化系酵素であるアシル-CoA カルニチンアシルトランスフェラーゼ(ACAT)の活性を増加させるとともに(7%TAG 群：1.01, 20%TAG 群：1.21, 20%DAG 群：1.69 nmol/min/mg タンパク質，20%TAG vs 20%DAG：$p<0.05$)，TAG 合成系分子である DGAT 活性を低下させることを報告している(7%TAG 群：7.01, 20%TAG 群：33.6, 20%DAG 群：6.4 nmol/min/mg タンパク質，20%TAG vs 20%DAG：$p<0.05$)．

以上のような DAG 摂取に伴う肝臓 β 酸化系の活性化や脂肪酸合成系酵素，MTP 活性の低下は，肝臓 TAG 蓄積ならびに血中 TAG 量の低下に寄与していると考えられる．

まとめ

DAG を継続的に摂取することにより，比較的早期に小腸脂質代謝系が活性化され，さらにそれに続いて中期的には，肝臓の β 酸化系が活性化される．また，ヒトやラットにおける呼気分析実験において[8-10]，DAG 摂取時には呼吸商が低下することから，DAG はそれ自身が代謝されやすい油脂であることが示唆されている．したがって，摂取時の DAG 自身の代謝のされやすさと共に，継続摂取による小腸や肝臓の脂質分解系の活性化が相まって，個体レベルでは中長期的には，体脂肪の蓄積が低減する方向に向かっているものと推測される．また，DAG 摂取による脂質代謝系の活性化がその効果発現に寄与していることを考えると，DAG はエネルギー摂取過多にならないよう，通常の TAG と置き換え，かつ継続的に一定量摂取することが有効ではないかと考えられる．

参考文献

1) Murata M, Hara K, Ide T. Alteration by diacylglycerols of the transport and fatty acid composition of lymph chylomicrons in rats. *Biosci Biotech Biochem* 1994 ; **58** : 1416-1419.
2) Hara K, Onizawa K, Honda H, *et al*. Dietary diacylglycerol-dependent reduction in serum triacylglycerol concentration in rats. *Ann Nutr Metab* 1993 ; **37** : 185-191.
3) Taguchi H, Watanabe H, Onizawa K, *et al*. Double-blind controlled study on the effects of dietary diacylglycerol on postprandial serum and chylomicron triacylglycerol responses in healthy humans. *J Am Coll Nutr* 2000 ; **19** : 789-796.
4) Murase T, Mizuno T, Omachi T, *et al*. Dietary diacylglycerol suppresses high fat and high sucrose diet-induced body fat accumulation in C57BL/6J mice. *J Lipid Res* 2001 ; **42** : 372-378.
5) Murase T, Aoki M, Wakisaka T, Hase, T, Tokimitsu I. Anti-obesity effect of dietary diacylglycerol in C57BL/6J mice: dietary diacylglycerol stimulates intestinal lipid metabolism. *J Lipid Res* 2002 ; **43** : 1312-1319.
6) Nagao T, Watanabe H, Goto N, *et al*. Dietary diacylglycerol suppresses accumulation of body fat compared to triacylglycerol in men in double-blind controlled trial. *J Nutr* 2000 ; **130** : 792-797.
7) Maki KC, Davidson, MH, Tsushima, R, *et al*. Consumption of diacylglycerol oil as part of a reduced-energy diet enhances loss of body weight and fat in comparison with consumption of a triacylglycerol control oil. *Am J Clin Nutr* 2002 ; **76** : 1230-1236.
8) Kamphuis MM, Mela, DJ, Westerterp-Plantenga MS. Diacylglycerols affect substrate oxidation and appetite in humans. *Am J Clin Nutr* 2003 ; **77** : 1133-1139.
9) 渡邊浩幸, 鬼沢孝司, 田口浩之, 他. ラットにおけるジアシルグリセリンの栄養学的特長. 日本油化学会誌 1997 ; **46** : 301-308.
10) Kimura S, Tsuchiya H, Meguro S, *et al*. Effects of dietary diacylglycerol on the energy metabolism. *Int J Vitam Nutr Res* 2006 ; **76** : 75-79.
11) Kondo H, Hase T, Murase T, Tokimitsu I. Digestion and assimilation features of dietary DAG in the rat small intestine. *Lipids* 2003 ; **38** : 25-30.
12) Meng X, Zou D, Shi Z, Duan Z, Mao Z. Dietary diacylglycerol prevents high-fat diet-induced lipid accumulation in rat liver and abdominal adipose tissue. *Lipids* 2004 ; **39** : 37-41.
13) Murata M, Ide T, Hara K. Reciprocal responses to dietary diacylglycerol of hepatic enzymes of fatty acid synthesis and oxidation in the rat. *Br J*

Nutr 1997 ; **77** : 107-121.
14) Taguchi H, Omachi T, Nagao T, et al. Dietary diacylglycerol suppresses high fat diet-induced hepatic fat accumulation and microsomal triacylglycerol transfer protein activity in rats. *J Nutr Biochem* 2002 ; **13** : 678-683.
15) Murase T, Aoki M, Tokimitsu I. Supplementation with alpha-linolenic acid-rich diacylglycerol suppresses fatty liver formation accompanied by an up-regulation of beta-oxidation in Zucker fatty rats. *Biochim Biophys Acta* 2005 ; **1733** : 224-231.
16) Sugimoto T, Fukuda H, Kimura T, Iritani N. Dietary diacylglycerol-rich oil stimulation of glucose intolerance in genetically obese rats. *J Nutr Sci Vitaminol* 2003 ; **49** : 139-144.
17) Yanagisawa Y, Kawabata T, Tanaka O, et al. Improvement in blood lipid levels by dietary *sn*-1,3-diacylglycerol in young women with variants of lipid transporters 54T-FABP2 and -493g-MTP. *Biochem Biophys Res Commun* 2003 ; **302** : 743-750.
18) Murase T, Nagasawa A, Suzuki J, et al. Dietary α-linolenic acid-rich diacylglycerols reduce body weight gain accompanying the stimulation of intestinal beta-oxidation and related gene expressions in C57BL/KsJ-*db/db* mice. *J Nutr* 2002 ; **132** : 3018-3022.
19) Kelly DP, Gordon JI, Alpers R, Strauss AW. The tissue-specific expression and developmental regulation of two nuclear genes encoding rat mitochondrial proteins. *J Biol Chem* 1989 ; **264** : 18921-18925.
20) Schoonjans K, Staels B, Auwerx J. Role of the peroxisome proliferator-activated receptor (PPAR) in mediating the effects of fibrates and fatty acids on gene expression. *J Lipid Res* 1996 ; **37** : 907-925.
21) Kondo H, Minegishi Y, Komine Y, et al. Differential regulation of intestinal lipid metabolism-related genes in obesity-resistant A/J versus obesity-prone C57BL/6J mice. *Am J Physiol Endocrinol Metab* (in press)
22) Li AC, Glass CK. Related PPAR- and LXR-dependent pathways controlling lipid metabolism and the development of atherosclerosis. *J Lipid Res* 2004 ; **45** : 2161-2173.
23) Lehner R, Kuksis A. Triacylglycerol synthesis by *sn*-1,2(2,3)-diacylglycerol transacylase from rat intestinal microsomes. *J Biol Chem* 1993 ; **268** : 8781-8786.
24) Cao J, Lockwood J, Burn P, Shi Y. Cloning and functional characterization of a mouse intestinal acyl-coenzyme A: monoacylglycerol acyltransferase, MGAT2. *J Biol Chem* 2003 ; **278** : 13860-13866.

25) Cheng D, Nelson TC, Chen J, et al. Identification of acyl-coenzyme A : monoacylglycerol acyltransferase 3, an intestinal specific enzyme implicated in dietary fat absorption. *J Biol Chem* 2003 ; **278** : 13611-13614.

（村瀬孝利）

1.2 エネルギー代謝への関与
はじめに

ジアシルグリセロール(DAG)は同じ脂肪酸組成を有するトリアシルグリセロール(TAG：トリグリセリドともいう)に比べ，食後の血中 TAG の上昇を軽減し[1,2]，さらに，長期摂取により体脂肪蓄積を抑える働き[3-6]があることがヒトや動物の試験で明らかになっている．こうした DAG の摂取による脂質代謝の変化は，DAG と TAG の構造[4,7]の違いによる直接または間接的な影響として表れていると考えられる．この項では，DAG 摂取の小腸や肝臓の脂質代謝に対する影響，さらに全身のエネルギー代謝への影響について考察する．

1.2.1 小腸の脂質代謝に対するジアシルグリセロールの効果

第2章に述べられているように，DAG の主成分である 1,3-DAG の代謝経路は TAG とは異なっており，この代謝経路の相違が腸の機能，特に脂質代謝システムに影響を与えていると考えられる．

Murase らは DAG の摂取が小腸の脂質代謝に及ぼす影響を解析した結果，DAG が小腸内での脂質代謝を活性化することを見出した[4]．彼らは，高脂肪食による肥満誘導の初期に焦点をしぼり，DAG および TAG の摂取による生化学的な変化を検討した．

食餌誘導性肥満モデルとして知られる C57BL/6J マウスに低 TAG 食(5%TAG)，高 TAG 食(30%TAG)，高 DAG 食(15%TAG＋15%DAG)を与え，体脂肪蓄積に差が認められる前の 10 日目の時点で小腸と肝臓における脂肪酸の β 酸化活性を測定した．その結果，試験食投与開始後 10 日目の時点で，小腸での β 酸化活性は大幅に上昇した．一方，この時点では，肝臓には顕著な変化は認められなかった(第3章 1.1 図 3.3 参照)．さらに，ノザンブロ

ットにより小腸内の脂質代謝に関連する分子の遺伝子発現を解析した結果，高DAG食群において，脂肪酸のβ酸化に関わるアシル-CoAオキシダーゼ(ACO)および中鎖アシル-CoAデヒドロゲナーゼ(MCAD)のmRNA発現が顕著に増加していた(第3章1.1図3.4参照)．さらに，脱共役タンパク質-2(UCP-2)，脂肪酸トランスロカーゼ(FAT)，および脂肪酸結合タンパク質(L-FABP)のmRNAが顕著に増加し，これら脂質代謝関連分子の遺伝子発現増加によって小腸のβ酸化活性が誘導されたことがうかがえる．このDAGによる小腸の脂質代謝活性化は，主要構成脂肪酸がα-リノレン酸(ALA)であるDAGまたはTAG(ALA-DAGおよびALA-TAG)を投与したC57BL/KsJ-*db/db*マウスにおいても確認されている[8]．マウスにALA-DAGを1か月間与えた場合，小腸のβ酸化活性および関連遺伝子(ACO, MCAD, UCP-2)のmRNAレベルは，ALA-TAGを与えたマウスよりも明らかに高くなっていた．

　以上の知見より，DAGの摂取が小腸の脂質代謝を比較的早い段階で活性化させることが明らかになった．一般的に，筋肉と肝臓はエネルギー消費に比較的大きく関わっているとされている[9,10]が，小腸は最も大きな臓器の一つであると共に，脂肪酸のβ酸化活性を有することも知られている．したがって，小腸は，エネルギー消費，特に食後のエネルギー消費にある程度関与している可能性があり，DAGによる小腸の脂質代謝の活性化はエネルギーバランスおよび摂取した脂質の代謝に様々な影響を及ぼしうると考えられる．

　MuraseらはDAGによる小腸の脂質代謝活性化のメカニズムを解明するため，^{14}C-TAGおよび^{14}C-DAGを用い，小腸における代謝物の組成を比較した[4]．その結果，小腸内腔に存在する脂肪酸の割合は，TAGを投与した場合よりもDAGを投与した場合の方が有意に高いことが明らかになった(図3.7A)．さらに，この試験では，小腸粘膜細胞中の^{14}C-標識脂質の組成についても解析された．その結果，1(3)-MAG，1,3-DAGおよび遊離脂肪酸の割合がDAG投与群において有意に高いことが示された(図3.7B)．

　DAG摂取後の小腸粘膜細胞における遊離脂肪酸量の増加は，DAGによる小腸の脂質代謝活性化のメカニズムに関与すると考えられる．ACO，

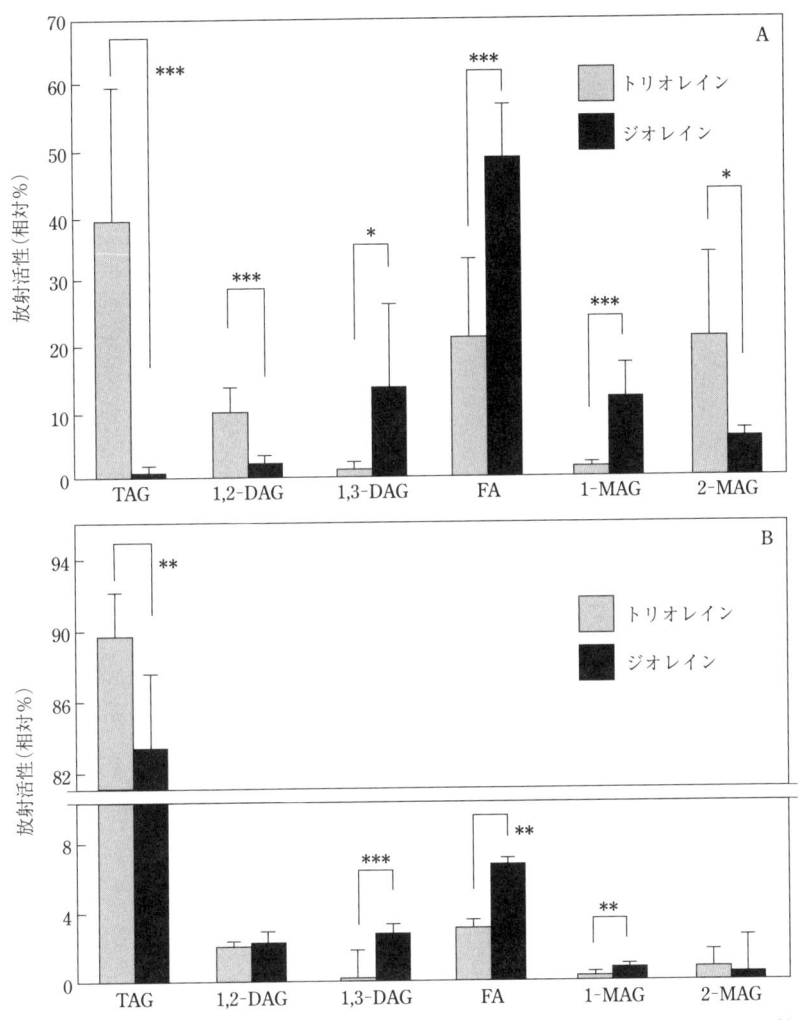

図 3.7 (A) 腸管腔における 1,3-[カルボキシル-^{14}C]ジオレインまたは[カルボキシル-^{14}C]トリオレイン消化産物の分析[4]
(B) 腸粘膜における^{14}C-標識脂質の分析[4]
* $p<0.05$, ** $p<0.01$, *** $p<0.001$.

MCAD, および L-FABP などの脂質代謝に関わる多くの分子の遺伝子発現は, ペルオキシソーム増殖因子活性化受容体(PPAR)によって制御されている[10]. PPARα は小腸で高度に発現し, 脂肪酸はリガンドとして作用して

PPARαを活性化し，脂質代謝関連遺伝子の発現を誘発する．DAGの摂取によって増加した脂肪酸はシグナル分子として作用し，PPARを介して脂質代謝を活性させる可能性がある．しかし，小腸における脂質代謝活性化の詳細なメカニズム，その中でのPPARの働き，全身のエネルギー代謝への小腸の関与を解明するにはさらに研究が必要である．

1.2.2 肝臓の脂質代謝に対するジアシルグリセロールの効果

DAGによる肝臓の脂質代謝活性化についても報告されている．Murataらは，DAGを0〜9.4%含む食餌を2〜3週間摂取させたラットの肝脂肪の蓄積，肝臓の脂質代謝酵素活性などについて解析した[11]．DAGの摂取は，血清TAG濃度や肝臓TAG量を低下させた．同時に，グルコース-6-リン酸デヒドロゲナーゼ(G6PD)，リンゴ酸酵素(ME)，および脂肪酸合成酵素(FAS)のような脂肪酸合成関連酵素の活性を有意に低下させた．

これに対して，ミトコンドリアおよびペルオキシソーム中のパルミトイル-CoAの酸化作用は，DAG摂取群で対照群に対して約25〜40%の有意な上昇を示した．アシル-CoAデヒドロゲナーゼ，ACO，エノイル-CoAヒドラターゼ，および3-ヒドロキシアシル-CoAデヒドロゲナーゼなど，脂肪酸のβ酸化に関わる酵素の活性も，DAG投与量の増加に応じて上昇した(第3章1.1図3.6参照)．

シス型二重結合を含む不飽和脂肪酸の代謝に関わる酵素，すなわち，2,4-ジエノイル-CoAレダクターゼおよびΔ^3，Δ^2-エノイル-CoAイソメラーゼの活性も，DAG投与量の増加にともない上昇した．ミトコンドリアのマーカー酵素であるコハク酸デヒドロゲナーゼ，ペルオキシソームのマーカー酵素であるカタラーゼ，ミクロソームのNADPH-シトクロム c レダクターゼ，および細胞質のマーカー酵素である乳酸デヒドロゲナーゼの酵素活性は，DAG，TAG群の間で有意な差を示さなかった．マーカー酵素活性に変化がなかったことから，DAGは細胞内小器官を増殖させることなくβ酸化関連酵素を誘導したことが示唆された．

MengらはSD系ラットにDAGを含む高脂肪食を2か月間継続投与するとTAGを含む高脂肪食と比べ，体脂肪，肝臓TAGの蓄積が抑制されると

共に，肝臓のアシル-CoA カルニチンアシルトランスフェラーゼ(ACAT)活性が 140% に促進され，アシル-CoA ジアシルグリセロールアシルトランスフェラーゼ(DGAT)活性が 83% に低下することを示した[12]．これらの結果から，DAG の作用は，β 酸化の活性化と TAG の合成抑制により脂質の代謝に関与していると報告している．

渡邊らは，DAG の投与によって門脈循環への遊離脂肪酸放出量が増加したため，肝臓における β 酸化が加速したものと推定した[13]．また，高脂肪食摂取による肝臓のミクロソームトリアシルグリセロール輸送タンパク質(MTP)の mRNA 発現および活性は DAG 摂取によって抑制されることも報告されている[14]．

DAG の摂取による肝臓の β 酸化システムの活性化ならびに脂肪酸合成酵素活性の低下は，体脂肪蓄積抑制および肝臓脂肪の減少につながる．DAG の摂取による MTP 活性の低下は，肝臓における VLDL 合成の調整を通じた血清 TAG レベルの低下に関与しうるものと考えられよう．

1.2.3　エネルギー消費に対するジアシルグリセロールの効果

単位重量脂肪当たりのエネルギー量およびバイオアベイラビリティー(生物学的利用能)は，DAG および TAG 間で差がなく[15]，これまで報告されている試験において食餌摂取量に対照群との間で顕著な差がなかった[3, 4]ことから，動物とヒトによる試験で観察された脂肪蓄積の差異は，DAG および TAG 摂取後のエネルギー消費の差異に起因すると考えるのが妥当である．エネルギー代謝関連分子の mRNA の増加，ならびに β 酸化に関わる酵素活性の上昇は，肥満抑制につながるエネルギー消費促進と関係すると考えられる．

α-リノレン酸(ALA)を多く含む DAG は，脂質代謝において強力な賦活作用を有している可能性がある[8]．Watanabe らは，ALA-DAG 摂取が摂食脂肪の酸化に及ぼす作用について検討した[16]．ALA-DAG を 3 週間投与した SD ラットを 6 時間絶食後，$[1\text{-}^{13}C]$ トリパルミチンを含む脂質を投与した．投与後，ラットから排出された呼気を 2 時間おきに 6 時間にわたって採集した．対照試験として，TAG を 3 週間投与したラットを用い同様の実験

を行った．ALA-DAG を投与したラットから排出された炭酸ガスの ^{13}C 含量は，[1-^{13}C] トリパルミチン投与後 4 時間までは，TAG を投与したラットからのそれよりも有意に多かった($p<0.05$)．この結果は，DAG 長期摂取は，TAG の場合に比べ，ラットの食餌性脂肪の酸化を促進することを示唆している．この試験では，両試験油の脂肪酸組成を合わせていないので上記の結果が脂質の構造の違いによるのか，脂肪酸の違いによるのかがわからないが，おそらく両者の組み合わせで効果が発揮されているのではないかと推測されている[16]．

これに対して，DAG は，1 回の投与後で代謝されやすいとする報告がある．渡邊ら[13]は，6 週齢のラットに 10％の TAG を含む食餌を 7 週間与えた後，呼気代謝ケージに入れ，18 時間絶食後，体重 100g につき 0.73mL のジオレインまたはトリオレインを含む 10％脂質乳化物を経口投与し，小動物呼気代謝測定装置を使用して排出された呼気酸素量を測定した．脂質乳化物投与前の酸素消費量の平均値と，乳化物投与後 5 分間隔で測定した酸素消費量との差を酸素消費量の上昇として計算した．酸素消費量は，いずれの乳化物も投与後 20 分まで増加を続け，その後，ジオレイン群の酸素消費量はトリオレイン群よりさらに増加した(図 3.8)．これらの酸素消費量増加に脂肪

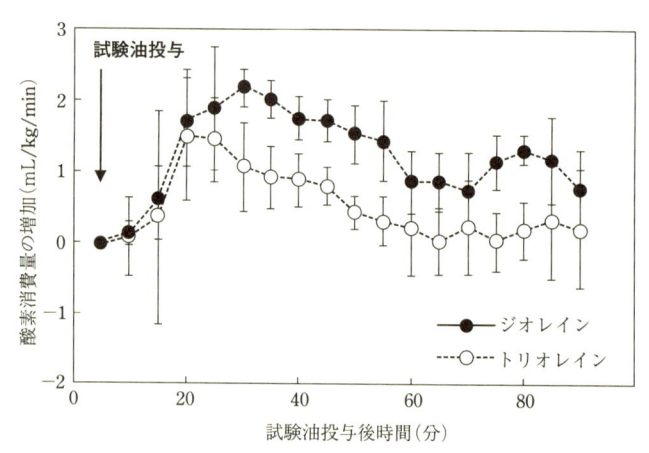

図 3.8 ラットの脂質投与後における酸素消費量変化[13]
データは平均値 ± SD ($n=5$)

と炭水化物いずれが関与しているかは不明であるが，これらの効果は，少なくとも部分的には，DAGの肥満抑制作用を説明するものと考えられる．

筆者ら[17]は，ラットにDAGまたはTAGで調製した乳化物を投与し，酸素消費量だけでなく呼吸商(RQ)を測定することにより，両者のエネルギー代謝の差異について検討した．すなわち，胃にカニューレを挿入し，24時

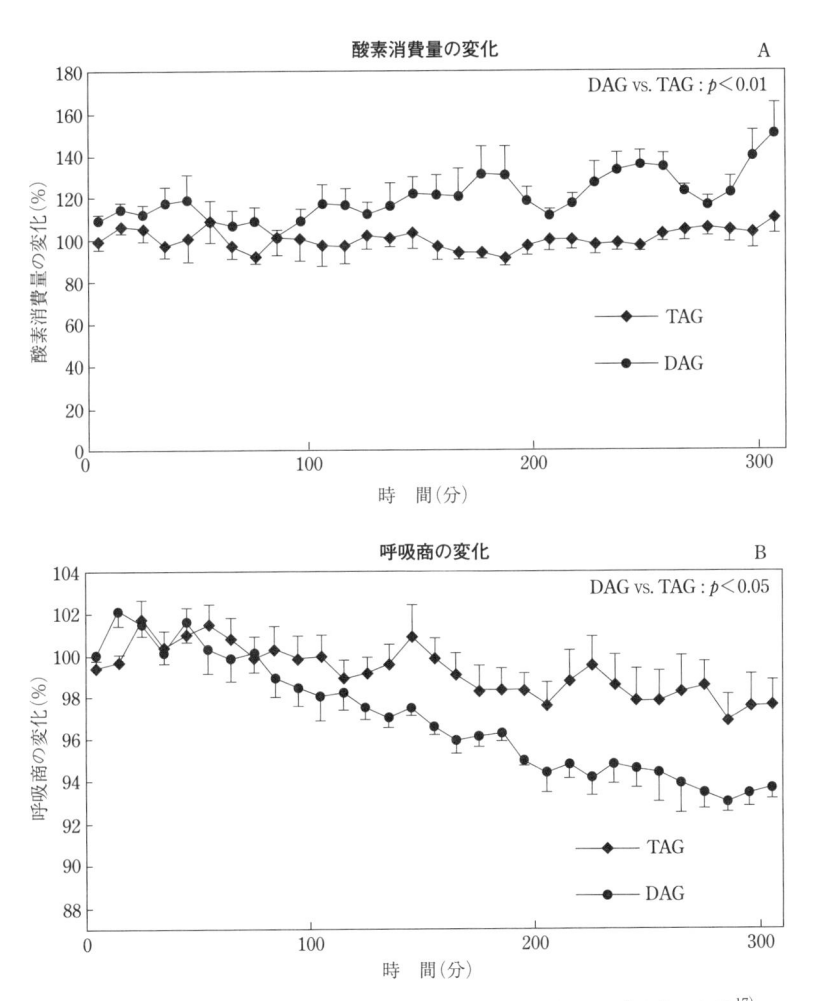

図3.9 ラットへのDAG，TAG投与後のエネルギー消費量，呼吸商の変化[17]
A：酸素消費量の変化，B：呼吸商の変化．

間絶食させた体重250～280gの雄のウィスター系ラット(各群6匹)の胃にグルコース液(3g/kg体重)を注入後,一旦上昇したRQ値が0.8近くに低下した時点で,DAGまたはTAGのいずれかで調製した脂肪乳化物をカニューレで胃に注入した(10g試験油/kg体重).DAG群の酸素消費量は脂肪負荷後徐々に上昇し,3時間後にはTAG群よりも有意に高値に達した.TAG群ではこのような上昇はみられなかった(図3.9A).一方,脂肪負荷後,RQ値は両群で徐々に低下した.しかし,DAG群におけるRQ値の低下はTAG群に比べてより顕著であった(図3.9B).言うまでもなく,脂肪のRQは炭水化物のそれよりも低く,RQが低下するということは代謝のエネルギー源が,より脂肪に依存するようになったことを示すものであり,このことは,DAGはTAGと比べ摂取後の脂肪燃焼によるエネルギー消費を増大させていることを示している.これらの結果は,DAG油が体脂肪になりにくいとしたこれまでの報告と一致し,DAG油の抗肥満作用メカニズムの一部を説明しうると考えられた.今後は,DAGの継続摂取によりβ酸化が亢進しているときのエネルギー代謝の変化を検証することが必要であろう.

1.2.4 要約と結論

DAGの継続摂取は,比較的早い段階で小腸の脂質代謝(β酸化)を活性化させ,その後,肝臓のβ酸化システムを活性化させると同時に脂質合成機能を低下させる.本項では動物を用いた研究のみを紹介したが,Kamphuisら[18]は,ヒトの呼気分析より,DAG摂取後の方がTAG摂取後よりもRQ値が顕著に低下し,脂質酸化が上昇していることを報告した.これはDAG摂取後の肝臓でのβ酸化が亢進しているためであると推測されている.また,Saitoら[19]もヒトの呼気分析試験でDAGの単回摂取が食後の脂質燃焼を有意に促進させると共に,エネルギー消費を上昇させる傾向があることを報告している.DAGの継続摂取による脂質代謝の活性化と,DAGそのものの代謝されやすさは,継続摂取による体脂肪蓄積抑制につながると考えられる.

参考文献

1) Murata M, Hara K, Ide T. Alteration by diacylglycerols of the transport and fatty acid composition of lymph chylomicrons in rats. *Biosci Biotech Biochem* 1994 ; **58** : 1416-1419.
2) Taguchi H, Watanabe H, Onizawa K, et al. Double-blind controlled study on the effects of dietary diacylglycerol on postprandial serum and chylomicron triacylglycerol responses in healthy humans. *J Am Coll Nutr* 2000 ; **19** : 789-796.
3) Murase T, Mizuno T, Omachi T, et al. Dietary diacylglycerol suppresses high fat and high sucrose diet-induced body fat accumulation in C57BL/6J mice. *J Lipid Res* 2001 ; **42** : 372-378.
4) Murase T, Aoki M, Wakisaka T, Hase T, Tokimitsu I. Anti-obesity effect of dietary diacylglycerol in C57BL/6J mice: dietary diacylglycerol stimulates intestinal lipid metabolism. *J Lipid Res* 2002 ; **43** : 1312-1319.
5) Nagao T, Watanabe H, Goto N, et al. Dietary diacylglycerol suppresses accumulation of body fat compared to triacylglycerol in men in double-blind controlled trial. *J Nutr* 2000 ; **130** : 792-797.
6) Maki KC, Davidson MH, Tsushima R, et al. Consumption of diacylglycerol oil as part of a reduced-energy diet enhances loss of body weight and fat in comparison with consumption of a triacylglycerol control oil. *Am J Clin Nutr* 2002 ; **76** : 1230-1236.
7) Kondo H, Hase T, Murase T, Tokimitsu I. Digestion and assimilation features of dietary DAG in the rat small intestine. *Lipids* 2003 ; **38** : 25-30.
8) Murase T, Nagasawa A, Suzuki J, et al. Dietary α-linolenic acid-rich diacylglycerols reduce body weight gain accompanying the stimulation of intestinal beta-oxidation and related gene expressions in C57BL/KsJ-*db/db* mice. *J Nutr* 2002 ; **132** : 3018-3022.
9) Kelly DP, Gordon JI, Alpers R, Strauss AW. The tissue-specific expression and developmental regulation of two nuclear genes encoding rat mitochondrial proteins. *J Biol Chem* 1989 ; **264** : 18921-18925.
10) Schoonjans K, Staels B, Auwerx J. Role of the peroxisome proliferator-activated receptor (PPAR) in mediating the effects of fibrates and fatty acids on gene expression. *J Lipid Res* 1996 ; **37** : 907-925.
11) Murata M, Ide T, Hara K. Reciprocal responses to dietary diacylglycerol of hepatic enzymes of fatty acid synthesis and oxidation in the rat. *Br J Nutr* 1997 ; **77** : 107-121.
12) Meng X, Zou D, Shi, Z, Duan Z, Mao Z. Dietary Diacyllgycerol Prevents High-Fat Diet-induced Lipid Accumulation in Rat Liver and Abdominal

Adipose Tissue. *Lipids* 2004 ; **39** : 37-41.
13) 渡邊弘幸, 鬼沢孝司, 田口浩之, 他. ラットにおけるジアシルグリセリンの栄養学的特長. 日本油化学会誌 1997 ; **46** : 301-308.
14) Taguchi H, Omachi T, Nagao T, *et al*. Dietary diacylglycerol suppresses high fat diet-induced hepatic fat accumulation and microsomal triacylglycerol transfer protein activity in rats. *J Nutr Biochem* 2002 ; **13** : 678-683.
15) Taguchi H, Nagao T, Watanabe H, *et al*. Energy Value and Digestibility of Dietary Oil Containing Mainly 1,3-diacylglycerol are Similar to Those of Triacylglycerol. *Lipids* 2001 ; **36** : 379-382.
16) Watanabe H, Yamaguti T, Onizawa K, *et al*. Effects of α-Linolenic Acid-rich Diacylglycerol on the Oxidation of Dietary Fats in Rats. *J Oleo Sci* 2001 ; **50** : 839-842.
17) Kimura S, Tsuchiya H, Inage H, *et al*. Effects of dietary diacylglycerol on the energy metabolism. *Int J Vit Nutr Res* 2006 ; **76** : 75-79.
18) Kamphuis MM, Mela DJ, Westerterp-Plantenga MS. Diacylglycerols affect substrate oxidation and appetite in humans. *Am J Clin Nutr* 2003 ; **77** : 1133-1139.
19) Saito S, Tomonobu K, Hase T, Tokimitsu I. Effects of diacylglycerol on postprandial energy expenditure and respiratory quotient in healthy subjects. *Nutrition* 2006 ; **22** : 30-35.

〔木村修一〕

2. ヒト試験によるエビデンス

2.1 ランダム化比較試験によるジアシルグリセロールの体脂肪低減効果の検証

はじめに

肥満は世界各国で増加を続けている[1,2]. 日本では, 2003年国民栄養調査によると, 30～60歳代男性, 60歳代女性の3割以上が BMI 25 kg/m^2 以上の肥満(日本肥満学会基準)とされている. この数字は20年前と比べると劇的な増加といえる. 肥満先進国と言われる米国では, 成人の65％が BMI 25kg/m^2 以上の過体重であり, 31％が肥満(BMI ≧ 30kg/m^2)(いずれも北米肥満学会基準)の状態にある. 過体重および肥満, 特に腹部または内臓肥満は,

糖尿病，高血圧，高脂血症などさまざまな疾病のリスク因子として知られている[3]．摂取エネルギーを制限し，運動量を増やすことが，体脂肪を減らすための第一歩となるが，主要栄養素の組み合わせや摂取する脂肪の種類によってもエネルギー代謝や体重の調節に影響を与えることが知られている．

ジアシルグリセロール(DAG)は同様の脂肪酸組成を有するトリアシルグリセロール(TAG)と比べ，肥満の予防や管理に寄与する代謝特性を持つと考えられている．すなわち，DAGには動物やヒトの体重増加および体脂肪の蓄積を防ぎ[4-6]，さらに，食事エネルギーの制限と併行してDAGを利用すると，体重と体脂肪の減少を促進する[7]ことが報告されている．

この項では，DAG摂取による体脂肪低減効果を同様の脂肪酸組成を持つTAGとの比較において検証したランダム化比較試験の3報[5-7]につき，そのデータを紹介する．

2.1.1 ジアシルグリセロールの体脂肪低減効果の検証
1) 日本人男性を対象とした16週間摂取試験

Nagaoら[5]は，DAGの長期摂取によるヒト体脂肪蓄積への効果を検証するために，太り気味(BMI 24kg/m²)だが糖尿病や高脂血症の既往歴のない健康な27歳から49歳までの男性38人を対象に，DAG油，またはTAG油を摂取させるランダム化平行試験をダブルブラインド下で行った．被験者を2群に分ける前の4週間の導入期間中に，被験者は1日合計50gの脂肪の摂取を指示された．この導入期間を経て身体パラメーターの初期値を測定した後，被験者をDAGを含む食品を摂取する者($n=19$)とTAGを摂取する者($n=19$)に割り付け，それぞれ16週間試験食を摂取させた．割付はBMIと肝臓脂肪の値が両群で偏らないようにしたほかは，無作為に行った．

試験食にはDAG油またはTAG油をそれぞれ5gずつ配合したパン，マヨネーズ，ショートブレッドを用いた．被験者は16週間，毎日朝食時に二つの試験食を選び，DAG油またはTAG油を1日合計10g摂取した．また，朝食時に自分で選んだ他の食品から5gの脂肪を摂取し，昼食と夕食は自ら選んだ食事により，昼食では15g，夕食では20gの脂肪を摂取するよう指示された．被験者は導入期間および試験期間中最後の4週間，毎日摂取した食

事を記録した．この記録により1日に摂取したエネルギーは1,899kcal，脂肪43g，脂肪エネルギー比21%で，DAG群とTAG群との間に有意な差異は見られなかった．10gという試験油の量は，日本人が1日に消費する平均食用油の量にほぼ一致する．

16週間の試験後の体重，BMI，および身体計測値や体脂肪量(CT画像による，図3.10参照)の変化を表3.1に示した．体重，BMI，ウエスト，腹部の総脂肪面積の減少は統計的に両群ともに有意であったが，DAG群の方がTAG群に比べ初期値からの減少がより顕著であった．さらに，内臓脂肪面積(V)，皮下脂肪面積(S)および内臓脂肪面積／皮下脂肪面積比(V/S比)の減少は，いずれもDAG群では顕著であったが，TAG群ではそうではなかった．

この試験で，被験者はBMIと肝臓脂肪の値(CT画像の肝臓部分と脾臓部分の濃度比で比較され，値が大きいほど肝臓脂肪量が少ない)が両群で偏らないようにしたほかは，DAGまたはTAG群に無作為に割り当てられた．その結果，両群の腹部総脂肪面積および内臓脂肪面積の初期値に統計的有意差があった．これまでの研究で，内臓脂肪面積の初期値が大きい被験者は，体重減少にともなう内臓脂肪の減少量が大きいとされているため，初期値の差は重要である[8]．そこで，彼らは体脂肪に対するDAGの効果を明確にするた

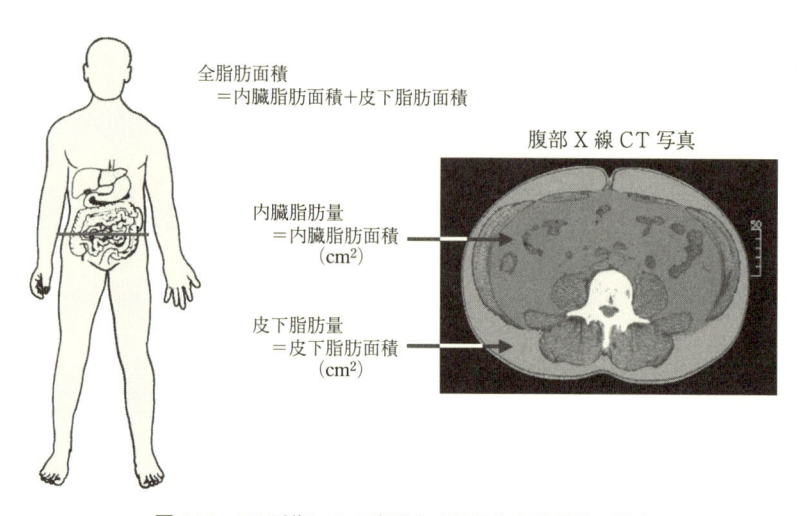

図3.10 CT画像による腹部皮下脂肪と内臓脂肪の測定

表3.1 DAG油またはTAG油を含むパン，マヨネーズ，ショートブレッドを16週間摂取した男性の身体計測値および身体組成の変化[5]

		DAG油 ($n=19$)	TAG油 ($n=19$)
		平均 ± SEM	
体重(kg)	初期値[a]	72.1 ± 1.8	68.1 ± 1.3
	変化[a]	−2.6 ± 0.3[c, e]	−1.1 ± 0.4[d]
BMI (kg/m^2)	初期値	24.1 ± 0.4	23.5 ± 0.3
	変化	−0.9 ± 0.1[c, e]	−0.4 ± 0.1[d]
ウエスト周囲長(W) (cm)	初期値	85.0 ± 1.4	82.0 ± 1.0
	変化	−4.4 ± 0.6[b, e]	−2.5 ± 0.6[e]
ヒップ周囲長(H) (cm)	初期値	97.1 ± 0.9	96.1 ± 0.7
	変化	−1.1 ± 0.5	−0.7 ± 0.5
W/H 比	初期値	0.87 ± 0.01	0.85 ± 0.01
	変化	−0.04 ± 0.01[e]	−0.02 ± 0.01[e]
体脂肪(g/100g)	初期値	21.6 ± 1.2	20.3 ± 1.0
	変化	−1.1 ± 0.3[e]	−1.5 ± 0.7[d]
総脂肪面積(cm^2)	初期値	227 ± 16[b]	182 ± 15
	変化	−38 ± 3[b, e, f]	−17 ± 8[d]
内臓脂肪面積(cm^2)	初期値	79 ± 7[b]	56 ± 6
	変化	−16 ± 2[c, e, f]	−5 ± 3
皮下脂肪面積(cm^2)	初期値	148 ± 11	126 ± 10
	変化	−22 ± 3[c, e]	−8 ± 4
V/S 比	初期値	0.55 ± 0.04	0.46 ± 0.04
	変化	−0.05 ± 0.02[d]	−0.00 ± 0.02
L-HU/S-HU[g]	初期値	1.24 ± 0.04	1.23 ± 0.03
	変化	0.06 ± 0.03[d]	−0.01 ± 0.02

a 初期値＝0週の値；変化＝16週目の数値−初期値．
b $p<0.05$, c $p<0.01$ TAG群との有意差(t検定)が認められる．
d $p<0.05$, e $p<0.01$ 初期値との有意差(t検定)が認められる．
f $p<0.05$ 共分散分析により，TAG群との有意差が認められる．
g L-HU/S-HU＝コンピュータ断層撮影によるハウンズフィールドユニット(画像濃度)の肝臓/脾臓の比．

め，共分散分析を行った．この分析では初期値を共変量として用い，初期値からの変化を評価した．これにより，明らかにDAG群の方がTAG群よりも腹部総脂肪面積および内臓脂肪面積がより多く減少したことが確認された．肝臓脂肪量はCT画像濃度の肝/脾CT比の若干の増加で示されているとおり，DAG摂取期間中に有意に減少した．一方，TAG群ではそのような

有意な変化は見られなかった.

これらの結果によって, DAG 油は TAG 油と比較して, 肥満気味の健常男性被験者の体重や内臓脂肪および肝臓脂肪などの脂肪蓄積を抑制する作用があることがわかった. この論文では, DAG と TAG で体脂肪分布の変化に違いがあることが臨床的に観察されており, これには小腸における DAG, TAG の代謝プロセスの違い[9,10]が影響している可能性が考えられる.

内臓脂肪が増えると食後の血清 TAG 値の低下が遅延する現象が報告されている[11,12]ことから, DAG 食を長期に継続した前後の, 食後 TAG 値の応答の変化を検討することが必要と思われる.

2) マヨネーズタイプの DAG を日本人男性に用いた試験

前項の試験では, 試験油はパン, マヨネーズ, ショートブレッドなどの形態で摂取し, DAG の効果を総合的に評価していたが, 武井ら[6]は, DAG の応用食品として乳化食品に特化した試験を行っている. 本研究はダブルブラインドの平行試験により, マヨネーズタイプの DAG(DAG-M)の体脂肪蓄積に対する効果を同様の脂肪酸組成を持つ TAG 入りマヨネーズ(TAG-M)と比較したものである.

被験者は平均 BMI 24kg/m^2, 平均年齢約 39 歳の健康な成人男性 50 名で, 4 週間の導入期間(その間 TAG-M を摂取)の後, 25 名ずつ 2 群に分けられた. 群分けにあたっては, 各群の内臓脂肪面積の初期値に有意差が出ないようにした以外は無作為に割り付けられた. 被験者は 1 パック(15g)の DAG-M または TAG-M を 16 週間毎日摂取した. 試験を最後まで完遂できた DAG 群 23 名, TAG 群 20 名について結果の解析が行われた. DAG-M 100g 当たりの栄養成分分析結果は, タンパク質 2.5g, 脂質 70.9g, 炭水化物 2.5g, エネルギー 657kcal であった. 一方 TAG-M はそれぞれ 2.5g, 70.8g, 1.9g, 655kcal であった. DAG-M 中の DAG 含量は 80〜83％であった. 被験者は DAG-M または TAG-M を含めて, 毎日 45〜55g の脂質を摂取するよう指示された. 被験者は毎日食事日誌に食べた物すべてを記録し, そのうち 4 週間ごとに 7 日連続した期間が分析対象とされた. 試験期間を通じてエネルギー, 炭水化物, タンパク質, 脂質の平均摂取量は DAG-M 群と TAG-M 群

との間に有意な差はみられなかった．平均エネルギー摂取量はDAG-M群が1,927kcal/日，TAG-M群が1,878kcal/日で，平均脂質摂取量はDAG-M群で49g/日，TAG-M群が51g/日であった．

両群の体重，ウエスト周囲長，ヒップ周囲長，ウエスト/ヒップ比(W/H比)，皮下脂肪厚，腹部総脂肪面積，内臓脂肪面積，腹部皮下脂肪面積，肝/脾CT比(L-HU/S-HU比)の初期値には顕著な差はみられなかった．表3.2は，初期値および最終計測時(16週目)におけるこれらの数値の変化を，初期値に対する割合として示したものである．体重，ウエスト周囲長，ヒップ周囲長，皮下脂肪厚については，両群において試験開始時に対して有意な低下が認められた．さらにDAG-M群では，腹部総脂肪面積および皮下脂肪面積は投与8，16週目で初期値に比べ有意な減少がみられた．DAG-M群の内臓脂肪面積は初期値よりも減少する傾向にあった($p=0.083$)が，TAG-M群ではそのような傾向は認められなかった．腹部体脂肪の経時変動を図3.11に示す．

ウエスト/ヒップ比，腹部総脂肪面積，内臓脂肪面積は，それぞれTAG-M群に比べDAG-M群で有意に減少し，皮下脂肪面積の減少傾向はTAG-M群に比べDAG-M群の方が大きかった($p=0.084$)．肝臓の蓄積脂肪の指標となる肝/脾CT比は，TAG-M群に比べDAG-M群において有意な増加がみられた．このことは，肝臓における脂肪量が減少したことを示している．

この試験の結果は，体重には差が見られなかったが，TAGと比較してDAGの方が内臓脂肪の減少により多く寄与する傾向を示している．DAG-M投与後16週目における腹部総脂肪面積の減少率(6.7％)は，Nagaoら[5]のDAG油投与後16週目における減少率の差(6.8％)とほぼ同様であった．しかし，Nagaoら[5]の結果に比べ，武井ら[6]の試験ではDAGおよびTAGの群間のBMIには有意な差が認められなかった．Nagaoらの試験では，少ない脂質摂取量(43g/日)に対して，相対的にDAG摂取量(10g)が多かったため効果がより明瞭になったと考え，この試験におけるDAGの効果は前項のNagaoらの試験とほぼ同程度であると武井らは考察している．

表3.2 マヨネーズタイプのDAG油またはTAG油を16週間摂取した男性の身体計測値および体組成指標の変化[a, 6)]

	DAG-M 群 (n=23)		TAG-M 群 (n=20)	
	初期値	初期値に対する16週目の割合(%)[b]	初期値	初期値に対する16週目の割合(%)
体　重 (kg, %)	68.8 ± 0.7	97.6 ± 0.5[e]	68.7 ± 0.6	97.9 ± 0.4[e]
ウエスト周囲長 (W) (cm, %)	84.8 ± 1.6	96.3 ± 0.5[e]	82.8 ± 1.4	97.2 ± 0.7[e]
ヒップ周囲長 (H) (cm, %)	97.7 ± 0.5	97.6 ± 0.6[c]	97.0 ± 0.5	97.3 ± 0.4[e]
W/H比[f] (—, %)	0.87 ± 0.01	98.7 ± 0.7	0.85 ± 0.00	99.9 ± 0.7
皮下脂肪厚 (cm, %)	26.7 ± 7.3	88.3 ± 2.6[e]	26.4 ± 9.6	85.7 ± 2.2[e]
腹部総脂肪面積 g (cm², %)	173.3 ± 13.0	90.4 ± 3.2	158.7 ± 16.6	98.3 ± 3.1
腹部皮下脂肪面積 (cm², %)	114.3 ± 5.9	89.9 ± 3.2[d]	107.3 ± 7.1	97.6 ± 3.2
内臓脂肪[h] (cm², %)	58.8 ± 2.3	91.9 ± 4.8[d]	51.3 ± 2.7	101.3 ± 3.7
L/S比[i] (—, %)	1.23 ± 0.25	104.5 ± 3.3	1.27 ± 0.33	99.0 ± 2.3

(平均±SEM)

a 初期値, 4, 8, 12, 16 週のうち, 初期値および16週での初期値に対する%のみを示した.
b 最初のレベルを100とする.
c $p<0.05$, d $p<0.01$, e $p<0.001$　最初のレベルとの顕著な差異が認められる.
f ウエスト/ヒップ比($p<0.01$). g 総脂肪($p<0.05$). h 内臓脂肪($p<0.05$)および, i 肝/脾比($p<0.05$). 全試験期間中, 各群間に顕著な差異(ANOVA)が認められる.
略語：DAG-M=ジアシルグリセロール入りマヨネーズ, TAG-M=トリアシルグリセロール入りマヨネーズ, SEM=標準誤差.

3) 米国人を対象にした24週間摂取試験

　肥満に対処する方法としては, 摂取エネルギーを減らすか, 運動などにより消費エネルギーを増やすことが基本となる. 米国はBMIが30kg/m^2を超える肥満者(成人)の割合が3人に1人という肥満先進国である. Makiら[7]は,

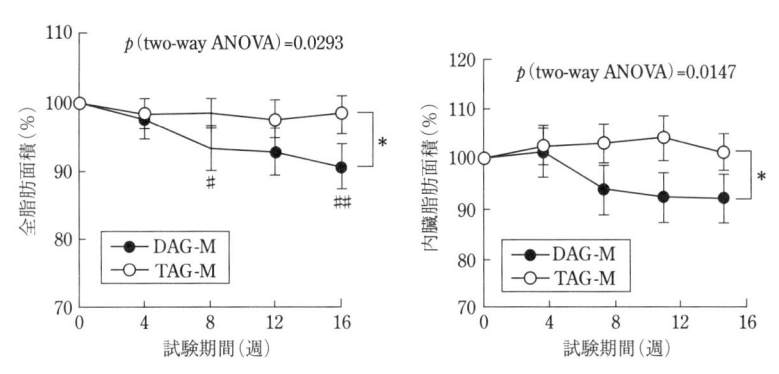

図 3.11 長期摂取試験における腹部体脂肪の経時変動（文献 6 のデータより）
左：全脂肪面積，右：内臓脂肪面積，初期値に対する％で表示．被験者数：DAG-M 群 23 名，TAG-M 群 20 名．# 初期値に対して有意差あり（$p<0.05$），## 初期値に対して有意差あり（$p<0.01$），＊試験期間を通じて群間に有意差あり（p(two-way ANOVA)<0.05）

　米国人の肥満・過体重者を対象とした DAG の摂取試験を行った．この試験は，シカゴ在住の肥満米国人が食事エネルギー制限下で体重および BMI を減少させるプログラムの中に DAG 油摂取を取り入れることの有効性を検証するランダム化ダブルブラインド比較試験であった．被験者は平均 BMI 34

表 3.3 米国人過体重，肥満者に対する DAG 摂取試験の被験者プロフィール[7]

	DAG-M 群 ($n=65$)	TAG-M 群 ($n=62$)
年　齢	45.9 ± 11.4	48.1 ± 11.2
性　別（％）		
男性	38.5	40.3
女性	61.5	59.7
人　種（％）		
白人（Non-Hispanic）	55.4	62.9
黒人	32.3	37.1
その他	12.3	0.0
体　重（kg）	98.0 ± 1.6	97.6 ± 1.8
体脂肪（kg）	35.4 ± 0.9	34.7 ± 0.9
BMI（kg/m^2）	34.5 ± 3.7	33.9 ± 3.7
ウエスト（臍部周囲，cm）	106.1 ± 10.4	107.0 ± 12.2

（平均±SD）

kg/m², 平均年齢 38～40 歳, 健康状態良好で既往歴(糖尿病, 空腹時の高グルコース濃度, 血中の高中性脂肪または高コレステロール)がなく, 通常の活動レベルにある米国人男女 127 人であった. 被験者プロフィールを表 3.3 に示す.

初期値測定の後, 被験者は 24 週にわたる低カロリーダイエット(個々の被験者のエネルギー所要量から 500～800kcal/日を差し引いたエネルギー)の一環として, 無作為に DAG 油(n=65)あるいは TAG 油(対照群, n=62)を含む食品のいずれかを摂取した. 試験食はマフィン, クラッカー, インスタントスープミックス, シュガークッキー, グラノラバーで, DAG 油または TAG 油からのエネルギー摂取が総摂取エネルギーの 15% になるよう, 他の食品の代替品として摂取された. DAG 油は DAG を約 90wt% 含み, TAG 油は DAG 油と同じ脂肪酸組成になるようにナタネ油, 大豆油, サフラワー油を混合したものであった.

被験者ごとに算出した必要エネルギー量に基づき, 毎日 2 個から 5 個の試験食が食事に組み込まれた. 試験期間中, 被験者が記録した 3 日間の食事記録によれば, エネルギー値および炭水化物のエネルギー比に両群間に差はみられなかったが, 脂肪から摂取するエネルギーの割合は TAG 群で減少した(TAG: -4.4%, DAG: -1.0%, $p=0.043$). 身体活動については, 試験期間中に 7 日間の身体活動想起アンケートを定期的に行った. その結果, DAG 群で 11%, TAG 群で 13% 増加したが統計的には有意な群間差はなかった.

試験期間中における初期値からの体重変化を図 3.12 に示した. 体重は DAG 群, TAG 群ともに減少したが, 試験開始から 2 週目には DAG 群の方が TAG 群に比べ減少幅が大きくなった. 体重変動について全データを用いた解析(ANOVA)の結果, 投与の効果($p=0.025$)と時間の経過による効果($p<0.001$)が有意に認められた.

投与 12 週目および 24 週目における体脂肪(全身の DEXA スキャンによる)の初期値からの変化については, 12 週目および 24 週目の両時点で, 両群ともに減少した(図 3.13). 12 週目では, 初期値からの体脂肪の減少幅は, TAG 群(-3.5%)よりも DAG 群(-6.4%)の方が大きかった. 体脂肪の変動について DAG 投与の効果($p=0.037$)が有意に認められた. 内臓脂肪面積は, DAG および TAG の両群とも初期値からの減少はみられたものの, 群間で

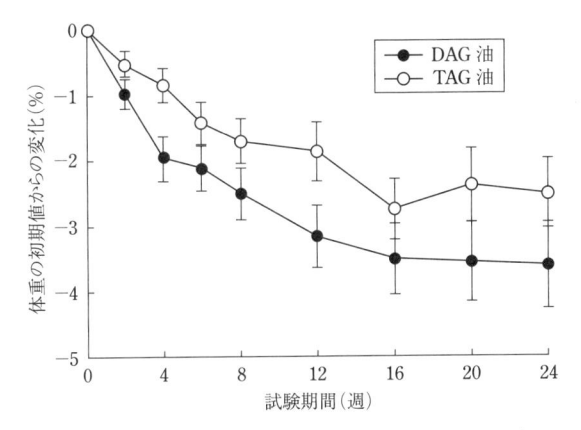

図 3.12 肥満の米国人が DAG 油を 24 週間摂取したときの体重変化（文献 7 のデータより）

初期値からの変化を%（平均±標準誤差）で表示，反復 ANOVA 検定で $p_{treatment}=0.025$，$p_{time}<0.001$；初期体重は DAG 群 98.0±1.6kg，TAG 群 97.6±1.8kg

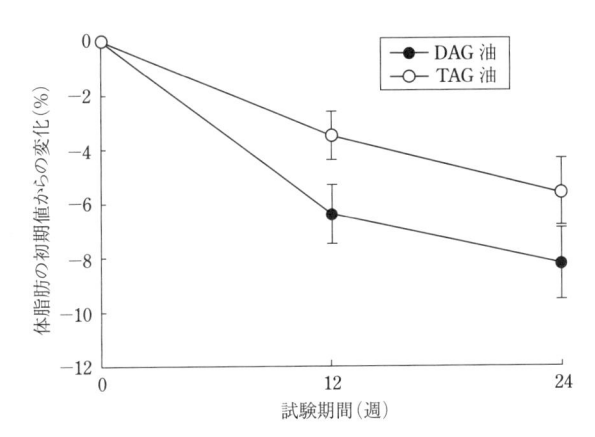

図 3.13 肥満の米国人が DAG 油を 24 週間摂取したときの体脂肪変化（文献 7 のデータより）

初期値からの変化を%（平均±標準誤差）で表示，反復 ANOVA 検定で $p_{treatment}=0.037$，$p_{time}<0.001$；初期体脂肪は DAG 群 35.4±0.9kg，TAG 群 34.7±0.9kg

の有意な差は認められなかった．

　本試験における両群の体重減少は小幅であり，予想のおよそ半分にとどま

った．おそらく比較的高エネルギーの試験食を低カロリー食に組み込んだことがその一因となったと考えられた．しかしながら，ランダム化後の各時点では，TAG 油を摂取した被験者に比べ，DAG 油を摂取した被験者の方が体重減少幅が大きかった．また，DAG 群の方が体脂肪減少においても顕著であり，以前行われた動物とヒトにおける試験の結果を裏付けることになった[4-6]．本試験の結果は，Nagao ら[5]および武井ら[6]の試験対象者をより広く，男女両方に，そして，より年配の者や体重の多い者に広げることとなった．

2.1.2 ジアシルグリセロールの体重・体脂肪低減作用のメカニズム

DAG 油と TAG 油の体脂肪蓄積における作用の相違点について考察すると，エネルギー消費とエネルギー摂取のいずれか，または両方に対する両者の作用が異なるということが推測される．動物実験では DAG の摂取がエネルギー消費を促進したという結果が報告されている[10, 13]．Murase ら[4]の試験は，標準食(対照)(TAG 5％)，30％ TAG 食，30％ DAG 食を 5 か月間継続給餌した肥満・糖尿病誘発モデルマウス(C57BL/6J)を用いて行われた．TAG の高脂肪食を与えられたマウスは低脂肪食の対照マウスに比べ体重，体脂肪，インスリン，およびレプチンが有意に上昇したが，DAG の高脂肪食を与えられたマウスでは上昇しなかった．高 DAG 食(270kJ/d)と高 TAG 食(286kJ/d)の 1 日の総摂取エネルギーは低 TAG 食の対照群(242kJ/d)よりも高く，糞へ排泄される脂肪量はこれら二つの高脂肪食群の間で差は認められなかった．

これらの結果により，DAG 食を摂取したマウスは対照群よりも高いエネルギーを摂取したにもかかわらず脂肪の蓄積が少ない状態を維持できたことがわかる．これは DAG の作用によってエネルギー消費量が増加した可能性を示している．DAG 乳剤の単回投与によりラットの酸素消費量が増加したという渡邊ら[10]の報告は，エネルギー消費量増加を支持するものである．

DAG 摂取によるエネルギー消費量増加のメカニズム研究の一環として，小腸での代謝の違いも明らかにされつつある．DAG の主要消化産物は 1-モノアシルグリセロール(MAG)であり，これは小腸粘膜において TAG に再合

成されにくい[14]．また，TAGを摂取した場合に比べ，門脈循環へ遊離脂肪酸をより多く放出する[10]．これに対して，TAGの主要消化産物は2-MAGである．これは再エステル化されてTAGに再合成され，カイロミクロン(CM)中に取り込まれる[15]．一方，摂取したDAGからの脂肪酸の一部はCMに取り込まれずに門脈循環中に放出されるとの報告がある[10]．また，継続してDAGを投与することにより，食後の肝臓への遊離脂肪酸の放出が繰り返され，肝臓による脂肪酸のβ酸化の促進につながるのかもしれない[4,16]．腸管におけるβ酸化もDAGでTAGよりも促進されていることが示唆されている．

オランダの研究者らは，メタボリックチャンバー内で，健康な女性が36時間の間にDAG油またはTAG油を摂取する呼気分析の試験を行った．その結果，DAG群で呼吸商が有意に低下したことから，DAG摂取後の脂肪の酸化がTAG摂取の場合より促進されていることを示した[17]．この場合，酸化される脂肪が，食事由来の脂肪かその他の脂肪かについては不明であるが，DAG油はTAG油と比べ食後のβ酸化が速い可能性も考えられる．DAG継続摂取のエネルギー代謝に及ぼす影響の更なる検討が望まれる．上記研究者らは，空腹感と食欲はDAG群の方が低いという結果から，DAGの脂肪酸化亢進作用は食欲制御とエネルギーバランスの改善に関連しているかもしれないとしているが，DAG摂取による食欲抑制作用については他のヒト試験，動物試験では報告されていない．

ま と め

本項ではDAGの体脂肪低減効果を検証した三つのランダム化比較試験結果について解説した．これらの試験で，健康な肥満男女においてTAG摂取に比較してDAG摂取による体重，あるいは体脂肪(内臓脂肪，肝臓脂肪を含む)の減少を示す結果が出ていることから，DAGは肥満の予防・管理に有用であると思われる．

摂取エネルギーを制限し，活動量を増やすことが肥満解消の第一歩であるが，本項で紹介した試験結果は，エネルギーを制限した食事に，DAG油やDAG油を含む食品を組み込むことによって，体重と体脂肪の減少をより効

果的に促進できる可能性を示している．体脂肪，特に内臓脂肪の減少は，メタボリックシンドロームや糖尿病，高脂血症，高血圧，アテローム性動脈硬化などの生活習慣病の予防に役立つと考えられている．

こうした効果のメカニズムはいまだ完全には解明されていないが，これまでの研究報告により，DAGは，エネルギーの消費に対する効果を通じてエネルギーバランスに作用していることが示唆されている．

本項では，毎日の摂取エネルギーや脂質摂取量が厳密にコントロールされた条件下での平行比較試験について解説した．実際の制限のない食生活で食用油を単にDAG油に置き換えることが長期的にどのような効果があるか検討することが必要であり，研究が進められている．

参考文献

1) Hedley AA, Ogden CL, Johnson CL, et al. Prevalence of Overweight and Obesity Among US Children, Adolescents, and Adults, 1999-2002. *JAMA* 2004 ; **291** : 2847-2850.
2) World Health Organization. (1998) Obesity: Preventing and managing the global epidemic. Report of a WHO Consultation on Obesity, Geneva, 3-5 June, 1997.
3) 吉池信男，西　信雄，松島松翠，他．Body Mass Index に基づく肥満の程度と糖尿病，高血圧，高脂血症の危険因子との関連．肥満研究 2000 ; **6** : 4-17.
4) Murase T, Mizuno T, Omachi T, et al. Dietary diacylglycerol suppresses high fat and high sucrose diet-induced fat accumulation in C57BL/6J mice. *J Lipid Res* 2001 ; **42** : 372-478.
5) Nagao T, Watanabe H, Goto N, et al. Dietary diacylglycerol suppresses accumulation of body fat compared to triacylglycerol in men in a double-blind controlled trial. *J Nutr* 2000 ; **130** : 792-797.
6) 武井　章，戸井知子，高橋秀和，他．ジアシルグリセロール含有マヨネーズのヒト脂質代謝および体脂肪に及ぼす影響．健康栄養食品研究 2001 ; **4** : 89-101.
7) Maki KC, Davidson MH, Tsushima R, et al. Consumption of diacylglycerol oil as part of a reduced-energy diet enhances loss of body weight and fat in comparison with consumption of a triacylglycerol control oil. *Am J Clin Nutr* 2002 ; **76** : 1230-1236.
8) Leenen R, Van Der Kooy K, Eeurenberg P, et al. Visceral fat accumu-

lation in obese subjects: relation to energy expenditure and response to weight loss. *Am J Physiol* 1992 ; **263** : E913-E919.
9) Murata M, Hara K, Ide T. Alteration by diacylglycerols of the transport and fatty acid composition of lymph chylomicrons in rats. *Biosci Biotech Biochem* 1994 ; **58** : 1416-1419.
10) 渡邊浩幸, 鬼澤孝司, 田口浩之, 他. ラットにおけるジアシルグリセリンの栄養学的特徴. 日本油化学会誌 1997 ; **46** : 301-307.
11) Couillard C, Bergeron N, Prud'homme D, *et al*. Postprandial triglyceride response in visceral obesity in men, *Diabetes* 1998 ; **47** : 953-960.
12) Mekki N, Christofilis MA, Charponnoer M, *et al*. Influence of obesity and body fat distribution on postprandial lipemia and triglyceride-rich lipoproteins in adult women. *J Clin Endocrinol Metab* 1999 ; **84** : 184-191.
13) Kimura S, Tsuchiya H, Inage H, *et al*. Effects of dietary diacylglycerol on the energy metabolism. *Int J Vit Nutr Res* 2006 ; **76** : 75-79.
14) Bierbach H. Triacylglycerol biosynthesis in human small intestinal mucosa. Acyl-CoA: monoglyceride acyltransferase. *Digestion* 1993 ; **28** : 138-147.
15) Hunt SM, Groff JL. Advanced Nutrition and Human Metabolism. New York : West Publishing Company 1990.
16) Murata M, Ide T, Hara K. Reciprocal responses to dietary diacylglycerol of hepatic enzymes of fatty acid synthesis and oxidation in the rat. *Br J Nutr* 1997 ; **77** : 107-121.
17) Kamphuis M, Mela DJ, Westerterp-Pantenga MS. Diacylglycerols affect substrate oxidation and appetite in humans. *Am J Clin Nutr* 2003 ; **77** : 1133-1139.

〔板倉弘重〕

2.2 継続自由摂取試験

はじめに

長期の継続摂取により多めの内臓脂肪を効果的に低減することが期待できるジアシルグリセロール(DAG)は，特定保健用食品として1999年より市販されてきた．被験薬や被験食品成分の効果を厳密に検証するRCT(ランダマイズコントロールトライアル)では，それらの摂取量を厳密に規定し，被験者に対して食事をコントロールすることが一般的である．関与する食品の成分を厳密に比較検討する特定保健用食品の申請用の試験では，そのような試験

方法が採用されることが多い．DAG に関する有効性試験についても関与する食品成分の摂取量を規定すると共に，摂取食品中の脂質摂取量を規定範囲に抑える食事コントロールを行って有効性が検討された[1,2]．しかし，特定保健用食品は一般の食品と同様に家庭で自由に使用されることが前提となっていることから，実使用に沿った方法での長期摂取試験が求められる．これまでに，普段の食生活の中での有効性と安全性を評価するために，家庭で使用されているサラダ油を DAG 油に置き換えて自由に摂取する試験がいくつか行われている．本項では四つの DAG 油自由摂取試験について解説する．

2.2.1 1 年間の自由摂取オープンラベル試験

普段の食生活の中で食事制限のない一般消費者の使用状況に近い条件下での最初の DAG 摂食試験は肥満気味の男女 114 名に対して行われた[3]．

被験者は，試験の趣旨を説明して自主的に参加した A 社従業員（男性 95 名，女性 19 名）で，平均 BMI は男性 24.7，女性 20.3 であった．被験者は家庭で朝食および夕食を摂る場合は，DAG 油をそれまで使用していた食用油に置き換えて 1 年間使った．昼食は，既に DAG 油を使用している社員食堂をできるだけ利用することとした．12 か月間の摂取期間中に試験開始時を含め 3 か月ごとに計 5 回の身体計測，血液生化学検査および食事調査が実施された．試験期間中，食事の制限は課されなかったが，3 か月に一度の検査の前日は夕食を 21 時までに終え，検査当日は朝食を控えることとした．

平均総摂取エネルギーは，開始時に比べて試験終了時のほうがやや多くなったが，有意差はなかった．タンパク質，脂質，炭水化物および油脂類の摂取量も 1 年間を通じて有意な変動はなかった．

身体的特徴の変動を表 3.4 に示した．体重は 12 か月で初期値と比べて男性は 0.7 kg 有意に減少していたが，女性は 0.8 kg の減少があるものの有意差はなかった．12 か月で体重が 1 kg 以上減少した被験者の割合は 47.2% であった．ウエスト周囲長は男女とも 6 か月目以降で有意に低下し，皮下脂肪厚は男女ともに上腕皮下脂肪あるいは背部皮下脂肪のいずれかが 3 か月目以降で有意に減少していた．

血液検査値の変動を表 3.5 に示した．総コレステロール値は試験期間中に

2. ヒト試験によるエビデンス

表 3.4　1 年間の自由摂取オープンラベル試験の身体的特徴の変動

		0 か月目	3 か月目	6 か月目	9 か月目	12 か月目
男性 $n=95$	体重 (kg)	72.0±1.0	71.9±1.0	71.8±1.0	71.7±1.0	71.3±1.0***
	BMI	24.75±0.29	24.71±0.29	24.67±0.30	24.64±0.30	24.49±0.29***
	ウエスト周囲長 (cm)	86.2±0.8	86.2±0.8	85.6±0.8*	85.6±0.8*	85.3±0.8**
	ヒップ周囲長 (cm)	98.4±0.6	97.6±0.6***	97.9±0.6**	98.1±0.6	97.7±0.6**
	上腕皮下脂肪 (mm)	15±1	14±1	14±1**	14±1**	13±1**
	背部皮下脂肪 (mm)	22±1	21±1***	20±1***	20±1***	19±1***
女性 $n=19$	体重 (kg)	51.5±1.6	51.3±1.6	51.1±1.3	51.0±1.3	50.7±1.4
	BMI	20.41±0.54	20.34±0.51	20.23±0.41	20.23±0.39	20.09±0.42
	ウエスト周囲長 (cm)	66.1±1.1	65.4±1.2	64.6±0.9**	64.8±0.9*	64.6±1.0**
	ヒップ周囲長 (cm)	90.7±1.0	90.2±1.0*	90.1±1.0	90.4±0.9	89.3±1.5
	上腕皮下脂肪 (mm)	21±2	20±1**	19±1**	18±1**	18±1**
	背部皮下脂肪 (mm)	17±2	17±2	16±1*	16±1*	16±2

オープンラベル試験：薬剤などの内容を明らかにして投与する試験．
平均値±SE, $n=114$
* $p<0.05$, ** $p<0.01$, *** $p<0.001$（対 0 か月）

表 3.5　1 年間の自由摂取オープンラベル試験の血液検査値の変動

	0 か月目	3 か月目	6 か月目	9 か月目	12 か月目
中性脂肪 (mg/dL)	134±10	137±12	131±9	126±10	122±8*
遊離脂肪酸 (mEq/L)	0.46±0.02	0.47±0.02	0.46±0.02	0.45±0.02	0.48±0.02
リン脂質 (mg/dL)	226±3	227±4	229±3	232±3*	230±3*
総コレステロール (mg/dL)	207±3	208±3	206±3	206±3	206±3
HDL コレステロール (mg/dL)	54±1	54±1	56±1***	57±1***	57±1***
LDL コレステロール (mg/dL)	128±3	127±3	125±3*	124±3*	124±3*
総胆汁酸 (μmol/L)	2.8±0.2	2.5±0.2	2.8±0.2	2.8±0.2	2.3±0.1*
GOT (IU/L)	23±1	22±1	25±1**	24±1	23±1
GPT (IU/L)	26±2	29±2*	32±2***	29±2*	29±2
γ-GTP (IU/L)	53±5	55±6	56±6	49±4	48±4
アミラーゼ (IU/L)	94±2	94±2	98±3***	97±3**	96±3
白血球数 (×100/μL)	58±2	57±1	59±2	56±1	59±1
赤血球数 (×10000/μL)	491±4	493±5	489±4	487±4***	489±4*
血色素量 (g/dL)	14.7±0.1	14.7±0.1	15.0±0.1***	14.7±0.1	14.7±0.1
ヘマトクリット値 (%)	46.2±0.3	45.6±0.3***	45.2±0.3***	46.1±0.4	45.5±0.3***
PAI-1 (ng/mL) n=51		36±2	30±2##	30±2##	27±2##

平均値±SE, n=114 (PAI-1: n=51)
* p<0.05, ** p<0.01, *** p<0.001 (対 0 か月)
p<0.01, ### p<0.001 (対 3 か月)

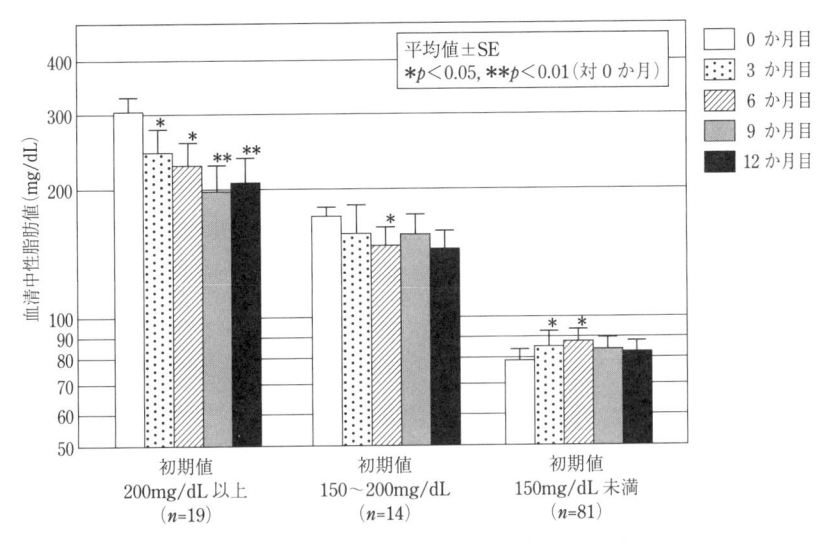

図3.14 1年間の自由摂取オープンラベル試験の空腹時血清中性脂肪の変動

変動はなかったものの HDL コレステロール値は 6 か月目以降有意に上昇していた．LDL コレステロール値は 6 か月目と 9 か月目に有意な低下が見られたが，12 か月目に初期値と同水準に戻った．空腹時血清中性脂肪値については図3.14に初期値を 150mg/dL 未満，150〜200mg/dL，200mg/dL 以上の群に分けたときの 12 か月間の変動を示した．正常値である 150mg/dL 未満の被験者の変動は小さく 12 か月後には初期値との有意差はなかった．中性脂肪値の初期値が高くなると摂取期間中の低下が大きくなり，特に 200mg/dL 以上の被験者では 3 か月目以降有意に低下していた．血清プラスミノーゲン活性化阻害因子 1(PAI-1)は 3 か月目以降の測定であるが，6 か月目以降には有意に低下していた．

　本試験は肥満気味の被験者が 1 年間家庭で DAG 油を摂取したときの身体変化を対照群なしで検討したものであった．したがって，観察された身体変化は DAG 油摂取以外の要因で起こった可能性も否定できない．そこで対照群を設けた長期の群間比較試験が次に実施された．

2.2.2 1年間の自由摂取条件下での平行比較試験

筆者らのグループは熊本県の日本赤十字社熊本健康管理センターにおいて，肥満気味の被験者312名に対して食事制限のない一般消費者の使用状況に近い条件下での，1年間のDAG油もしくは脂肪酸組成を揃えたトリアシルグリセロール(TAG)油の自由摂取条件によるランダム化二重盲検プラセボ対照平行試験を実施し，DAG油の有用性について検討した[4]．

この試験の対象者は日本赤十字社熊本健康管理センターでの人間ドックあるいは健康診断の受診者の中から募集された．BMIが25以上および/または血清中性脂肪値が150mg/dL以上のボランティア，312名に対して食事制限のない一般消費者の使用状況に近い条件下での1年間の食用油摂食試験を実施した．試験に参加した312名中，データ欠損のない277名について解析した(DAG油摂取群134名，TAG油摂取群143名)．試験油は外観からは判断のつかない容器に入れて，それぞれ家庭に送付した．試験期間中，被験者に対し3か月ごとに日本赤十字社熊本健康管理センターで身体計測，血液生化学検査，食事調査が実施された．

食事内容の変動は，1年間を通して，平均総摂取エネルギー，タンパク質摂取量，脂質摂取量，炭水化物摂取量，油脂類摂取量とも有意な変動はなかった．脂質摂取量のうち，植物油摂取量はDAG油摂取群が9.0g/日，TAG油摂取群が9.1g/日であり，1年間の試験期間中両群間に有意差はなかった．身体活動の変動は，国民栄養調査時の身体活動量基準を参考に4段階にスコア化したが，平均して両群とも1から2の軽い活動量に収まっており，両群間に有意な活動量の違いはなかった．

身体測定値の変動については，図3.15に体重およびBMIの変動を示した．TAG油群は体重減少が認められなかったのに対して，DAG油群は有意に減少し，両群間で有意な差が示された．12か月目では両群間の平均値には約0.90kgの差が認められた．DAG油摂取群の12か月間の体重変動では，被験者の体重が維持されているか，もしくは減少した被験者は56%(134人中75人)であったのに対して，TAG油摂取群では42%(143人中60人)で，有意にTAG油摂取群のほうが少なかった．さらに，BMIが1以上低下した被験者の割合はDAG油摂取群は21%であったのに対してTAG油摂取群は

2. ヒト試験によるエビデンス

体重の変化／**BMI の変化**

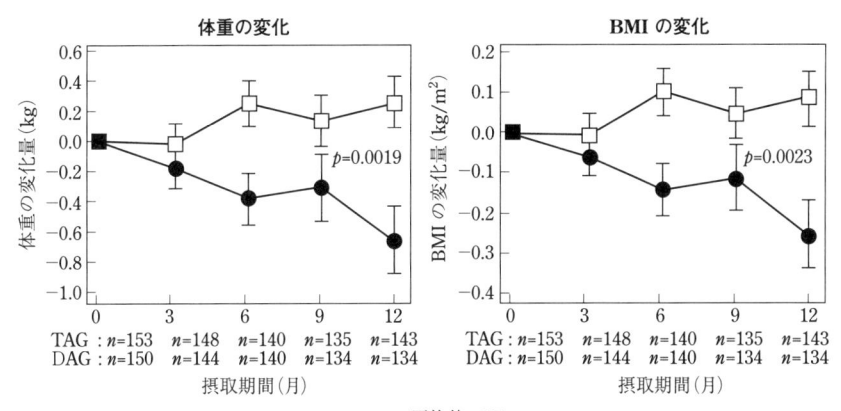

（グラフ：体重の変化量(kg) および BMI の変化量(kg/m²)，摂取期間 0〜12 か月）

TAG：$n=153$, $n=148$, $n=140$, $n=135$, $n=143$
DAG：$n=150$, $n=144$, $n=140$, $n=134$, $n=134$

$p=0.0019$（体重）, $p=0.0023$（BMI）

摂取期間（月）

──□── トリアシルグリセロール（TAG）摂取群　　平均値±SE
──●── ジアシルグリセロール（DAG）摂取群　　p：反復測定分散分析（repeated measures ANOVA）

図 3.15 1 年間の並行比較試験の身体測定値の変動

表 3.6 1 年間の並行比較試験の体重変動の内訳

	体重が維持もしくは減少	BMI が 1 (kg/m²) 以上低下
トリアシルグリセロール摂取群（143 名）	60 名	14 名
ジアシルグリセロール摂取群（134 名）	75 名	28 名
有意差（χ^2 検定）	$p=0.027$	$p=0.016$

10％未満と有意に少なかった（表 3.6）．

血液パラメーターの変動については，中性脂肪，総コレステロール，LDL コレステロール，HDL コレステロールなど両群の間に摂取期間中の有意な差は認められなかった．加えて，空腹時血糖，HbA1c，インスリンや肝機能など安全性に関する検査項目についても，摂取期間中に両群間の有意な差は認められなかった．

2.2.3　2 年間の自由摂取オープンラベル試験

前項の 2 試験での試験油摂取期間が 1 年間であったのに対して，期間をさらに延ばした試験が行われた[5]．大月らは北海道室蘭市の日鋼記念病院健診

センターにおいて，食事制限のない一般消費者の使用状況に近い条件下での2年間のDAG摂取試験を実施し，その有用性について検討した．

試験の対象者は日鋼記念病院健診センターにてBMIが25以上および/または血清中性脂肪値が150mg/dL以上のボランティアで，このうち，試験を終了しえた60名(平均年齢56歳，男性51名，女性9名)を解析対象者とした．食事制限はなく，家庭での食事摂取の際にDAG油を一般食用油に置き換えて2年間使用した．身体計測，血液生化学検査，食事調査を0，3，6，9，12，18，24か月目に実施し，各項目の変動を初期値と比較して検討した．さらに，2001年National Cholesterol Education Program Adult Treatment Panel IIIの代謝性症候群の診断基準項目[6]のうち，ウエスト周囲長は2000年の日本肥満学会の肥満症診断基準[7]，血圧は2000年の高血圧治療ガイドラインの診断基準[8]を適用し，ウエスト周囲長は男性85cm以上，女性90cm以上，中性脂肪150mg/dL以上，HDLコレステロール40mg/dL未満，収縮期血圧140mmHg以上かつ/または拡張期血圧90mmHg以上，血糖値110mg/dL以上の5項目を代謝性症候群(メタボリックシンドローム)のリスク因子とし，5項目のリスク数の変動も初期値および全経過を通しての比較検討を行った．

食事摂取の2年間の変動結果は，1日の総エネルギー摂取量は，初期値および全経過を通して有意な変動はなく，脂質，炭水化物も有意な変動はなかった．しかし，タンパク質の摂取量が統計学上わずかに上昇し，有意差がみられたが，エネルギー量および脂質摂取量は試験中変化がなく，本試験結果は食事による影響が極めて少ないことが考えられた．

身体計測の結果は，BMIは18か月および全期間において有意に減少し，体重においても有意な減少傾向が認められた．ウエスト周囲長も18か月以降および全期間において有意に減少した(図3.16)．

血液の脂質パラメーターの変動では，中性脂肪は標準偏差が大きく有意な変動はみられなかった(図3.17)．総コレステロールおよびLDLコレステロールでは有意な変動はなかったが，HDLコレステロールは3か月より有意な上昇がみられ，試験終了の24か月までの全期間を通して有意に上昇していた(図3.17)．血圧の変動では，収縮期血圧は有意な変動がなかったが，拡

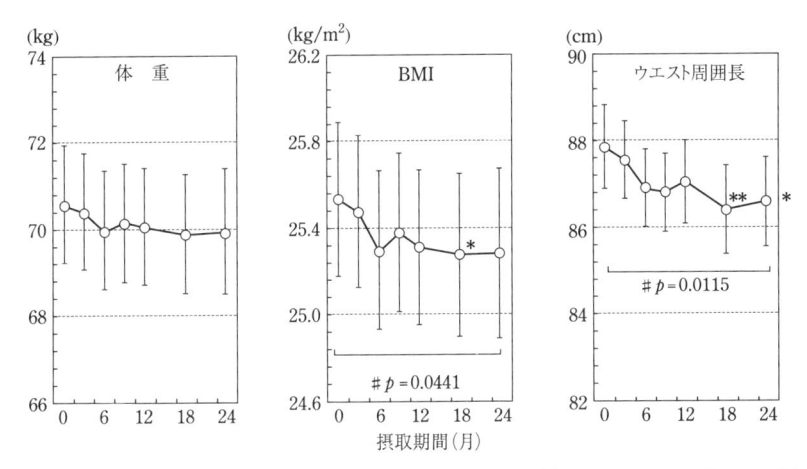

図 3.16 2年間の自由摂取オープンラベル試験の身体変動(体重, BMIおよびウエスト)
平均値±SE. # p<0.05(ANOVA検定), * p<0.05, ** p<0.01(Dunnett検定)

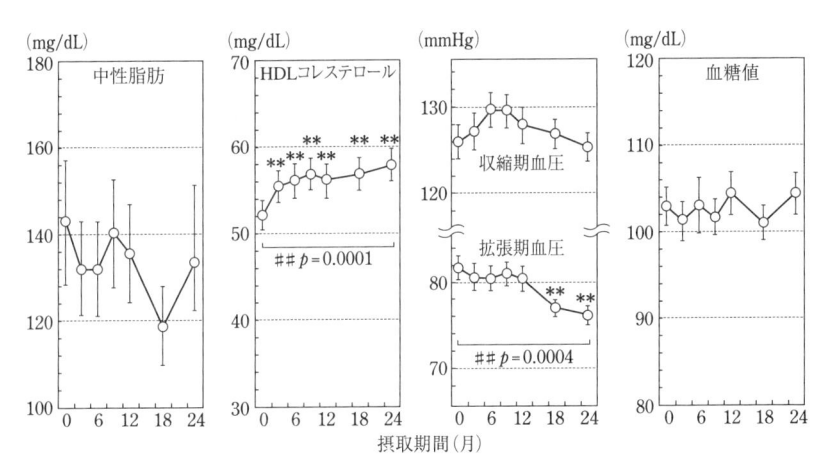

図 3.17 2年間の自由摂取オープンラベル試験の血液検査値の変動
平均値±SE. ## p<0.01(ANOVA検定), ** p<0.01(Dunnett検定)

張期血圧は18か月以降および全期間において有意に低値を示し, 平均値が80mmHg未満となった(図3.17). 糖代謝の変動では, 血糖値およびインスリン値では有意な変動がなかったが(図3.17), HbA1cは有意な低下が認められた. 代謝性症候群のリスク数の変動では, 60例全例における有意差は認められなかった. しかし, 試験開始時のリスクが3個以上を満たす11例

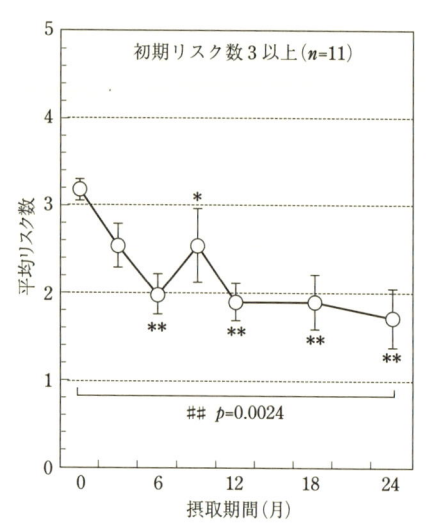

図3.18　2年間の自由摂取オープンラベル試験の平均リスク数の変動（初期リスク3以上対象）
平均値±SE．　## $p<0.01$（Friedman 検定）
* $p<0.05$，** $p<0.01$（Wilcoxon 検定）

は，試験開始3か月後より有意な低下がみられ，試験終了の24か月まで有意に低下した（図3.18）．

2.2.4　小児に対する5か月間継続自由摂取試験

小児期の肥満，特に内臓脂肪型肥満は生活習慣病のリスク因子であるだけでなく，成長後の肥満とも関連している．成人と同様に食事は小児のエネルギーバランスに影響を与える大きな因子の一つである．松山らは，肥満小児を対象にDAG油の継続摂取の影響を検討した[9]．被験者は公立福生病院小児科において，肥満のために通院する7～17歳の男児4例，女児7例であった．肥満度は20.8～92.8％，中央値62.3％であり，BMIは19.5～39.8，中央値30.5であった．普段の食事に用いている食用油をDAG油に置き換えてその投与を行い，5か月間の継続摂取の後，4か月間のDAG油を投与しない後観察期間を設けた．保護者には，全試験期間を通して食事の内容と運動量を試験前と変えないよう指示した．試験開始前，継続摂取試験開始後1か

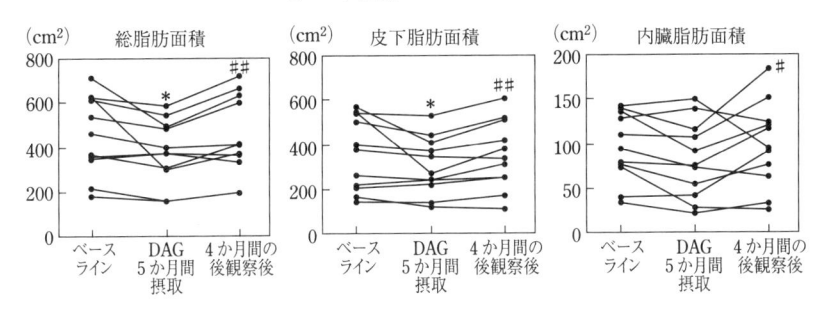

図3.19 5か月間の継続摂取による腹部脂肪面積の変化
* $p<0.05$(ベースラインに対して), # $p<0.05$, ## $p<0.01$(DAG 5か月間摂取に対して)

　月ごとに身体計測，血液検査，食事記録をとり，開始前，3か月目と5か月目，後観察4か月目に臍部のCTスキャンを撮像し，内臓脂肪面積，皮下脂肪面積および両者を合わせた総脂肪面積を算出した．

　身体測定値の変動では，腹部の総脂肪面積と皮下脂肪面積は，試験開始前と比較して，試験終了時の5か月目に有意に減少した(図3.19)．その後，通常の食用油に戻して4か月目には，有意に増加した．内臓脂肪は，小児の場合，もともと少なく有意な差は得られなかったが，総脂肪・皮下脂肪と同様，減少する傾向にあり，試験終了後4か月目では有意に増加した．成人の報告と若干異なり，成長過程にある小児では単純に体重やBMIだけの比較では必ずしも体格の本質的変化は評価できない可能性がある．腹部脂肪面積の変動において，皮下脂肪では有意な減少が認められたことは意義あることと考えられる．

　血液検査では，脂質関連の項目を中心に測定し，HDLコレステロールはDAG油の摂取期間中に有意に上昇した．一方，インスリン，空腹時血糖，ケトン体，肝機能などの安全性に関する検査項目には異常は認められなかった．また，腹部脂肪量と関係の深いレプチンやPAI-1についても分析した結果，レプチンは摂取期間中に有意に低下，PAI-1は初期の高値者で低下する傾向にあった(図3.20)．

まとめ

　成人における自由摂取試験では，DAG油の継続摂取により，いずれの試

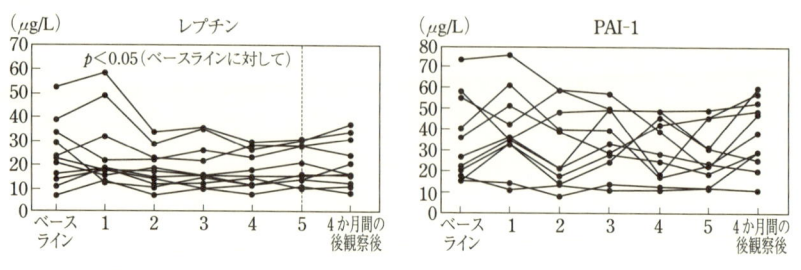

図3.20 5か月間の継続摂取によるレプチンおよびPAI-1の変化

験でも体重，BMIの低下が認められ，試験によってはウエスト周囲長の低下も同時に観察された．単純に食用油(TAG油)をDAG油に置き換えて継続使用するだけで，体重の有意な減少が認められることが明らかになり，DAG油摂取が健康的な体重の維持に役立つことが推察された．このことは，食事をコントロールした条件でDAG油継続摂取を行った試験[1, 2]と同じく，内臓脂肪の低減を伴っていることが推察される．内臓脂肪が少なくなることによりHDLコレステロールが上昇することは報告されているが，12か月オープンラベル試験や24か月オープンラベル試験でみられたHDLコレステロール値の有意な上昇は，内臓脂肪の減少によるところが大きいかもしれない．しかし，HDL合成に対するDAG油の直接的，間接的な作用については更なる検討が必要と思われる．12か月オープンラベル試験において，空腹時の血清中性脂肪値は，初期に150mg/dLを超える被験者に対してDAG油の継続摂取により有意な低下が認められたが，正常値の被験者には影響を与えないことが分かった．被験者全体では，どの試験も空腹時の血清中性脂肪値に有意な差は得られなかった．DAG油の単回摂取の試験では，食後の中性脂肪値の上昇を抑える効果がある[10-12]が，継続摂取は高中性脂肪血症者に対しては有効かもしれない．血清中性脂肪値が高い糖尿病患者に対するDAG油の3か月継続摂取試験では中性脂肪低減効果が報告されている[13]．PAI-1は内臓脂肪の蓄積と密接に相関し，血栓形成に関与する因子であるが，12か月オープンラベル試験や小児の継続摂取試験で有意な低下，もしくは低下傾向が観察されており，これらの結果は，DAG油を摂取すると腹部脂肪量の減少だけではなく，生活習慣病と関連の深いアディポサイトカイ

ンの分泌を改善する可能性を示している．
　これらの食用油自由摂取試験を通して，肥満の指標である BMI や内臓脂肪型肥満の判定の計測項目であるウエスト周囲長が有意に減少したことは，肥満とくに内臓脂肪型肥満の予防の観点から意義のあることと考えられる．小児においても DAG 油の継続摂取が成長を阻むことはなく，成人のリスク因子の重積した代謝性症候群などのリスク群に対する低減作用がみられた．このように，食事をコントロールされた試験で認められた DAG 油の有用性が自由摂取条件下でも総じて再現されたことから，DAG 油の継続摂取は，食事からの一次予防の有効な手段の一つと期待される．

参考文献

1) 渡邊浩幸，長尾知紀，後藤直弘，他．ジアシルグリセリンの長期摂取によるヒトの脂質代謝に及ぼす効果．日本油化学誌 1998 ; 47 : 369-376.
2) Nagao T, Watanabe H, Goto N, *et al*. Dietary Diacylglycerol Suppresses Accumulation of Body Fat Compared to Triacylglycerol in Men in a Double-Blind Controlled Trial. *J Nutr* 2000 ; **130** : 792-797.
3) Yasukawa T, Yasunaga K. Nutritional Function of Dietary Diacylglycerols. *J Oleo Sci* 2001 ; **50** : 427-432.
4) Yasunaga K, Takase H, Mori K. Long-Term Clinical Studies of Ad Libitum Diacylglycerol Consumption in Subjects in a Free-Living Environment. Katsuragi Y, *et al*. eds. Diacylglycerol. AOCS Press 2004 ; Chap. 11 : 109-124.
5) 大月和宣，森　建太，高瀬秀人，他．ジアシルグリセロールを主成分とする食用油の 2 年間の長期摂取試験．健康医学 2004 ; 19 : 29-32.
6) Pasternak R. Adult treatment panel II versus adult treatment panel III: what has changed and why? *Am J Cardiol* 2002 ; **89**(5A) : 3C-7C.
7) 日本肥満学会肥満症診断基準検討委員会．新しい肥満の判定と肥満症の診断基準．肥満研究 2000 ; 6 : 18-28.
8) 日本高血圧学会高血圧治療ガイドライン作成委員会編．高血圧治療ガイドライン 2000 年版．血圧測定と臨床評価 1999 ; 13-20.
9) Matsuyama K, Shoji K, Watanabe H, *et al*. Effect of Diacylglycerol Oil on Adiposity in Obese Children: Initial Communication. *J Pediatr Endocrinol Metab* 2006 ; **19** : 795-804.
10) 渡邊浩幸，鬼沢孝司，田口浩之，他．ヒトの脂質代謝に及ぼすジアシルグリセリンの影響．日本油化学誌 1997 ; 46 : 309-314.

11) Taguchi H, Omachi T, Nagao T, et al. Double-blind controlled study on the effects of dietary diacylglycerol on postprandial serum and chylomicron triacylglycerol responses in healthy humans. *J Am Coll Nutr* 2000 ; **19** : 789-796.
12) Tada N, Watanabe H, Matsuo N, et al. Dynamics of postprandial remnant-like lipoprotein particles in serum after loading of diacylglycerols. *Clin Chim Acta* 2001 ; **311** : 109-117.
13) Yamamoto K, Asakawa H, Tokunaga K, et al. Long-Term Ingestion of Dietary Diacylglycerol Lowers Serum Triacylglycerol in Type-2 Diabetic Patients with Hypertriacylglyceridemia. *J Nutr* 2001 ; **131** : 3204-3207.

(森　建太)

2.3　エネルギー代謝への関与

はじめに

現在，世界中で大きな社会問題となっている肥満者の増加は，食事内容の変化，運動量の低下，遺伝的要因，社会環境の変化などさまざまな要因が複合して起こっていると考えられる．しかしながら，体重の増減は，単純に摂取エネルギーと消費エネルギーのバランスで一義的に決まるものであり，肥満とは長期にわたって摂取エネルギーが消費エネルギーを上回ることにより，余ったエネルギーが脂肪として蓄積した状態と定義できる[1]．これまで，肥満予防・改善のアプローチはエネルギーの低減やバランスの取れた食事内容といった，主に摂取エネルギーの面からの検討が多くなされてきた．一方，特定の栄養素，食品素材を摂取した際のエネルギー代謝に及ぼす効果は，その抗肥満効果との関連を明らかにするためにも研究が行われている．例えば，トウガラシに含まれるカプサイシン[2-4]やヤシ油などに多く含まれる中鎖脂肪酸[5-8]については，ヒトでのエネルギー消費や脂肪燃焼を促進する作用が報告されている．

　ジアシルグリセロール(DAG)を長期に摂取すると，通常の食用油(トリアシルグリセロール，TAG)と比較して体重・体脂肪の低減効果があることがヒトでの臨床試験[9,10]ならびに動物実験[11-13]により報告されている．また，ラットやマウスでの実験により，DAG摂取時にはTAG摂取時と比較してエネルギー消費量が増加[11]するとともに，肝臓や小腸でのβ酸化が増加して

いることが示され[12, 13]，脂肪燃焼の亢進が示唆されている．このような背景の下，この項ではDAG摂取時のエネルギー代謝への関与について，ヒトでの臨床試験により得られた知見を紹介していく．

2.3.1 食後のエネルギー代謝に及ぼす効果

ヒトの1日のエネルギー消費は，主に安静時エネルギー，運動時エネルギー，ならびに食事誘発性エネルギー(dietary induced thermogenesis：DIT)の三つの成分で構成されている．安静時エネルギーは全エネルギー消費量の約60%を占め，生命の維持にとって不可欠な活動(細胞膜でのイオン勾配維持，安静時の心拍活動など)に伴う消費である．運動時エネルギーは全エネルギー消費の約30%を占め，運動など物理的な身体活動に伴う消費である．最後にDITは，食事に伴う安静時からのエネルギー消費の増加と定義され，咀嚼や食物の消化・吸収に伴う消費である[1]．

DITと肥満の関係については，これまで数多くの研究者が注目し，多くの成果が報告されている[14, 15]．食事量の設定や測定機器の検出能力の問題から，現時点ではその関係を明確に結論づけるには至っていないが，数多くの文献で肥満者ほどDITが低下し，体重増加の一因となっていることが報告されている[16]．

DAG摂取時のDITに及ぼす効果を検討した報告がSaitoらによりなされている[17]．試験は1～2週間の休止期間を挟んだダブルブラインドのクロスオーバーデザインで実施された．13名の成人男性(平均BMI 23.2kg/m^2，平均年齢34.6歳)に30gのDAGもしくはTAGを含む試験食(合計4,240kJ，栄養素比　脂質：糖質：タンパク質=34.5：52.1：14.1)を摂取した後のエネルギー消費量，呼吸商ならびに脂肪燃焼量を食後5時間にわたって呼気マスクによる間接熱量法によって測定した．また同時に，試験食摂取後4時間までの血中トリアシルグリセロール(トリグリセリドともいう)，グルコース，インスリン，遊離脂肪酸，総ケトン体レベルも測定された．

その結果，エネルギー消費量増加は，食後5時間までのいずれの時間においてもDAG摂取時の方がTAG摂取時よりも大きくなり，食後3時間においてその差が最も大きくなった($p<0.1$)．呼吸商の変化は，TAG摂取時より

もDAG摂取時の方が低値を示し,食後2時間および5時間後においては統計的に有意な差がみられ,脂肪が優先的に燃焼されていることが示された.また,脂肪燃焼量は,統計的な有意差はないものの,DAG摂取時においてTAG摂取時より大きくなる効果が観察された.次に,血中のパラメーターについて,血中トリアシルグリセロールの変化量は,食後4時間目においてDAG摂取時の方がTAG摂取時よりもその増加量が少なくなる傾向が示され($p<0.1$),これまで報告された他の試験結果と一致していた.血中グルコースおよび総ケトン体の変化量は両群で有意な差はなかったが,インスリンは,DAG摂取時の方がTAG摂取時よりも全ての時間で低値を示し,食後の0.5時間目時点では統計的に有意な差があった.

これらの結果より,SaitoらはDAG摂取によりDITならびに食後の脂肪燃焼が亢進すると結論し,そのメカニズムとしては食後のインスリンレベルの違いに注目している.一般的に,インスリンは血糖の筋肉や脂肪への取り込みに中心的な役割を果たすと同時に,脂肪細胞でのホルモン感受性リパーゼの不活性化による体脂肪分解や筋肉・脂肪でのβ酸化を抑制する働きがある.このようにインスリンは,食後のエネルギー基質を脂質から糖質へとスイッチし,体脂肪蓄積の制御において重要な役割を果たしている.彼らは,DAG摂取後の血中インスリン上昇がTAG摂取時と比較して小さいことから,食後での脂肪燃焼の抑制が弱くなり,結果として脂肪の燃焼量が大きくなったと考察している.DITならびに食後の脂肪燃焼量と肥満の関係はいまだに不明な点が多く,解明すべき研究課題が多く残されている分野である.さらに,食後のインスリンの反応とエネルギー代謝の関係は,インスリン抵抗性やメタボリックシンドロームへの効果およびそのメカニズム研究にも大きく貢献すると考えられ,今後の更なる研究が大いに期待される.

2.3.2　1日(24時間)のエネルギー代謝に及ぼす効果

DITだけでなく,安静時や睡眠時を含んだ24時間のエネルギー代謝を検討した結果が,オランダ,マーストリヒト大学のKamphuisらによって報告されている[18].試験は,シングルブラインドのクロスオーバーデザインで実施された.12名の成人女性(平均BMI 24.9kg/m^2,平均年齢34.5歳)がメ

タボリックチャンバーに36時間滞在している間に，DAGもしくはTAGを含む食事を摂取させ，総エネルギー消費量，呼吸商，脂肪燃焼量を測定した．エネルギー消費量については，睡眠時エネルギー，運動時エネルギー，DITの3成分に分割して検討された．血中パラメーターは，血中トリアシルグリセロール，遊離脂肪酸，ケトン体，遊離グリセロール，血糖値，インスリンが測定された．さらに，チャンバー滞在中の食欲スコアについて，visual analogue scale(VAS)法による官能評価アンケートが実施された．チャンバー滞在中に被験者は，その体格，年齢，性別をもとにHarris-Benedict式により求められた推定安静時代謝量に一定の活動強度を乗じた値によりエネルギー摂取量が決められ(栄養素比　脂質：糖質：タンパク質＝30：55：15)，各食事でのエネルギー摂取比率は朝：昼：夜：間食＝20：30：40：10であった．また試験油の摂取量は全脂肪摂取量の40%であった．

　その結果，1日(24時間)の総エネルギー消費量はDAGおよびTAG摂取時で差はなかった．また，その構成成分である睡眠時代謝，運動時代謝およびDITのいずれも有意な差は見られなかった．しかしながら，呼吸商がDAG摂取時に有意に低く，かつ脂肪燃焼量が有意に大きい結果が得られた．血液パラメーターについては，ケトン体がチャンバー滞在2日目においてDAG摂取時で有意に高い値を示した．また，アンケートによる食欲官能評価の結果，食欲がDAG摂取後に有意に低い値を示した．

　これらの結果より，KamphuisらはDAG摂取時の呼吸商の低下，脂肪燃焼量の増加および食欲の低下は，DAG摂取による体脂肪や脂質代謝に及ぼす有効性を直接的に証明するものであると結論している．さらに，これらの脂肪燃焼亢進を裏付けるデータとして，ケトン体レベルが高値になっており，肝臓でのβ酸化亢進がその原因の一つであると考察している．

2.3.3　体重・体脂肪低減効果の観点によるエネルギーバランスの考察

　ここでは，上記の臨床試験によって報告されたDAG摂取時のエネルギー代謝亢進効果について，これまで報告されている体重・体脂肪の低減効果と比較し，そのエネルギーバランスについて考察してみたい．これまで，DAGの長期摂取による体重，体脂肪の低減効果については，Nagaoらによ

って日本人を対象とした結果が，Maki らによってアメリカ人を対象とした結果が報告されている．Nagao らの試験[9]では，DAG の 16 週間継続摂取により TAG 摂取と比較して体重で 1.5kg の差となり，これを 1 日当たりのエネルギー消費として計算すると約 90kcal/日となる．Maki らの試験[10]では，12 週時点での体脂肪量が両群間で約 1kg の差となり，その後はこの差は広がらずほぼ一定であった．そこで，体脂肪量に顕著に差がついた 12 週までについて，1 日当たりのエネルギー消費の差を計算すると，約 100 kcal/日となった．

一方，食後のエネルギー消費(DIT)を検討した Saito らの結果[17]によると，DAG 摂取後は TAG 摂取後と比較して食後 5 時間において DIT が約 17kcal 多くなり，1 日 3 食として単純計算すると 1 日約 50kcal の差となる．また，24 時間のエネルギー消費を検討した Kamphuis らの結果[18]によると，総エネルギー消費量には差がないが，DAG 摂取時の方が TAG 摂取時よりも脂肪燃焼量が約 5g 多く，これは単純計算すると 1 日 45kcal のエネルギー消費増加につながると考えられる．しかしながら，これらのエネルギー消費の増加量は，先の体重・体脂肪減少の効果から求められる計算値と比べて少ないものである．この原因として，試験手法の違いに基づくものが大きいと考えられる．ここで報告されている DAG 摂取によるエネルギー代謝変化の試験は，1 回の摂取に基づく変化であり，長期間の摂取によるものではない．Murase らによるマウスを用いた結果[12, 13]より，DAG を含む食事で一定期間飼育することで，脂肪燃焼に関与する遺伝子の発現が肝臓および小腸において増加する結果が確認されている．このことから，DAG は継続的に摂取することによって，脂肪燃焼をより亢進する効果が示唆され，このことがエネルギー代謝を低く見積もった原因の一つであると考えられる．

まとめ

以上に述べてきたとおり，DAG のエネルギー代謝に及ぼす効果としては，食後のエネルギー消費，脂肪燃焼量を増加させる傾向が認められ，さらに 24 時間にわたるメタボリックチャンバーを用いる試験により，脂肪燃焼を有意に増加させる結果が報告されている．これらの結果は，これまで報告

されているDAGの長期継続摂取による体重・体脂肪低減効果のメカニズムを裏付ける上で重要な知見であると考えられる.しかしながら,これらに関する試験結果は非常に限られたものであり,例えば,DAGを長期に継続摂取した際のエネルギー代謝に及ぼす効果などの研究が必要であると考えられる.エネルギー代謝の研究は,肥満の予防,改善の観点から非常に有用な研究分野であり,今後の更なる研究が期待される.

参 考 文 献

1) Jequier E, Tappy L. Regulation of body weight in human. *Physiol Rev* 1999 ; **79** : 451-480.
2) Doucet E, Tremblay A. Food intake, energy balance and body weight control. *Eur J Clin Nutr* 1997 ; **51** : 846-855.
3) Lejeune MP, Kovacs FM, Westerterp-Plantenga MS. Effect of capsaicin on substrate oxidation and weight maintenance after modest body-weight loss in human subjects. *Br J Nutr* 2003 ; **90** : 651-659.
4) Belza A, Jessen AB. Bioactive food stimulants of sympathetic activity: effect on 24-h energy expenditure and fat oxidation. *Eur J Clin Nutr* 2005 ; **59** : 733-741.
5) Binnert C, Pachiaudi C, Beylot M, *et al*. Influence of human obesity on the metabolic fate of dietary long- and medium- chain triacylglycerols. *Am J Clin Nutr* 1998 ; **67** : 595-601.
6) St-Onge M-P, Ross R, Parsons WE, Jones PJH. Medium-chain triglyceride increase energy expenditure and decrease adiposity in overweight men. *Obesity Res* 2003 ; **11** : 395-402.
7) St-Onge M-P, Bourque C, Jones PJH, Parsons WE. Medium- versus long-chain triglycerides for 27 days increases fat oxidation and energy expenditure without resulting in changes in body composition in overweight men. *Int J Obes* 2003 ; **27** : 95-102.
8) St-Onge M-P, Jones PJH. Greater rise in fat oxidation with medium- chain triglyceride consumption relative to long-chain triglyceride is associated with lower initial body weight and greater loss of subcutaneous adipose tissue. *Int J Obes* 2003 ; **27** : 1565-1571.
9) Nagao T, Watanabe H, Goto N, *et al*. Dietary diacylglycerol suppresses accumulation of body fat compared to triacylglycerol in men in a double-blind controlled trial. *J Nutr* 2000 ; **130** : 792-797.
10) Maki KC, Davidson MH, Tsushima R, *et al*. Consumption of diacylglycerol

oil as part of a reduced-energy diet enhances loss of body weight and fat in comparison with consumption of a triacylglycerol control oil. *Am J Clin Nutr* 2002 ; **76** : 1230-1236.
11) 渡邊浩幸, 鬼沢孝司, 田口浩之, 他. ラットにおけるジアシルグリセリンの栄養学的特徴. 日本油化学会誌 1997 ; **46** : 301-307.
12) Murase T, Mizuno T, Omachi T, *et al.* Dietary diacylglycerol suppresses high fat and high sucrose diet-induced body fat accumulation in C57BL/6J mice. *J Lipid Res* 2001 ; **42** : 372-378.
13) Murase T, Aoki M, Wakisaka T, Hase T, Tokimitsu I. Anti-obesity effect of dietary diacylglycerol in C57BL/6J mice: dietary diacylglycerol stimulates intestinal lipid metabolism. *J Lipid Res* 2002 ; **43** : 1312-1319.
14) Granata GP, Brandon LJ. The thermic effect of food and obesity; discrepant results and methodological variations. *Nutr Rev* 2002 ; **60** : 223-233.
15) Westerterp KR. Diet induced thermogenesis. *Nutrition & Metabolism* 2004 ; **1** : 1-5.
16) De Longe L, Bray GA. The thermic effect of food and obesity: a critical review. *Obes Res* 1997 ; **5** : 622-631.
17) Saito S, Tomonobu K, Hase T, Tokimitsu I. Effects of diacylglycerol on postprandial energy expenditure and respiratory quotient in healthy subjects. *Nutrition* 2006 ; **22** : 30-35.
18) Kamphuis MJW, Mela DJ, Westerterp-Plantenga MS. Diacylglycerol affect substrate oxidation and appetite in humans. *Am J Clin Nutr* 2003 ; **77** : 1133-1139.

〔安永浩一〕

第4章　ジアシルグリセロールのメタボリックシンドロームに対するエビデンス

1. ジアシルグリセロールの糖尿病に対するエビデンス

1.1　2型糖尿病のリスクリダクションと肥満

　厚生労働省は，平成14(2002)年の国民栄養調査に際して行った糖尿病の実態調査から，ヘモグロビン A1c(HbA1c)値が 6.1% 以上の「糖尿病が強く疑われる人」と，HbA1c 値が 5.6% 以上～6.1% 未満で現在糖尿病の治療を受けていない人を「糖尿病の可能性が否定できない人」とし，それぞれ，約 740 万人と約 880 万人と報告している[1]．なかでも，前者の約 2/3 はきちんとした治療を受けていないと推定されている．一方，後者は平成 9(1997)年の調査における約 680 万人から，5 年間で約 200 万人増加しており，治療のみならず発症予防の面からも，サイレントキラーとしての 2 型糖尿病あるいは耐糖能異常に対する管理の困難さが浮き彫りになっている．

1.1.1　糖尿病の発症予防

　2 型糖尿病の発症予防を考える上で，880 万人を数える予備軍への対応が重要であることは論をまたない．糖尿病予備軍とは，空腹時血糖値が 110～125mg/dL である空腹時血糖異常(impaired fasting glucose：IFG)や，75g 経口ブドウ糖負荷試験(75g OGTT)において血糖 2 時間値が 140～199mg/dL を示す耐糖能異常(impaired glucose tolerance：IGT)などであり，日本糖尿病学会の病型分類で「境界型」に該当するものと思われる．近年，IGT に対する大規模無作為介入試験によって，糖尿病への進展を阻止しうることを確認した研究報告が多数発表されている(表 4.1)．

　フィンランドで一親等に糖尿病がいる IGT 522 例(平均 BMI 31，平均年齢

表4.1 糖尿病発症予防に関する大規模無作為介入研究

研 究 名	対　象 観察期間 (平均)	比 較 群	糖尿病発症 リスク減少率
Finnish Diabetes Prevention Study[2]	IGT 522例 3.2年 平均55歳 平均BMI 31	生活習慣改善群 対照群	58%
Diabetes Prevention Program Study[3]	IGT 3,234例 2.8年 平均51歳 平均BMI 34	生活習慣改善群 メトホルミン群 プラセボ群	58% 31%
STOP-NIDDM trial[4]	IGT 1,429例 3.3年 平均55歳 平均BMI 31	アカルボース群 プラセボ群	25%

55歳)を対象として行われたFinnish Diabetes Prevention Study (DPS)では，①5%の体重減量，②脂質摂取量を総摂取エネルギーの30%以下，③飽和脂肪酸の摂取量を総摂取エネルギーの10%以下，④食物繊維の摂取量を1,000kcal当たり15g以上，⑤毎日30分の中等度の運動という生活習慣の改善目標を設定して積極的に介入したところ，平均3.2年の観察期間で，糖尿病の累積発症率は対照群の28%に対して介入群では11%であり，個別の生活指導により糖尿病の発症が58%抑制されたと報告されている[2]．しかし，介入群のなかで5%の減量を達成できた者は43%，食習慣が改善した者は半数にも満たなかったが，1日30分以上の運動(中等度の強度)の達成率は86%であったという．

同様に，米国で行われたDiabetes Prevention Program (DPP)[3]では，IGT 3,234例(平均BMI 34，少数民族を45%含む)を，生活習慣への介入(①7%の減量を目指す食事療法，②週150分以上の運動，③16講のカリキュラムへの参加と月1回の個人指導)かメトホルミン1,700mg/日あるいはプラセボを服用する3群にわけて平均2.8年観察した．プラセボ群における糖尿病発症率は11.0/100人・年であったのに対して，生活習慣改善群では4.8/100人・年，メトホルミン群では7.8/100人・年であり，生活習慣への介入により58%，

メトホルミンの服用により31％，糖尿病の発症リスクが減少したという．

一方，STOP-NIDDM trial[4]では，一親等に糖尿病がいるIGT 1,429例（平均BMI 31，平均体重87kg）に対して，生活指導は行わずにα-グルコシダーゼ阻害薬（アカルボース300mg/日）を服用させて平均3.3年観察したところ，プラセボ群における累積糖尿病発症率41.8％に対して，α-グルコシダーゼ阻害薬群では32.8％であり，糖尿病の発症は25％減少し，全心血管疾患の発症リスクも46％低下したことが報告されている．

このように，IGTの時期から早期に介入して生活習慣を改善させることが糖尿病の発症予防に役立つという明確なエビデンスが集積されれば，2型糖尿病のみならず代謝症候群（メタボリックシンドローム）における生活指導や動脈硬化症の進展防止にとっても大きく貢献しうる可能性がある．ただし，欧米で行われた先の大規模介入研究の対象は，いずれも平均BMIが30を超えるような肥満者であり，この結果が直ちに日本人にも当てはまると即断することはできない．また，個人指導を中心とした強力な介入を行っても体重減少の程度は思いのほか軽微であり，達成率が最も高かった介入項目は，食事面ではなく身体活動に対する指導項目であった点などは，今後，有効な介入方針を探る上で興味深い．

1.1.2 糖尿病の病型

日本糖尿病学会編集の「糖尿病治療ガイド」[5]によると，「糖尿病はインスリンの作用不足により起こる慢性の高血糖を主徴とし，全身の代謝異常をきたす疾患群」と定義されている．糖尿病はその成因から，①1型，②2型，③その他の特定の機序，疾患によるもの，④妊娠糖尿病の四つに分類される（表4.2）．肥満から見た糖尿病という視点では，これらの中でも2型糖尿病が主要なターゲットとなるのはいうまでもない．

1.1.3 糖尿病型の判定と糖尿病の診断

1) 糖尿病型と判定する検査結果

静脈血漿血糖値が以下のいずれかに該当する場合，「糖尿病型」と判定する[6]．

表 4.2 糖尿病と，それに関連する耐糖能低下の成因分類

Ⅰ. 1型：β細胞の破壊，通常は絶対的インスリン欠乏に至る
　A. 自己免疫性
　B. 特発性
Ⅱ. 2型：インスリン分泌低下を主体とするものと，インスリン抵抗性が主体で，それにインスリンの相対的不足を伴うものなどがある
Ⅲ. その他の特定の機序，疾患によるもの
　A. 遺伝因子として遺伝子異常が同定されたもの
　　① 膵β細胞機能にかかわる遺伝子異常
　　② インスリン作用の伝達機構にかかわる遺伝子異常
　B. 他の疾患，条件に伴うもの
　　① 膵外分泌疾患
　　② 内分泌疾患
　　③ 肝疾患
　　④ 薬剤や化学物質によるもの
　　⑤ 感染症
　　⑥ 免疫機序による稀な病態
　　⑦ その他の遺伝的症候群で糖尿病を伴うことの多いもの
Ⅳ. 妊娠糖尿病
　妊娠中に発症あるいは初めて発見された耐糖能異常

（日本糖尿病学会：糖尿病診断基準検討委員会報告 1999 による）

表 4.3　75g OGTT の判定区分と判定規準

グルコース濃度(静脈血漿)		判定区分
空腹時	負荷後 2 時間	
126mg/dL 以上　または　200mg/dL 以上		糖尿病型
糖尿病型にも正常型にも属さないもの		境　界　型
110mg/dL 未満　および　140mg/dL 未満		正　常　型

随時血糖値≧200mg/dL の場合も糖尿病型とみなす．
正常型であっても，1 時間値が 180mg/dL 以上の場合は，180mg/dL 未満のものに比べて糖尿病に悪化する危険が高いので，境界型に準じた取り扱い(経過観察など)が必要である．

（日本糖尿病学会：糖尿病診断基準検討委員会報告 1999 による）

① 随時血糖値 200mg/dL 以上
② 早朝空腹時血糖値 126mg/dL 以上
③ 75g OGTT で 2 時間血糖値 200mg/dL 以上

なお，75g OGTT の判定区分と判定規準は，**表 4.3** のとおりである．

2) 糖尿病の診断

「糖尿病型」と判定された場合，別の日に再検査して，上記①〜③のいずれかで「糖尿病型」が再確認できれば，「糖尿病」と診断できる．ただし，次の①〜④のいずれかの場合には，1回の検査が「糖尿病型」であれば「糖尿病」と診断してよい．なお，HbA1cの分布は，正常型から糖尿病型のものの間のオーバーラップが大きく，HbA1cが6.5%未満であっても糖尿病を否定する根拠にはならない[5]．

① 口渇，多飲，多尿，体重減少など糖尿病の典型的な症状がある場合
② 同時に測定したHbA1cが6.5%以上の場合
③ 確実な糖尿病網膜症が認められた場合
④ 過去に「糖尿病型」を示した資料(検査データ)がある場合

3) 境界型と糖尿病発症率

「境界型」とは，75g OGTTで糖尿病型にも正常型にも属さない血糖値を示す群で，WHO分類のIGTとIFGがこの群に属する．このなかには次のものが混在する．

① 糖尿病の発症過程または改善過程にあるもの
② 遺伝的または生活習慣によりインスリン抵抗性が高まったもの
③ インスリン分泌障害が進展したもの
④ 代謝症候群(メタボリックシンドローム)を示すもの

山形県舟形町の住民調査では，5年間の観察で正常型から糖尿病を発症した者は3.5/1000人・年であったのに対して，IGTからの糖尿病発症率は21.3/1000人・年であったという．大阪成人病センターの人間ドックの成績では，3.6年間の観察でIGTからの糖尿病発症率は69.5/1000人・年であり，境界型のなかでも特にIGTから糖尿病へ移行する確率は明らかに高いことが知られている[7]．

広島原爆障害対策協議会健康管理センターにおける追跡調査[8]によると，境界型から糖尿病型への10年間の累積移行率は約51%であった．特に，IGTのうちでも75g OGTTの2時間血糖値が高い群(170〜199mg/dL)ほど

糖尿病型へ移行しやすく，この群における糖尿病発症率は87/1000人・年（観察期間2.1〜3年）であった．さらに正常型であっても1時間血糖値（1PG）が180mg/dLを超える者では糖尿病型への累積移行率が約31％と高値を示したという（図4.1）．

いずれの耐糖能群でも，肥満では非肥満と比べて，糖尿病型への累積移行率は1.2〜1.9倍高率であり，多変量解析による糖尿病発症への危険因子としては，75g OGTTの1時間血糖値が180mg/dL以上かまたは2時間血糖値が140mg/dL以上ではオッズ比が4.44と高く，ほかに男性，60歳未満，肥満，インスリン抵抗性が糖尿病発症の危険因子であることが明らかにされている[8]．

このように，境界型に1時間血糖値180mg/dL以上の正常型を加えて，いわゆる糖尿病予備軍と考えた場合，インスリン抵抗性の増大にともない膵β細胞機能不全を来たして糖尿病を発症するまで，5〜10年以上の期間があると推測される．しかし，日本人は欧米人よりインスリン分泌能が低いため，欧米人に比べて糖尿病への移行期間は短い．特に，75g OGTTの際に血漿immunoreactive insulin（IRI）を測定していれば，インスリンの初期反応の指標であるinsulinogenic index ＝ Δ IRI（30′）（μU/mL）/ Δ PG（30′）（mg/dL）が0.4未満に低下した者は糖尿病へ移行しやすいことが知られている[5,7]．

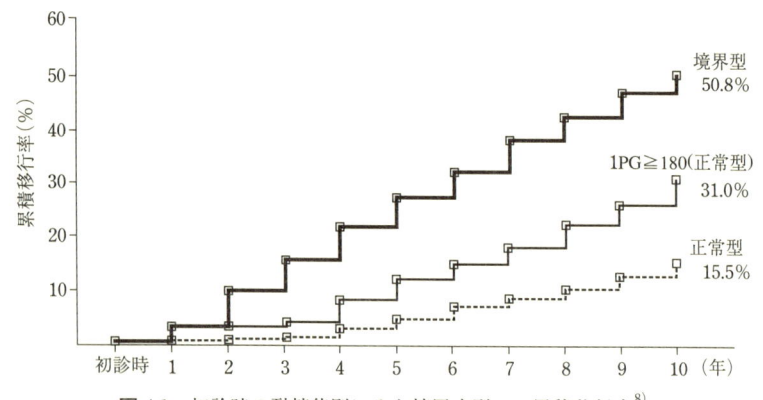

図4.1 初診時の耐糖能別にみた糖尿病型への累積移行率[8]
（初診時正常型：4,740例，1PG ≧ 180の正常型：1,072例，境界型：3,706例）

1.1.4 耐糖能異常の病態とリスク

2型糖尿病の発症には，遺伝因子と環境因子が密接に関与している．Pima Indianなどに対する研究から，はじめにインスリン抵抗性や高インスリン血症が引き金になって耐糖能異常が出現し，この状態が持続すると次第に膵β細胞機能不全を来たして2型糖尿病を発症するという考え方[9](two-step model，図4.2)が広く支持されてきた．しかし，近年，IGTの時期にすでにインスリン分泌不全がみられるという報告や，糖尿病の家族歴のある者では耐糖能が正常な時期にすでにインスリン分泌の第1相，第2相の低下を認めることなどが明らかになり，インスリン抵抗性のみならずインスリン分泌不全も，2型糖尿病を発症するかなり以前から存在している可能性を示唆する知見が集積されてきている[10]．

2型糖尿病のハイリスク者としては，表4.4に示すものが知られている[7]．そこで日常臨床では，まず肥満の程度(BMI，腹囲径)，体重歴，生活習慣(食習慣，運動習慣，ストレス環境)，家族歴，妊娠糖尿病の有無などの情報を聴取し，その後，血圧測定，血清脂質検査，75g OGTTにて血糖値とIRIを測定する．さらに，個々の症例では，インスリン分泌不全とインスリン抵抗性がさまざまに混在しているため，以下の指標を用いて，それぞれの病態を適宜把握することが重要である．

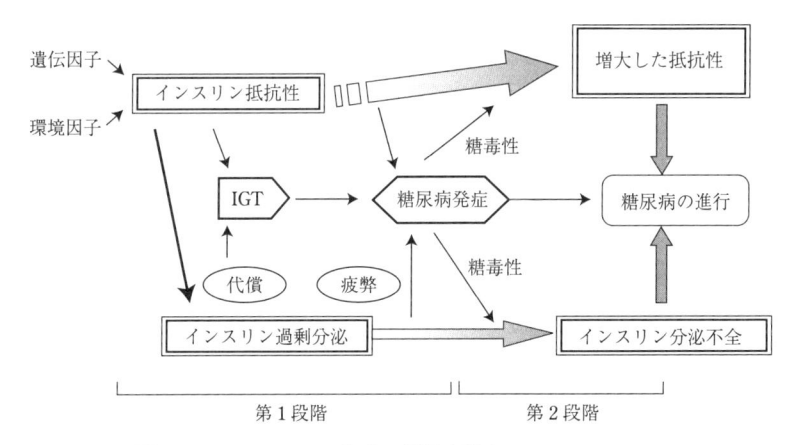

図4.2 Pima Indianにおける糖尿病発症のtwo-step model
(文献9より引用，一部改変)

表 4.4 スクリーニングの対象となる人（2型糖尿病のハイリスク者）

糖尿病の家族歴
妊娠糖尿病や巨大児出産の既往
境界型
過体重・肥満
脂質代謝異常（低 HDL コレステロール，高中性脂肪血症）
高血圧

（日本糖尿病学会編：科学的根拠に基づく糖尿病診療ガイドラインによる）

1) インスリン分泌能とインスリン抵抗性の評価
① インスリン分泌能の評価
(1) 朝食前空腹時血漿 C-peptide immunoreactivity（CPR）0.5ng/mL 以下あるいは 1 日尿中 CPR 排泄量が 20μg 未満の場合，インスリン分泌不全とみなされる．
(2) 75g OGTT における insulinogenic index* ＝ Δ IRI(30′)(μU/mL)/Δ PG (30′)(mg/dL)
この値が 0.4 未満の場合，インスリン分泌能の低下が示唆される．
　　＊ Δ IRI(30′)：血中インスリンの負荷後 30 分値と負荷前値との差
　　　 Δ PG(30′)：血漿血糖値の負荷後 30 分値と負荷前値との差
(3) HOMA-β（homeostatis model assessment-β cell function）* ＝ 朝食前空腹時血中 IRI(μU/mL) × 360/空腹時血糖値(mg/dL) − 63
　　＊正常値は 40〜60
② インスリン抵抗性の評価
血中のインスリン濃度に見合ったインスリン作用が得られない状態を，インスリン抵抗性とよぶ．
(1) 早朝空腹時血中 IRI 値が 15 μU/mL 以上の場合には，明らかなインスリン抵抗性の存在が考えられる．
(2) HOMA-IR（homeostatis model assessment-insulin resistance）＝ 早朝空腹時血糖値(mg/dL) × 空腹時 IRI(μU/mL)/405
肝糖放出に対する内因性インスリンによる肝臓のインスリン感受性を反映する指標である．1.6 以下の場合は正常，2.5 以上の場合にはインスリ

ン抵抗性があると考えられる．ただし，空腹時血糖値 140mg/dL 以上の場合にはその解釈に注意を要する．

2) 境界型のリスクと食後高血糖

境界型は糖尿病への移行率が高いことが第一のリスクであり，さらに，境界型自体が動脈硬化のリスクであるため，心血管疾患の発症が多いことが第二のリスクである．最近，欧州における DECODE[11]共同研究や日本の舟形町スタディー[12]から，IFG よりも IGT において心血管疾患を発症するリスクの高いことが明らかにされた．これによると，正常耐糖能に比べて，糖尿病では約3倍，境界型では約2倍高率に心血管疾患を発症するという[7]．

耐糖能異常の程度が軽微でも，インスリン分泌の第1相が低下すると，肝糖産生の抑制不全を介して食後高血糖を誘発する．また，インスリン初期分泌が不足すると遊離脂肪酸が増加し，インスリン応答性ブドウ糖取り込みが低下し，さらに遊離脂肪酸自体の膵 β 細胞毒性も知られている．したがって，ほんのわずかなインスリン分泌反応の遅れにより，インスリン分泌とインスリン抵抗性の両面が悪化し，これに高血圧，高中性脂肪血症，低 HDL コレステロール血症，小粒子 LDL，高尿酸血症，プラスミノーゲン活性化阻害因子1(PAI-1)などの危険因子が集まって心血管疾患の発症を促すと考えられる[13]．さらに，食後高血糖が反復されると，タンパク質の糖化，終末糖化産物の産生，酸化ストレスの亢進，NO 産生の低下などを介して，心血管疾患の発症に拍車がかかることになる[13]．

したがって，境界型は耐糖能異常が軽微でも決して放置することなく，以下の①～④を念頭に，3か月に1回ぐらいの間隔で経過を観察し，糖尿病への進展防止と心血管疾患の発症防止に努める姿勢が重要である[5]．

① **定期的評価**：3～6か月ごとに代謝状態と動脈硬化性疾患の合併の有無を評価する．
② **生活習慣の改善**：肥満(特に内臓脂肪の蓄積)の解消，食事量の制限，脂肪摂取の制限，単純糖質とくに糖を含む清涼飲料水の制限，食物繊維の摂取増加，間食への配慮，飲酒の適正化，禁煙，運動の奨励などに努める．肥満がある場合には，現体重の5%減を目指す．

③ **耐糖能異常の改善**：生活習慣の改善による耐糖能異常の正常化を75g OGTT にて評価する．

④ **代謝症候群**(メタボリックシンドローム)**の改善**：高血圧，高中性脂肪血症，低 HDL コレステロール血症，内臓脂肪蓄積の改善を評価し，生活習慣の改善で効果がえられない場合には，薬物療法を考慮する．高血圧症治療薬(ACE 阻害薬，アンジオテンシンⅡ受容体拮抗薬など)やスタチンには糖尿病発症を抑制する効果が報告されている．

ほかに，冒頭で述べたように，メトホルミン，α-グルコシダーゼ阻害薬には，糖尿病および心血管疾患の発症抑制効果が報告されており，IGT に対する速効型インスリン分泌薬(ナテグリニド)の投与試験も進行中であるが，日本では健康保険の規程によりこれらの薬剤を2型糖尿病患者以外に投与することはできないため，いずれも欧米人に対する検討である．これらの薬剤は，metabolic modulators とも呼ばれるが，食後の血糖上昇をわずかでも抑制することが，2型糖尿病のみならず動脈硬化症の発症・進展を抑制しうる可能性のあることを示唆する成績である．

1.1.5　コントロール目標と治療指針

近年，血糖コントロールの指標と評価は，**表 4.5** のように改訂された[5]．代謝障害が高度(HbA_{1c} 8～9% 以上，随時血糖値 250～300mg/dL 程度またはそれ以上)であれば，食事・運動療法に加えて，最初から薬物療法を開始する．代謝障害が中等度以下(HbA_{1c} 8～9% 以下，随時血糖値 250～300mg/dL 程度またはそれ以下)の場合には，まず患者の病態を十分に解析して，適切な食事・運動療法を行う．この場合，下記の項目を念頭に生活習慣改善に向けた介入を強力に進める．なお，このような治療と生活指導を2～3か月続けてもコントロール目標「優」「良」を達成できない場合には，薬物療法の併用を検討する．なお，コントロール不可の状態(HbA_{1c} 8.0% 以上，空腹時血糖値 160mg/dL 以上，食後血糖値 220mg/dL 以上)が3か月以上続く場合には，専門医に紹介するか専門医の助言を受ける．

2型糖尿病の発症に関連があると指摘されている生活習慣は，**表 4.6** のとおりである[7]．そこで，代謝障害が中等度以下の場合には，まずこれらの因

表 4.5 血糖コントロールの指標と評価

指　標	コントロールの評価とその範囲				不　可
	優	良	可		
			不十分	不　良	
HbA1c（%）	5.8 未満	5.8〜6.5 未満	6.5〜7.0 未満	7.0〜8.0 未満	8.0 以上
			6.5〜8.0 未満		
空腹時血糖値　（mg/dL）	80〜110 未満	110〜130 未満	130〜160 未満		160 以上
食後2時間血糖値（mg/dL）	80〜140 未満	140〜180 未満	180〜220 未満		220 以上

注）血糖コントロールが「可」とは，治療の徹底により「良」ないしそれ以上に向けての改善努力を行うべき領域である．
「可」の中でも 7.0% 未満をよりコントロールがよい「不十分」とし，他を「不良」とした（この境界の血糖値は定めない）．

（日本糖尿病学会編：科学的根拠に基づく糖尿病診療ガイドラインによる）

表 4.6　2 型糖尿病の発症に関係があると指摘されている生活習慣

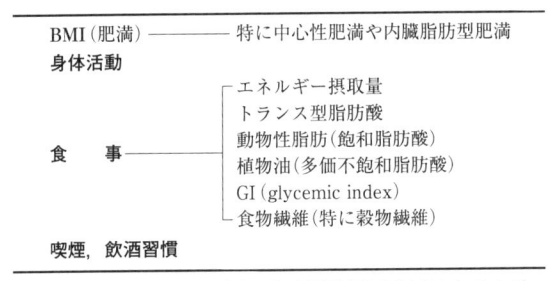

```
BMI（肥満）————— 特に中心性肥満や内臓脂肪型肥満
身体活動
              ┌─ エネルギー摂取量
              │  トランス型脂肪酸
              │  動物性脂肪（飽和脂肪酸）
食　事 ───────┤  植物油（多価不飽和脂肪酸）
              │  GI（glycemic index）
              └─ 食物繊維（特に穀物繊維）
喫煙，飲酒習慣
```

（日本糖尿病学会編：科学的根拠に基づく糖尿病診療ガイドラインによる）

子を念頭に生活習慣への介入を強力に行う．

① **BMI**：BMI 値は糖尿病の発症リスクと強く関連する．この場合，BMI ≧ 25 の範疇に入らないような軽度の BMI の増加でもリスクは高まる．また，現在の BMI だけではなく，過去の最大体重や成人してからの体重増加の程度も 2 型糖尿病発症の危険因子になることが知られている．近年，BMI 値よりも腹囲径やウエスト / ヒップ比のほうが，2 型糖尿病発症との関連が大きく，内臓脂肪の蓄積自体が糖尿病の独立した危険因子であることが明らかにされた[7, 14]．

② **運動習慣**：身体活動の低下は糖尿病発症のリスクであり，逆に身体活

動量を高めることは体重減少とは別に糖尿病の発症予防に役立つことが知られている．米国で非糖尿病の看護師(70,102人，40〜65歳)を対象に行われた追跡調査[15]では，ほとんど運動をしない(0〜2.0MET-hours/週)群からの糖尿病発症と比較して，運動を最もよくする(21.8MET-hours/週)群の糖尿病発症の相対危険度は 0.74 と報告されている．なお，MET-hours/週からみた運動量が同等であれば，運動強度の強弱は関係なかったという．

③ **食　事**：エネルギーの過剰摂取と植物油や魚油を部分的に水素添加処理した時に生ずるトランス型脂肪酸，GI 値(glycemic index)の高い食品は糖尿病発症のリスクを高める．一方，多価不飽和脂肪酸と食物繊維(特に穀物繊維)の摂取は糖尿病発症の抑制因子といわれる[7]．

④ **喫煙・飲酒**：喫煙は腹部への脂肪蓄積を促進し，インスリン抵抗性を惹起することから糖尿病発症のリスクを高めるとされている．一方，適度の飲酒はインスリン感受性を高めて糖尿病発症に抑制的に働くが，過度の飲酒は糖尿病の発症を促進するといわれる[7]．

なお，HbA1c を基準とした血糖コントロールの目標は，UKPDS[16] や Kumamoto Study[17] など，細小血管症の発症・進展防止に関わる疫学研究をもとに作成された基準であり，心血管疾患の発症・進展防止について吟味された基準ではない．そこで，これらに加えて，**表4.7** に示すように体重(内臓脂肪)，血圧，血清脂質に対する配慮は欠かせない．特に，BMI 22 まで減量できなくとも，現体重を 5%程度減らすことで耐糖能の改善を認めることも多い．むしろ，体重減少よりも腹囲径の減少を高く評価すべきであるともいわれる[14]．

表4.7　血糖以外のコントロール目標

BMI	22	
血圧	130/80mmHg 未満	
血清脂質	総コレステロール	LDL コレステロール
冠動脈疾患(−)	200mg/dL 未満	120 mg/dL 未満
冠動脈疾患(+)	180mg/dL 未満	100 mg/dL 未満
中性脂肪	150mg/dL 未満	
HDL コレステロール	40mg/dL 以上	

(日本糖尿病学会編：科学的根拠に基づく糖尿病診療ガイドラインによる)

1974年，40歳以上の住民を対象に福岡県久山町で行われたコホート研究[18]によると，BMIが27以上の群では，27未満の群と比べて，高血圧，耐糖能異常，高コレステロール，心電図異常，蛋白尿の頻度が有意に高いことが報告されている．しかし，BMIが27を超える者は，男性住民854人中37人(約4.3%)にすぎず，大多数を占めるBMI 27未満の対象では，BMIと上記疾病異常の頻度の間に，明らかな関連はみられなかった．

　日本人2型糖尿病者約2,200人を登録し，その臨床的特徴，合併症の発症・増悪因子などを明らかにするため，1996年から実施されている大規模臨床介入試験であるJapan Diabetes Complications Study (JDCS)[19]の7年次の中間報告が発表された．それによると，UKPDS[16]における白人のデータと比較して，年齢，罹病歴，血糖コントロールなどが類似しているにもかかわらず，英国白人患者では著しい肥満(平均BMI約29)がみられるのに対して，日本人患者にはほとんど肥満がみられず(平均BMI約23)，一般人口の平均BMI(白人24.1，日本人22.7)と比べると，日本人の2型糖尿病者の平均BMIは一般人と変わらないという特徴が明らかになった[19]．さらに，JDCS登録患者の約1/4は過食(標準体重1kg当たり35kcal以上摂取)していたが，過食患者のうち肥満(BMI≧25)していたのは1/4であり，「過食でかつ肥満」と考えられる2型糖尿病者は全体のわずか5%にすぎないことが判明した[19]．したがって，日本人における2型糖尿病の発症と病態には，過食による肥満以外の要素も大きく関与している可能性があるということができよう．

　このように，欧米人ほど肥満が高度ではなく，BMIとのかかわりも少なく，インスリン分泌能が低い日本人に対して，糖尿病および動脈硬化症の発症・進展防止の方策として，いかなる介入方法が有効なのか，1998年よりIGTを対象に開始された大規模臨床介入研究であるJapan Diabetes Prevention Program (JDPP)[20]などから得られる，日本人における新しいエビデンスの確立が切に待たれるところである．

参考文献
1) http://www.mhlw.go.jp/shingi/2003/08

2) Tuomilehto J, et al. Prevention of type 2 diabetes mellitus by changes in lifestyle among subjects with impaired glucose tolerance. *N Engl J Med* 2001 ; 344 : 1343-1350.
3) DPP Research Group. Reduction in incidence of type 2 diabetes with lifestyle intervention or metformin. *N Engl J Med* 2002 ; 346 : 393-403.
4) Chiasson JL, et al. Acarbose for prevention of type 2 diabetes mellitus; The STOP-NIDDM randomized trial. *Lancet* 2002 ; 359 : 2072-2077.
5) 日本糖尿病学会編.糖尿病治療ガイド 2004-2005.東京:文光堂 2004.
6) 糖尿病診断基準検討委員会.糖尿病の分類と診断基準に関する委員会報告.糖尿病 1999 ; 42 : 385-404.
7) 日本糖尿病学会編.科学的根拠に基づく糖尿病診療ガイドライン.東京:南江堂 2004.
8) 伊藤千賀子.GTT 経年観察成績からみた NIDDM の発症予知.日本臨床 1997 ; 55 : 256-361.
9) Saad MF, et al. A two-step model for developing of non-insulin dependent diabetes mellitus. *Am J Med* 1991 ; 90 : 229-235.
10) 綿田裕孝,河盛隆造.肥満と耐糖能障害,2型糖尿病.内科 2003 ; 92 : 242-247.
11) The DECODE study group. Glucose tolerance and cardiovascular mortality; Comparison of fasting and 2-hour diagnostic criteria. *Arch Intern Med* 2001 ; 161 : 397-404.
12) Tominaga M, et al. Impaired glucose tolerance is a risk factor for cardiovascular disease, but not impaired fasting glucose; The Funagata Diabetes Study. *Diabetes Care* 1999 ; 22 : 920-924.
13) 中神朋子,岩本安彦.食後高血糖と動脈硬化性疾患.糖尿病 2003 ; 46 : 907-909.
14) Nagaretani H, et al. Visceral fat is a major contributor for multiple risk factor clustering in Japanese men with impaired glucose tolerance. *Diabetes Care* 2001 ; 24 : 2127-2133.
15) Hu FB, et al. Walking compared with vigorous physical activity and risk of type 2 diabetes in women: A prospective study. *JAMA* 1999 ; 282 : 1433-1439.
16) UK Prospective Diabetes Study (UKPDS) Group. Sulfonylurea inadequacy: Efficacy of addition of insulin over 6 years in patients with type 2 diabetes in the UK Prospective Diabetes Study (UKPDS57). *Diabetes Care* 2002 ; 25 : 330-336.
17) Ohkubo Y, et al. Intensive insulin therapy prevents the progression of diabetic microvascular complications in Japanese patients with non-insulin-

dependent diabetes mellitus: A randomized prospective 6-year study. *Diabetes Res Clin Pract* 1995 ; **28** : 103-117.
18) 中山敬三,藤島正敏,他.一般住民における肥満に伴う合併症と生命予後:久山町研究.日本老年医学会雑誌 1997 ; **34** : 935-941.
19) Sone H, *et al.* (Japan Diabetes Complications Study Group.) Energy intake and obesity in Japanese patients with type 2 diabetes. *Lancet* 2004 ; **363** : 248-249.
20) 葛谷英嗣.生活習慣介入による2型糖尿病予防に関する研究(JDPP).日本糖尿病学会編.糖尿病学の進歩2004.東京:診断と治療社2004 ; 156-160.

〈大野　誠〉

1.2 動脈硬化のリスク因子としての糖尿病
はじめに

　糖尿病が動脈硬化の重要なリスク因子であることは,これまでの多くの基礎および臨床研究からも明らかである.近年では糖尿病の予備軍でもそのリスクが大きいとされている.なお,厚生労働省の2002年の発表によれば,糖尿病およびその予備軍がここ5年で増加しているとされ,さらに今後もその増加が予想されている.そこで,今後迎える超高齢社会を考えると,糖尿病の予防・治療を進める上で,動脈硬化性疾患への理解がますます重要なものになると考えられる.また最近,糖尿病と動脈硬化とを結ぶ疾患概念として注目されるメタボリックシンドロームへの理解も重要である.本項では,動脈硬化のリスク因子としての糖尿病(その予備軍を含めて)について,これまでの報告をもとに概説する.

1.2.1 糖尿病と動脈硬化性血管障害—疫学研究から

　多くの疫学研究から,糖尿病において動脈硬化性疾患が高頻度に合併するのは明らかである.冠動脈疾患については,その発症率や死亡率は糖尿病で高く,それらの頻度は通常の約2～5倍といわれる[1,2].Finnish Diabetes Prevention Studyによれば,糖尿病患者における心筋梗塞の初発発症率は非糖尿病例の約5倍であり,さらにその初発発症率は非糖尿病例の再発発症率と同等であることも示された[3](図4.3).また若年発症の1型糖尿病を対象とした研究では,冠動脈疾患による累積死亡率が約35％と著明に高値であ

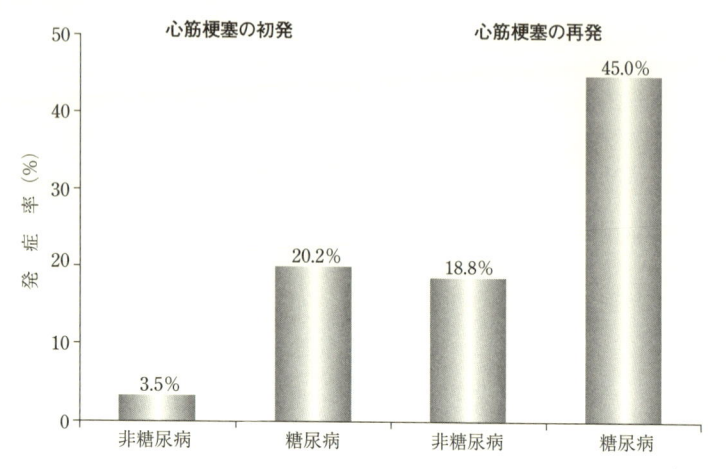

図 4.3 糖尿病,非糖尿病における心筋梗塞発症頻度(Finnish Study)[3]
糖尿病群の心筋梗塞の初発発症率は非糖尿病の再発発症率に近似する.

ることが報告された[4].日本では久山町研究によって,2型糖尿病における虚血性心疾患の発症数は5.0/1000人・年であり,その発症の相対危険度は糖尿病で3.0であることが示された[5].また,わが国ではJapan Diabetes Complication Study(JDCS)が進行中である.この研究のこれまでの成績によれば,2型糖尿病患者での虚血性心疾患の発症数は8.0/1000人・年であり,久山町研究での報告に比べて増加していた.また男性は女性の約2倍であった[6].

脳血管障害については,糖尿病では脳内出血やクモ膜下出血に比較して,脳梗塞の占める割合が増加してきている.糖尿病があると脳梗塞の発症が2～3倍高率になることが知られている[7,8].従来,わが国ではラクナ梗塞が脳梗塞の約半数を占めていたが,ライフスタイルの変化に伴い,アテローム血栓性脳梗塞が増加している.

このように糖尿病では心血管イベントの発症頻度が高率であるが,これは糖尿病の比較的早期,軽症の時期から見られるのが特徴である.さらに,久山町研究では,糖尿病予備軍,特に耐糖能異常(impaired glucose tolerance: IGT)においても,2型糖尿病には及ばないが冠動脈疾患発症の危険度が有意に高値であることが示された(相対危険度1.9)[5].頸動脈の内膜中膜複合体肥

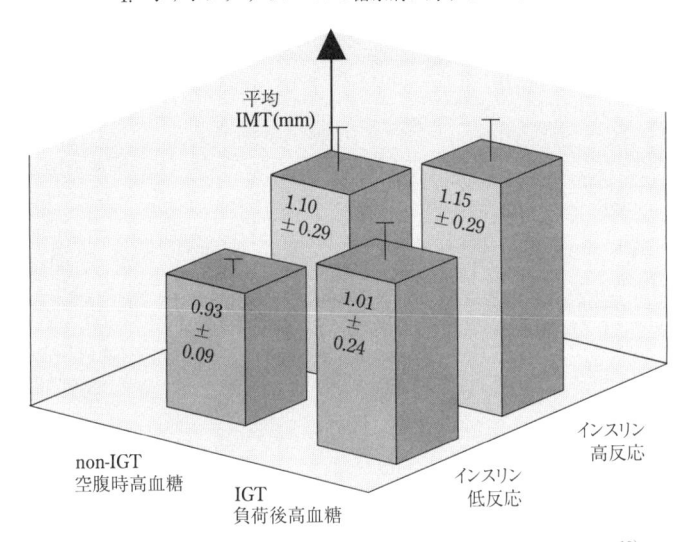

図4.4 経口ブドウ糖負荷試験で境界型例におけるIMTの特徴[10]
IMTが最も高値を示すのは，IGTのうちインスリン高反応群である．

厚度(IMT)は早期動脈硬化の指標に有用とされているが，近年，糖尿病における冠動脈疾患の非観血的評価法として有用性が認められている．河盛らの成績によれば，IGT例におけるIMTは健常者と比べて明らかに高値であり，糖尿病患者とほぼ同程度にまで肥厚していることが示され，IGT例ですでに冠動脈疾患のリスクが高率であることが示唆された[9]．特に，これらのIGT例のうち，ブドウ糖負荷後の高血糖に加えてインスリンが高反応を示す，いわゆるインスリン抵抗性の例においてIMTが最も肥厚していることも示された[10](図4.4)．すなわちIGT例でメタボリックシンドロームを伴う場合に動脈硬化促進的になることが予想される．

1.2.2 動脈硬化のリスクとしての糖尿病
1) 高 血 糖

これまでに，持続する高血糖状態の指標である$HbA1c$は，糖尿病患者における冠動脈疾患の発症や冠動脈死と密接に関連することが知られている．特に$HbA1c$ 7％以上ではその危険度が有意に高いことが報告されてい

る[11,12]. しかし UKPDS によれば, 網膜症, 腎症などの細小血管障害の場合と異なり, 冠動脈疾患ではその発症・進展と血糖コントロールとの関連は十分でないことが示された[13] (図4.5). 脳血管障害についても, 血糖コントロールや HbA1c は強い予測因子ではなかった. なお, これまでに病型別にみるラクナ梗塞では高血糖の関与が強いとされるが, アテローム血栓性脳梗塞では一定の関連はみられていない[14]. しかし, 最近になって, DECODE[15] (図4.6), 舟形町[16], そして STOP-NIDDM[17] などの研究から食後高血糖が動脈硬化に促進的に作用することが示唆された. 持続性高血糖または食後高血糖が動脈硬化に及ぼす影響としては次のような機序が考えられている. まず血管内皮細胞機能への影響が重要であり, 高血糖があると血管内皮細胞依存性の血管弛緩反応が低下する. それは NO 産生の低下, またはスーパーオキシドアニオンの増加によって NO の不活性化が生じるためとされている[18]. 次に高血糖によって血小板機能亢進, 凝固系亢進, そして線溶系低下がみられる[19]. さらに接着因子である VCAM-1 や ICAM-1 が増

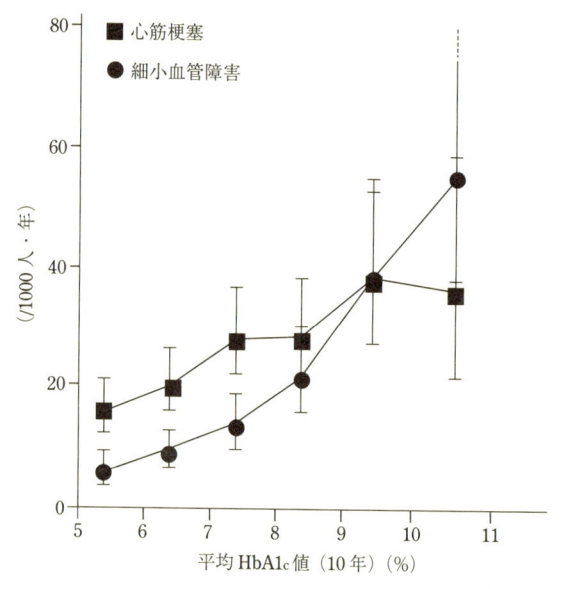

図4.5 糖尿病合併症発症と血糖コントロール[13]
心筋梗塞発症率は細小血管障害発症率と比べて高血糖との関連が少ない.

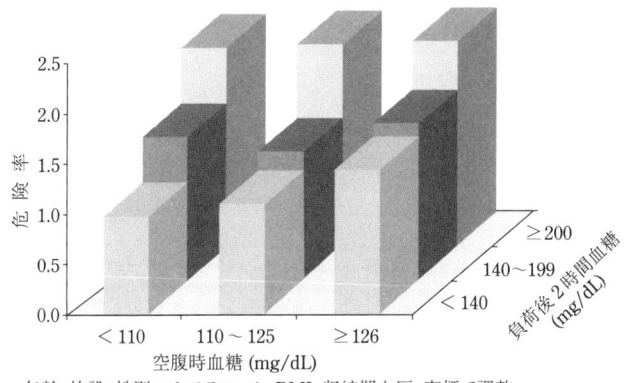

図 4.6 DECODE：空腹時および糖負荷後 2 時間血糖値と全死亡との関連[15]
負荷後 2 時間血糖値が全死亡と密接に関連する．

加していることも知られている[20]．これらの機序が単独または相互に作用して動脈硬化促進的に影響すると考えられる．

2) インスリン抵抗性／高インスリン血症，メタボリックシンドローム

インスリン抵抗性は糖尿病の 2 大成因の一つであるが，それは動脈硬化の成因としても重要である．また近年，糖尿病，動脈硬化との関連でメタボリックシンドロームが注目されており，2005 年には日本での診断基準も発表されている．メタボリックシンドロームはインスリン抵抗性を基盤として，動脈硬化のリスク因子が重積すると，それぞれのリスクは軽症であっても動脈硬化を高率にきたすという疾患概念である．診断基準ではインスリン抵抗性を測る指標として内臓脂肪を採用しており，具体的には男性 85cm 以上，女性 90cm 以上のウエスト周囲径をインスリン抵抗性状態にあると規定している．

IGT または軽症糖尿病ではインスリン抵抗性があると代償的に高インスリン血症が生じる．これまでの多くの報告から，高インスリン血症は動脈硬化のリスクであると考えられている．17 研究についてのメタアナリシスによれば，空腹時，非空腹時いずれのインスリン値でも高値であることが心血管病変の危険度を増加させることが示された[21]（**表 4.8**）．脳梗塞についても

表 4.8 血中インスリン値と心血管病変との関係(メタアナリシス)[21]

研　　究	研 究 数	相対危険度
空腹時インスリン研究	10	1.18 (1.08〜1.29)
非空腹時インスリン研究	7	1.25 (1.03〜1.51)

相対危険度は,空腹時,非空腹時ともにインスリン値 50pmol/L(7.5μU/mL)に比較し,250pmol/L(37.5μU/mL)での危険度を示す.

同様に,空腹時高インスリン血症がその危険性を高めることが報告されている[22].

インスリン抵抗性と高インスリン血症のどちらが動脈硬化のリスクになり得るのか詳細は明らかでない.インスリンにはさまざまな血管壁に対する作用が知られている.インスリンの動脈硬化促進作用としては,血管内皮に対して,線溶系の抑制,活性酸素産生の亢進,エンドセリン-1の増加など,また血管平滑筋に対して,アンジオテンシンⅡ type 1 (AT1) 受容体の増加,平滑筋細胞増殖の亢進など,それぞれの作用が報告されている[23-27].インスリン抵抗性が直接的に動脈硬化促進作用を有するのかは明らかでなく,血管内皮細胞のみ特異的にインスリン受容体が欠損したマウス(インスリン作用が血管内皮細胞で欠損)を用いて検討された.その結果,血管内皮のインスリン作用が低下しただけでは動脈硬化の形成は起こりにくく,全身性の高インスリン血症の存在が加わることの重要性が示唆された[28].

インスリン抵抗性／高インスリン血症があると,後述するように,他の動脈硬化のリスク因子である炎症,高脂血症,高血圧などを介して間接的に動脈硬化に促進的に作用する可能性も考えられる.

1.2.3　糖尿病に併発する他の動脈硬化のリスク
1) 高　血　圧

糖尿病では高血圧の合併頻度が高率である.その機序としては動脈硬化の進行によることが大きい.また高インスリン血症の持続が直接的に,または腎近位尿細管でのナトリウム再吸収亢進を介して間接的に関与する[29].さらに腎障害の進行も要因となる.

糖尿病においても高血圧は冠動脈疾患,脳血管障害の重要なリスクであ

り，その高血圧をアンジオテンシン変換酵素(ACE)阻害薬，AT1受容体拮抗薬(ARB)，長時間作用型カルシウム拮抗薬などで管理すると，それらのイベントが抑制できることも知られている．日本における糖尿病での高血圧症管理目標は 130/80 mmHg 未満とされている[30]．

2) 高脂血症

糖尿病では高脂血症の合併が高頻度で，なかでも高コレステロール血症，高 LDL コレステロール血症，高トリアシルグリセロール(トリグリセリド)血症，低 HDL コレステロール血症が特徴的である．高レムナントリポ蛋白血症もみられる．さらに高血糖やインスリン抵抗性に伴い糖化 LDL，酸化 LDL，small-dense LDL などリポタンパク質の質的異常も認められる．これらリポタンパク質の量的および質的異常はいずれも動脈硬化促進的変化である．これらリポタンパク質異常が冠動脈疾患の重要なリスクであることは明白であるが，脳血管障害では脳梗塞のリスクになることが最近注目されるようになった．スタチンやフィブラートの投与によってこれらのリポタンパク質異常を改善すると，心血管イベントが抑制されることがすでに知られている[31,32]．日本における糖尿病の場合，冠動脈疾患の発症を予防するための LDL-C 管理目標は 120mg/dL 未満，再発を予防するための目標は 100mg/dL 未満とされている[33]．

3) 肥満症

肥満の中でも内臓脂肪肥満はメタボリックシンドロームとの関連で動脈硬化の重要なリスク因子であり，肥満症とされる．糖尿病では内臓脂肪肥満が多く，糖尿病病態の進展に加えて，動脈硬化の進行も促進される．最近，糖尿病では認知症の合併頻度が多く，そのリスク因子としてメタボリックシンドロームが注目されている[34]．さらに，そのメタボリックシンドロームが壮年期にあると高齢になって認知症になる確率が高いことも報告されている[35]．メタボリックシンドロームを伴う糖尿病に対しては，高血糖の改善に加えて，内臓脂肪を減少させることによって，高血圧，高脂血症などの動脈硬化リスク因子を解消することが大切である．

1.2.4 動脈硬化を防止するための糖尿病治療

1) 食事療法・運動療法の留意点

適切な食事管理と運動は内臓脂肪を選択的に減少させ，インスリン抵抗性を改善することによって糖尿病，特にメタボリックシンドロームを伴う糖尿病の予防・治療に有用であることが多くの疫学研究によって証明されている[36]．

食事療法では，まず糖尿病の食事管理の基本とされる，摂取総エネルギー量および各種栄養素バランスの調整，そして誤った食習慣の改善が求められる．その上で高脂血症があれば，高コレステロール血症には食事からのコレステロール，飽和脂肪酸の摂取を制限し，高トリアシルグリセロール血症には脂肪，果糖・砂糖の摂取と飲酒量を制限する．特にメタボリックシンドロームを伴う糖尿病では，男性では飲酒量の制限，女性では菓子，果物，脂肪の制限が必要とされる[37]．

糖尿病，特に2型糖尿病における運動療法の基本としては，日常生活の中で段階的に運動量を増やしていき，それを継続することが重要である．その運動によって血糖コントロール，脂質代謝，血圧，インスリン感受性のそれぞれに改善が認められるが，食事療法と組み合わせた場合にそれらの効果はさらに増大するとされる．適切な運動療法によるこの効果はいずれも動脈硬化に抑制的なものと考えられる．

2) 経口血糖降下薬，インスリンの使い方

近年，糖尿病における高血糖の発症機序がより明らかになり，その機序に合わせた各種の経口血糖降下薬が開発された．また糖尿病患者は個々でその機序が一定でないことも明らかで，高血糖管理を行う際には個々の患者に合わせた適切な薬物選択が重要となる．例えばメタボリックシンドロームを伴う糖尿病患者に対して，高血糖の改善を急ぐあまり，食事・運動管理を十分に行わないでスルホニル尿素薬を使用すると，肥満，特に内臓肥満を増強させ，メタボリックシンドロームの病態を悪化させることにつながる．基本的には，血糖を管理する上で動脈硬化の予防を考慮すると，まず食後の高血糖を改善させることが大切である．その際には動脈硬化リスク因子を軽減する

ために，食後の血中インスリン反応の異常を可能な限り正常化することが大切である．これまでに軽症2型糖尿病でみられる食後高血糖の機序として，1）インスリン初期分泌低下，2）インスリン抵抗性が認められている．したがって，食事・運動療法を厳格にした上で，1）インスリン初期分泌低下に対してはα-グルコシダーゼ阻害薬，速効型インスリン分泌促進薬，2）インスリン抵抗性に対してはメトホルミン，チアゾリジン誘導体，などのそれぞれを単用または併用する．さらに病態が進行して食前にも高血糖を認めるようになった場合にはスルホニル尿素薬を併用して少量用いる．それらの経口血糖降下薬で血糖コントロールができない場合，特にスルホニル尿素薬が無効の場合には速やかにインスリン療法に変更する．動脈硬化を抑制することを考慮した場合には，超速効型または速効型インスリンを用いて毎食ごとに1日3回注射するのが，血中インスリン動態を最も生理的に近づけ，動脈硬化のリスク因子を改善させるのに効果的と考えられる．

おわりに

糖尿病は動脈硬化の重要なリスク因子であり，特に早期，軽症の時期から動脈硬化が強く認められる例が多いことを強調した．すなわちメタボリックシンドロームを伴う例がそれであり，食事・運動・薬物療法を行う上で，高血糖管理に加えて，内臓脂肪蓄積，インスリン抵抗性，そして集積する動脈硬化リスク因子群を可能な限り解消することの重要性，さらにその際の留意点について解説した．

参考文献

1) Stamler J, Vaccaro O, Neaton JD, et al. Diabetes, other risk factors, and 12-yr cardiovascular mortality for men screened in the Multiple Risk Factor Intervention Trial. *Diabetes Care* 1993 ; **16** : 434-444.
2) Almdal T, Scharling H, Jensen JS, et al. The independent effect of type 2 diabetes mellitus on ischemic heart disease, stroke, and death; a population-based study of 13,000 men and women with 20 years of follow-up. *Arch Intern Med* 2004 ; **164** : 1422-1426.
3) Steven MH, Seppo L, Tapani R, et al. Mortality from coronary heart disease in subjects with and without prior myocardial infarction. *N Engl J*

Med 1998 ; 339 : 229-234.
4) Krolewski AS, Kosinski EJ, Warram JH, et al. Magnitude and determinations of coronary artery disease in juvenile-onset, insulin-dependent diabetes mellitus. Am J Cardiol 1987 ; 59(8) : 750-755.
5) Fujisawa M, Kiyohara Y, Kato I, et al. Diabetes and cardiovascular disease in a prospective population survey in Japan; The Hisayama Study. Diabetes 1996 ; 45(Suppl. 3) : S14-16.
6) 曽根博仁, 斉藤 康, 吉村幸雄, 他：糖尿病と合併症. 日本人における最近の動向. 日内会誌 2004 ; 93 : 2427-2434.
7) Abbott RD, Donahue RP, MacMahon SW, et al. Diabetes and the risk of stroke. The Honolulu Heart Program. JAMA 1987 ; 257 : 949-952.
8) 大村隆夫, 上田一雄, 清原 裕：一般住民の 22 年間追跡調査における耐糖能異常と脳卒中発症の関連. 久山町研究. 糖尿病 1993 ; 36 : 17-24.
9) Yamasaki Y, Kawamori R, Matsushima H, et al. Asymptomatic hyperglycaemia is associated with increased intimal plus medial thickness of the carotid artery. Diabetologia 1995 ; 38(5) : 585-591.
10) Kawamori R, Matsuhisa M, Kinoshita J, et al. Pioglitazone enhances splanchnic glucose uptake as well as peripheral glucose uptake in non-insulin-dependent diabetes mellitus. AD-4833 Clamp-OGL Study Group. Diabetes Res Clin Pract 1998 ; 41(1) : 35-43.
11) Singer DE, Nathan DM, Anderson KM, et al. Association of HbA1c with prevalent cardiovascular disease in the original cohort of the Framingham Heart Study. Diabetes 1992 ; 41 : 202-208.
12) Kuusisto J, Mykkanen L, Pyorala K, et al. NIDDM and its metabolic control predict coronary heart disease in elderly subjects. Diabets 1994 ; 43 : 967-969.
13) UK Prospective Diabetes Study (UKPDS) Group. Intensive blood-glucose control with sulphonylureas or insulin compared with conventional treatment and risk of complications in patients with type 2 diabetes (UKPDS 33). Lancet 1998 ; 352 : 837-853.
14) Tanizaki Y, Kiyohara Y, Kato I. Incidence and risk factors for subtypes of cerebral infarction in a general population; the Hisayama study. Stroke 2000 ; 31(11) : 2616-2622.
15) Glucose tolerance and mortality: comparison of WHO and American Diabetes Association diagnostic criteria. The DECODE study group. European Diabetes Epidemiology: Collaborative analysis of Diagnostic criteria in Europe. Lancet 1999 ; 354(9179) : 617-621.
16) Impaired glucose tolerance is a risk factor for cardiovascular disease, but

not impaired fasting glucose. The Funagata Diabetes Study. *Diabetes Care* 1999 ; **22**(6) : 920-924.
17) Acarbose treatment and the risk of cardiovascular disease and hypertension in patients with impaired glucose tolerance. The STOP-NIDDM trial. *JAMA* 2003 ; **290**(4) : 486-494.
18) Schmidt AM, Hori O, Chen JX, *et al.* Advanced glycation endoproducts increasing with their endothelial receptor induce expression of vascular cell adhesion molecule-1(VCAM-1) in cultured endothelial cells and in mice. A potential mechanism for the accelerated vasculopathy of diabetes. *J Clin Invest* 1995 ; **96** : 1395-1403.
19) Pandolfi A, Giaccari A, Cilli C, *et al.* Acute hyperglycemia and hyperinsulinemia decrease plasma fibrinolytic activity and increase plasminogen activator inhibitor type 1 in the rat. *Acta Diabetol* 1996 ; **38** : 498-501.
20) Ceriello A, Falleti E, Bortolotti N, *et al.* Increased circulating intercellular adhesion molecule-1 levels in type 2 diabetic patients: the possible role of metabolic control and oxidative stress. *Metabolism* 1996 ; **45** : 498-501.
21) Ruige JB, Assendelft WJ, Dekker JM, *et al.* Insulin and risk of cardiovascular desease. A meta-analysis. *Circulation* 1998 ; **97** : 996-1001.
22) Folson AR, Rasmussen ML, Chambless LE, *et al.* Prospective associations of fasting insulin, body fat distribution, and diabetes with risk of ischemic stroke. *Diabetes Care* 1999 ; **22** : 1077-1083.
23) Juhan-Vague I, Alessi MC, Vague P. Increased plasma plasminogen activator inhibitor 1 levels. A possible link between insulin resistance and atherosclerosis. *Diabetologia* 1991 ; **34** : 457-462.
24) Kashiwagi A, Shinozaki K, Nishio Y, *et al.* Endothelium-specific activation of NAD(P)H oxidase in aortas of exogenously hyperinsulinemic rats. *Am J Physiol* 1999 ; **277** : E976-E983.
25) Ferri C, Pittoni V, Piccoli A, *et al.* Insulin stimulates endothelin-1 secretion from human endothelial cells and molecules its circulating levels *in vivo. J Clin Endocrinol Metab* 1995 ; **80** : 829-835.
26) Nickenig G, Roling J, Strehlow K, *et al.* Insulin induces upregulation of vascular AT1 receptor gene expression by posttranscriptional mechanisms. *Circulation* 1998 ; **98** : 2453-2460.
27) Stout RW. Insulin and atheroma: 20-yr prospective. *Diabetes Care* 1990 ; **13** : 631-654.
28) Vicent D, Ilany J, Kondo T, *et al.* The role of endothelial insulin signaling in the regulation of vascular tone and insulin resistance. *J Clin Invest*

2003 ; 111 : 1373-1380.
29) Nosadini R, Sambataro M, Thomaseth K, et al. Role of hyperglycemia and insulin resistance in determining sodium retention in non-insulin-dependent diabetes. *Kidney Int* 1993 ; 44 : 139-146.
30) 日本高血圧ガイドライン作成委員会.他疾患を合併する高血圧.高血圧治療ガイドライン 2004.東京:ライフサイエンス出版 2004.
31) Secondary prevention of cardiovascular events with long-term pravastatin in patients with diabetes or impaired fasting glucose: results from the LIPID trial. *Diabetes Care* 2003 ; 26 : 2713-2721.
32) Keech A, Simes RJ, Barter P, et al. FIELD study investigators. Effects of long-term fenofibrate therapy on cardiovascular events in 9795 people with type 2 diabetes mellitus (the FIELD study) : randomised controlled trial. *Lancet* 2005 ; 366(9500) : 1849-1861.
33) 日本動脈硬化学会.治療の選択と手順.高脂血症治療ガイドライン 2004 年度版.東京:南山堂 2004.
34) Yaffe K, Kanaya A, Lindquist K, et al. The metabolic syndrome, inflammation, and risk of cognitive decline. *JAMA* 2004 ; 292 : 2237-2242.
35) Whitmer RA, Gunderson EP, Barrett-Connor, E, et al. Obesity in middle age and future risk of dementia: a 27 year longitudinal population based study. *BMJ* 2005 ; 330 : 1360.
36) Diabetes Prevention Program Research Group: Reduction in the incidence of type 2 diabetes with lifestyle intervention or metformin. *N Engl J Med* 2002 ; 346 : 393-403.
37) 高橋徳江,小沼富男,他.2 型糖尿病における動脈硬化危険因子の重積合併と食事管理の問題点.プラクティス 2003 : 588-592.

(小沼富男)

1.3 糖尿病に対するエビデンス

1.3.1 日本における糖尿病の現状

厚生労働省は平成 14(2002)年の糖尿病実態調査で,糖尿病が強く疑われる人と糖尿病の可能性が否定できない人を合わせて 1,620 万人と発表した.これは,平成 9(1997)年の調査よりも 200 万人増加している.毎年,政令指定都市の人口に匹敵するだけ増えていることになる.このことから,糖尿病の治療は早期発見による進展防止と合併症の予防が急務であり,特に生活習慣の改善による効果が期待されている[1,2].

1.3.2 糖尿病の食事療法

糖尿病は食事療法を行うと，糖尿病状態が改善し[3]，糖尿病心血管系合併症など[4]の危険性は低下する．厚生労働省医療技術評価総合研究事業「科学的根拠(エビデンス)に基づく糖尿病ガイドラインの策定に関する研究」(主任研究者 朝日生命糖尿病研究所 赤沼安夫)で，次のように示された．糖尿病に対する食事療法は，「行うよう強く勧められる」グレード(勧告の強さ)Aのコンセンサスとして，すべての糖尿病患者の治療の第一歩である．

1) 糖尿病の食事療法における脂質の考え方

糖尿病の食事療法の基本は，患者の生活の質(quality of life：QOL)の維持と糖尿病血管合併症の予防であり，エビデンスに基づき血糖値や血清脂質値の正常化を目指すことが最も重要とされている[3]．

糖尿病患者の多くは，糖尿病の食事療法で示された食事の制限によって「食の自由の喪失」を体験している[5]との報告がある．特に，脂質については飽和脂肪酸や不飽和脂肪酸をそれぞれ摂取エネルギー量の10%以内に収めることが推奨されている[6]．日本人の食生活は，1970年代以降の高度経済成長とともに，高脂質の食事となって久しい．多くの糖尿病患者にとって，脂質の制限を長期にわたって遵守することは困難であると考えられる．糖尿病患者の脂質に対してQOLの維持できる食事療法が求められている．

1.3.3 メタボリックシンドロームにおける糖尿病と糖尿病大血管合併症

糖尿病では細小血管障害に加えて，急性心筋梗塞を含めた動脈硬化性疾患がその死亡原因において重要な位置を占めている．また，動脈硬化症発症には糖尿病，高脂血症，高血圧など幾つかの因子が重なり合った状態が重要とされ内臓脂肪症候群[7-9]，シンドロームX[10]，死の四重奏[11]などと呼ばれ，マルチプルリスクファクター症候群あるいはメタボリックシンドロームの概念へと発展した．いずれも糖尿病と高中性脂肪血症(高トリアシルグリセロール(TAG)血症．高トリグリセリド血症ともいう)が含まれており，高TAG血症の意義が注目されている．大規模な疫学調査でも高TAG血症を治療すると動脈硬化性疾患を予防することが明らかにされている[12,13]．2型糖尿病患者

では，高TAG血症を伴うことが多い[14]．高TAG血症を伴う2型糖尿病の場合は，糖尿病を良好な状態に保つとともにメタボリックシンドロームの重積因子である高TAG血症の改善に対応した食事療法が最も重要である．

1.3.4 ジアシルグリセロールの血清トリアシルグリセロールへの影響

最近の研究で1,3-ジアシルグリセロール(DAG)が，小腸上皮でTAGに再合成されにくく，DAGを摂取することで食後の血清TAGの上昇を抑制する[15]と報告された．また，DAG長期使用で，内臓脂肪や肝脂肪の減少が報告されている[16]．これらの研究報告よって，DAG調理油は，特定保健用食品の表示認可「食後の血中中性脂肪が上昇しにくく，体に脂肪がつきにくい」食用油脂として一般に市販されている．2型糖尿病患者においてもDAG調理油が簡単に入手できる環境が整い，DAGを用いた場合の血糖ならびに血清TAGへの有効性についての研究が行われている．

1.3.5 糖尿病に対するジアシルグリセロールの研究報告

現在，非糖尿病患者(インスリン抵抗性有無)を対象にDAGを用いた単回負荷試験の研究論文が，1編報告されている．2型糖尿病患者を対象にDAGを用いた研究論文は，単回負荷試験1編，長期摂取試験2編が報告されている．

1) **非糖尿病患者(インスリン抵抗性有無)の食後高脂血症に及ぼすジアシルグリセロール摂取の影響(単回負荷試験)**

Takaseらは，インスリン抵抗性がある/なしの非糖尿病患者における食後脂質代謝に対するDAGの影響について次のように報告している．

食後の脂質代謝(TAG, RLP-C)に対するDAG油摂取の有効性とインスリン抵抗性の関係を検討するため，糖尿病歴のない男性18名を対象にダブルブラインドのクロスオーバー単回摂取試験を実施した．インスリン抵抗性の有無は空腹時のHOMA-IR(インスリン×血糖値/405)を指標にした．被験者は，インスリン抵抗性群(空腹時HOMA-IR $\geq$ 2.0, 8名)と非抵抗性群(空腹時HOMA-IR < 2.0, 10名)の2群に分け，DAG油またはTAG油を10g(体重

60 kg 当たり)負荷し，血清脂質の変化を比較した．

TAG 油摂取時には，食後の血清脂質の上昇は HOMA-IR(インスリン抵抗性評価)と強く正相関し，インスリン抵抗性群で顕著な食後血清脂質の上昇が認められたが，DAG 油摂取時は食後血清脂質の上昇と HOMA-IR に相関がなかった．また，DAG 油摂取時には TAG 油摂取時に比べ全被験者およびインスリン抵抗性群において統計的に有意な食後血清脂質の上昇抑制が認められた．インスリン抵抗性のある被験者において DAG 油摂取は食後血清脂質上昇抑制に特に有効であった[17]．

2) 糖尿病患者の食後高脂血症に及ぼすジアシルグリセロール摂取の影響(単回負荷試験)

Tada らは，糖尿病患者の食後高脂血症に及ぼす DAG 摂取の影響について次のように報告している．糖尿病患者(6 名，HbA1c 8% 以下)の食後の血清脂質，特にレムナント様リポタンパク質(RLP)に対する DAG 油摂取の影響を検討する目的でダブルブラインドのクロスオーバー単回摂取試験を実施した．RLP は，動脈硬化の危険因子として，近年多くの研究が報告されている．試験には，脂肪酸組成を合わせた DAG 油または TAG 油を用いて調製した乳剤を使用した．試験油の摂取量は体表面積 $1m^2$ 当たり 30g になるように設定した．

摂取 2，4，6 時間後の TAG および RLP を測定したところ，DAG 油の摂取は TAG 油の摂取に比べて血清 TAG と RLP-TAG，RLP コレステロール(RLP-C)の増加が有意に抑制された．一方，インスリン・遊離脂肪酸・総ケトン体の変化量は両群間に差は認められなかった[18]．

3) ジアシルグリセロールを用いた単回負荷試験の結果

二つの DAG を用いた単回負荷試験の結果から，インスリン抵抗性を有する者や糖尿病患者が DAG 油を摂取することで，食後の血清 TAG の増加を抑制すると考えられた．このことは，高 TAG 血症を伴う 2 型糖尿病患者やその予備軍において，メタボリックシンドロームの重積因子のリスクが軽減することを示唆している．

4) 2型糖尿病患者を対象にしたジアシルグリセロールを用いた研究（長期摂取試験）

筆者らは，外来継続栄養指導においても高 TAG 血症を示す糖尿病患者への DAG 長期摂取による血糖コントロールと血清 TAG 改善効果について検討を行った．さらに，新たな 2 型糖尿病患者を被験者として，DAG を長期摂取した場合の血清 TAG 改善効果の再現試験と，HDL コレステロール（HDL-C）の低下，LDL サイズの減少に対する抑制効果の検討を行った．

(1) 高 TAG 血症を示す糖尿病患者への DAG 長期摂取による影響

外来において継続して栄養指導を受けても持続的に血清 TAG が高値を示している糖尿病患者 16 名（男性 7 名，女性 9 名：平均年齢 55.4 歳，BMI 26.3kg/m^2）を対象に DAG 油の有効性を検証した．被験者を DAG（DAG；80% 濃度，目標量 10g/日）食用油を使用した DAG 群 8 名と対照群 8 名の 2 群に分け，

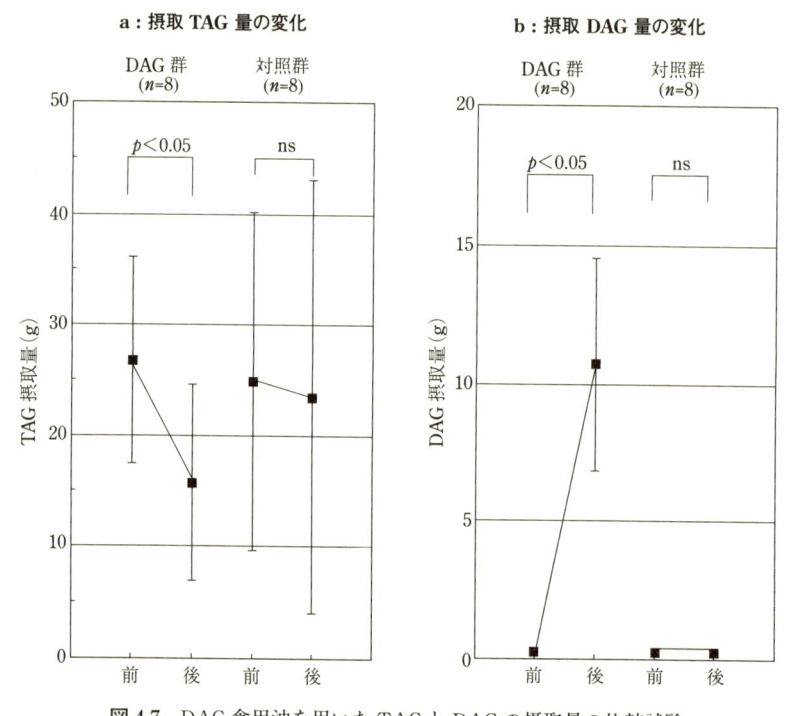

図4.7 DAG 食用油を用いた TAG と DAG の摂取量の比較試験

1. ジアシルグリセロールの糖尿病に対するエビデンス

表 4.9 DAG 油摂取による血清脂質濃度の前後比較試験

	DAG 群 ($n=8$)		対照群 ($n=8$)	
	前	後	前	後
総コレステロール (mg/dL)	225±51	227±31 ns	232± 38	222± 27 ns
トリアシルグリセロール (mg/dL)	222±66	135±25* $p<0.01$	285±189	318±151 ns
HDL コレステロール (mg/dL)	49±9	52±14 ns	42± 8	47± 14 ns

ns：有意差なし．＊ 対照群との有意差 $p<0.05$．

シングルブラインドのもと，DAG 食開始前と 3 か月後の血清脂質を比較検討した．DAG 群，対照群ともに体重，総摂取脂質，総使用油で前後の変化に有意の差はなかった．DAG 群での摂取 TAG 量は 26.8±9.3g から 15.7±8.9g ($p<0.05$) と減少し，摂取 DAG 量は有意に増加した (図 4.7)．DAG 群での DAG 摂取量は 10.6g であった．血清総コレステロール (TC)，血清 HDL-C と対照群の血清 TAG は前後の変化に有意の差を認めなかったが，DAG 群の血清 TAG は 221±66mg/dL から 135±25mg/dL ($p<0.01$) と有意に減少した (表 4.9)．また対照群との差も有意 ($p<0.05$) であった．血糖は DAG 群，TAG 群ともに前後に有意な変化はなかったが，$HbA1_c$ は DAG 群において初期値から有意に減少した．以上のことから高 TAG 血症を伴う 2 型糖尿病患者が，通常使用している調理油を DAG 調理油に代えて使用することで，血糖コントロールを良好にし，高 TAG 血症を改善することが明らかとなった．栄養指導での目標は，血糖値のコントロールを良好に保ち合併症を予防することである．したがって，糖尿病患者に対して栄養指導を実施するにあたっては，良好な血糖コントロールとその効果を持続させるために継続的な指導が欠かせないことは周知のとおりである．外来での高 TAG 血症を伴う糖尿病患者への栄養指導において，DAG 調理油を継続的に摂取するように指導することは，従来の実効性を伴いにくい脂肪制限指導からの転換であり，患者の QOL を維持する上からも有用と考えられる[19]．

(2) 2 型糖尿病患者が DAG 油を長期摂取した場合の血清脂質に及ぼす影響

2 型糖尿病患者においては高 TAG 血症や動脈硬化惹起性の small dense LDL (sLDL) 粒子の増加などの脂質代謝異常が認められ，一般に健常者と比

べて動脈硬化の進行が早まっていると考えられている.そこで,2型糖尿病患者(24名)を対象に家庭で DAG 油を3か月間摂取した場合の身体,血清脂質およびリポタンパク質代謝に及ぼす影響が検討された.DAG 油を使用する群(平均 61.5 歳,男性4/女性7名)または DAG 油と脂肪酸組成がほぼ同じである TAG 油を使用する群(平均 54.3 歳,男性7/女性6名)のいずれかに分けられ,シングルブラインドのもと,1か月ごとに身体計測と血清脂質・糖関連項目およびリポタンパク質分析が実施された.

その結果,試験期間中の摂取エネルギー,栄養素,試験油摂取量(10〜14g/日)などに両群間で有意差は認められなかった.DAG 油群では TAG 油群に比べて,ウエスト周囲長,血清 TAG,プラスミノーゲン活性化阻害因子1(PAI-1)は有意に低下し,血清 HDL-C は有意に上昇した(表 4.10, 4.11).また,試験開始前の LDL 粒子サイズが 25.5nm 以下であった被験者において,DAG 油摂取群で LDL 粒子径の有意な拡大が認められた(表 4.12).血清 TAG 変化と LDL サイズとの関係は,血清 TAG の低下に伴い LDL サイズが増加することが示された(図 4.8).試験期間を通して血清遊離脂肪酸と総ケトン体の濃度に両群間で差はなかった.DAG 油を普段の食生活で摂取することにより,腹腔内臓脂肪の減少が示唆されると共に,高脂血症に伴う HDL-C の減少や LDL サイズの低下に対する改善の可能性が示された.DAG 油は肥満や高脂血症を伴う糖尿病患者の食事療法において有用であると考えられる[20].

おわりに

糖尿病の食事療法は,低脂肪,低糖質を基本とし,生涯を通して食事制限を課しており,患者にとって食事療法を継続することは,QOL の低下をきたすことが推測される.DAG 油を継続的に摂取することによる,高脂血症を伴う2型糖尿病患者の内臓脂肪の減少,血糖コントロールの改善,血清 TAG 値の上昇抑制,低 HDL-C の改善に関するエビデンスは,内臓脂肪の蓄積を基盤としたメタボリックシンドローム[21,22]の重積因子発生の三つの要因が軽減されることを認めた.メタボリックシンドロームの予防ばかりではなく,DAG 油が通常の油と調理性,食味などは全く変わらないことから

1. ジアシルグリセロールの糖尿病に対するエビデンス

表 4.10　DAG 油摂取による 2 型糖尿病患者の血清脂質への影響

群		0 か月	1 か月	2 か月	3 か月		ANOVA
トリアシルグリセロール (mg/dL)	TAG($n=13$)	169±94	174±153	149±72	162±84		Ψ
	DAG($n=11$)	229±147	218±117	183±106	175±101	*	
総ケトン体 (mmol/L)	TAG($n=13$)	92.6±70.5	107.3±96.0	96.1±84.1	92.1±121.6		ns
	DAG($n=11$)	103.2±131.7	95.7±100.7	66.9±38.6	65.3±42.3		
遊離脂肪酸 (mEq/mL)	TAG($n=13$)	0.82±0.32	0.77±0.28	0.83±0.31	0.77±0.38		ns
	DAG($n=11$)	0.78±0.31	0.73±0.25	0.73±0.22	0.75±0.25		
総コレステロール (mg/dL)	TAG($n=13$)	215±38	211±32	216±35	214±40		ns
	DAG($n=11$)	221±37	221±40	227±38	230±38		
LDL-C (mg/dL)	TAG($n=13$)	135±36	132±39	138±34	134±36		ns
	DAG($n=11$)	132±51	133±49	140±41	142±40		
HDL-C (mg/dL)	TAG($n=13$)	48±13	50±17	51±12	49±13		Ψ
	DAG($n=11$)	39±7	40±8	43±10	45±10	**	

数値は平均値±標準偏差．ns：有意差なし．
初期値との間で有意差あり（両側 t 検定）：* $p<0.05$, ** $p<0.01$.
トリアシルグリセロールは対数的変化で評価した．
Ψ：DAG 油群との間で有意差あり（ANOVA）：$p<0.05$.
TAG：トリアシルグリセロール，DAG：ジアシルグリセロール．

表4.11 DAG油摂取による2型糖尿病患者の血清リポタンパク質とPAI-1への影響

	群	0か月	1か月	2か月	3か月	ANOVA
アポA-I (mg/dL)	TAG($n=13$)	152±21	155±27	155±22	158±25	Ψ
	DAG($n=11$)	135±11	139±16 #	141±18	145±15 *	
アポB (mg/dL)	TAG($n=13$)	115±21	112±21	115±24	118±26	ns
	DAG($n=11$)	121±22	121±23	123±23	122±25	
アポE (mg/dL)	TAG($n=13$)	4.8±1.0	4.8±1.2	4.5±0.8	4.8±0.9	ns
	DAG($n=11$)	5.5±2.4	5.4±1.9	5.1±1.8	5.1±1.7	
アポB/アポA-I	TAG($n=13$)	0.77±0.18	0.75±0.22	0.75±0.16	0.77±0.22	Ψ
	DAG($n=11$)	0.91±0.21	0.89±0.21	0.89±0.21	0.85±0.21	
PAI-1 (ng/mL)	TAG($n=13$)	42.6±17.7	51.4±19.6 *	53.9±16.5 *	58.5±20.1 **	Ψ
	DAG($n=11$)	40.3±17.0	38.6±18.4	38.4±18.5 #	46.2±13.8	

数値は平均値±標準偏差.ns:有意差なし.
初期値との間で有意差あり(両側t検定):* $p<0.05$,** $p<0.01$.
Ψ:TAG油群との間で有意差あり(両側t検定):# $p<0.05$.
TAG:トリアシルグリセロール,DAG:ジアシルグリセロール.

1. ジアシルグリセロールの糖尿病に対するエビデンス

表 4.12 DAG 油摂取による 2 型糖尿病患者の LDL 粒子サイズへの影響

	群	0 か月	3 か月	変化率
全被験者	TAG ($n=13$)	24.84 ± 0.69	24.77 ± 0.66	(−0.06 ± 0.27)
	DAG ($n=11$)	24.61 ± 1.07	24.92 ± 0.61	(0.31 ± 0.59)
初期 LDL	TAG ($n=10$)	24.58 ± 0.56	24.53 ± 0.54	(−0.05 ± 0.30)
サイズ < 25.5nm	DAG ($n=9$)	24.29 ± 0.91	24.77 ± 0.58 ＊	(0.48 ± 0.51) #

数値は平均値 ± 標準偏差.
初期値との間で有意差あり(両側 t 検定):＊ $p<0.05$.
TAG 油群との間で有意差あり(両側 t 検定):# $p<0.05$.
TAG:トリアシルグリセロール, DAG:ジアシルグリセロール.

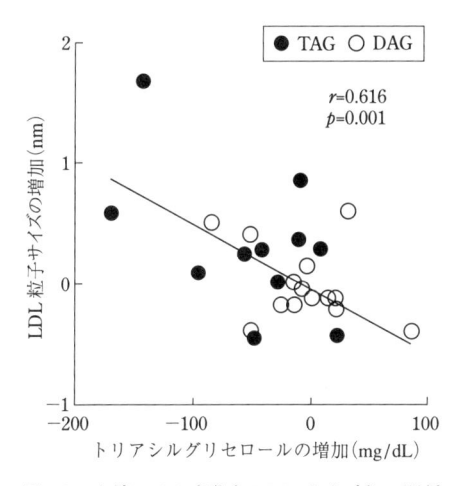

図 4.8 血清 TAG 変化と LDL サイズとの関係

継続摂取することが容易であり、糖尿病患者の QOL の向上が期待できると考えられる.

参 考 文 献

1) Buchfiel CM, Sharp DS, Curb JD, *et al.* Physical activity and incidence of diabetes. The Honolulu Heart Program. *Am J Epidemiol* 1995;**141**:360-366.
2) Hu FB, Manson JE, Stampfer MJ, *et al.* Diet, lifestyle, and the risk of type

2) diabetes mellitus in women. *N Engl J Med* 2001 ; **345** : 790-797.
3) Wing RR, Blair EH, Bononi P, *et al.* Caloric restriction per se is a significant factor in improvements in glycemic control and insulin sensitivity during weight loss in obese NIDDM patients. *Diabetes Care* 1994 ; **17** : 30-36.
4) Pi-Sunyer FX, Maggio CA, McCarron DA, *et al.* Multicenter randomized trial of a comprehensive prepared meal program in type 2 diabetes. *Diabetes Care* 1999 ; **22** : 191-197.
5) Handron DS, Leggett-Frazier NM. Utilizing content analysis of counseling session to identify psychosocial stressors among patients with type II Diabetes. *The Diabetes Educator* 1994 ; **20** : 515-520.
6) McCargar LJ, Innis SM, Bowron E, *et al.* Effect of enteral nutritional products differing in carbohydrate and fat on indices of carbohydrate and lipid metabolism in patients with NIDDM. *Mol Cell Biochem* 1998 ; **188** : 81-89.
7) Fujioka S, Matsuzawa Y, Tokunaga K, Tarui S. Contribution of intra-abdominal fat accumulation to the impairment of glucose and lipid metabolism in human obesity. *Metabolism* 1987 ; **36** : 54-59.
8) Nakamura T, Tokunaga K, Shimomura I, *et al.* Contribution of visceral fat accumulaion to the development of coronary artery dasease in non-obese men. *Atherosclerosis* 1994 ; **107** : 239-246.
9) 徳永勝人.内臓脂肪型肥満と動脈硬化.肥満研究 1998 ; **4** : 5-9.
10) Reaven GM. Role of insulin resistance in human disease. *Diabetes* 1988 ; **37** : 1595-1605.
11) Kaplan NM. The deadly quartet. *Arch Intern Med* 1989 ; **149** : 1514-1520.
12) Frick MH, *et al.* Helsinki Heart Study: primary-prevention trial with gemfibrozil inmiddle-aged men with dyslipidemia. Safety of treatment changes in risk factors, and incidence of coronary heart disease. *N Engl J Med* 1987 ; **317** : 1237-1245.
13) Ericsson CG, *et al.* Angiographic assessment of effects of bezafibrate on progression of coronary artery disease in young male postinfarction patients. *Lancet* 1996 ; **347** : 849-853.
14) Kissebah AH, *et al.* Integrated regulation of very low density lipoprptein tryglyceride and apolipoprotein-B kinetics in non-insulin dependent diabetes mellitus. *Diabetes* 1982 ; **31** : 903-910.
15) Hara K, Onizawa K, Otsuji K, Ide T, Murata M. Dietary diacylglycerol―Dependent reductin in serem triacylglycerol concentration in rat. *Ann Nutr Metab* 1993 ; **37** : 185-194.

16) 渡邊浩幸,鬼沢孝司,田口浩之,他.ヒトの脂質代謝に及ぼすジアシルグリセリンの影響.日本油化学会誌 1997;46(3):309-314.
17) Takase H, et al. Effect of diacylglycerol on postprandial lipid metabolism in non-diabetic subjects with and without insulin resistance. *Atherosclerosis* 2005;180:197-204.
18) Tada N, et al. Effects of diacylglycerol ingestion on postprandial hyperlipidemia in diabetes. *Clin Chim Acta* 2005;353:87-94.
19) Yamamoto K, et al. Long-term ingestion of dietary diacylglycerol lowers serum triacylglycerol in type II diabetic patients with hypertriglyceridemia. *J Nutr* 2001;131:3204-3207.
20) Yamamoto K, et al. Diacylglycerol oil ingestion in type-2 diabetic patients with hypertriglyceridemia. *Nutrition* 2006;22:23-29.
21) 日本肥満学会 肥満症診断基準検討委員会;松澤祐次,他.新しい肥満の判定と肥満症の診断基準.肥満研究 2000;6:18-28.
22) The Examination Committee of Criteria for "Obesity Disease" in Japan, Japan Society for Study of Obesity: New criteria for "Obesity disease" in Japan. *Circulation J* 2002;66:987-992.

(山本國夫)

2. ジアシルグリセロールの食後高脂血症に対するエビデンス

2.1 動脈硬化リスクファクターとしての食後高脂血症

はじめに

食後高脂血症が動脈硬化のリスクファクターとなることは,すでに,1979年に,Zilversmit が報告している[1].そして,1993年にレムナントリポタンパク(レムナント)の簡便な測定法であるレムナント様リポタンパク(remnant like particle:RLP)法が開発されてから[2-4],動脈硬化リスクファクターとしての食後高脂血症が,急速に,臨床レベルで注目されるようになった.

2.1.1 食後高脂血症の本体

図 4.9 は,健常 19 例を対象にした脂肪負荷試験の結果である[5].総コレステロール(TC)および HDL コレステロール(HDL-C)値は脂肪負荷前後でほとんど変動を示さないが,トリアシルグリセロール(TAG),RLP コレステロ

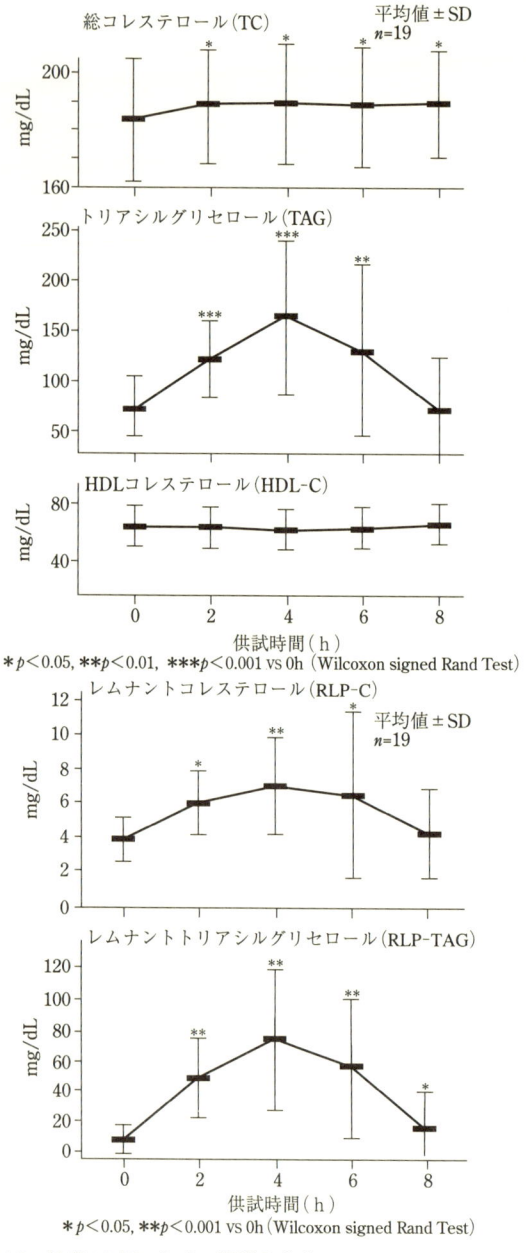

148　第4章　ジアシルグリセロールのメタボリックシンドロームに対するエビデンス

図 4.9　健常 19 例における脂肪負荷後の TC, TAG, HDL-C, RLP-C, および RLP-TAG の変動

ール(RLP-C),およびRLPトリアシルグリセロール(RLP-TAG)値は負荷後に著明な上昇を認め,脂肪負荷後の高脂血症の指標として有用であることが示された.高TAG血症は,リポタンパクレベルでは,TAGリッチリポタンパクであるカイロミクロン,VLDL,および両者の中間代謝産物であるレムナントの増加に由来するが,この中で,動脈硬化リスクとしてはレムナントが最も重要であることが知られており,脂肪負荷試験あるいは食後高脂血症の指標としてはレムナントが最も有用であると考えられる.すなわち,食後高脂血症の本体は血清脂質レベルでは高TAG血症であるが,リポタンパクレベルではTAGリッチリポタンパク,特に,レムナントの増加である.

2.1.2 レムナントリポタンパクとは？

レムナントはカイロミクロンレムナントおよびVLDLレムナントの2種類存在する.小腸で食事由来の脂質を原料として生成されるカイロミクロンは,血中に分泌された後,その豊富に含有するTAG(約85%)が血管内皮表面に存在するリポタンパクリパーゼにより加水分解され,小粒子化してカイロミクロンレムナントになる.一方,肝で合成された脂質を原料として肝で生成されるVLDLは,血中に分泌された後,カイロミクロンと同様に,豊富に含有するTAG(約55%)がリポタンパクリパーゼにより加水分解され,小粒子化してVLDLレムナントになる.

レムナントは,変性LDLと同様に,動脈壁のマクロファージに容易に取り込まれ,マクロファージの泡沫化を促進し,動脈硬化巣を形成することが指摘されており,高レムナント血症は以前から動脈硬化のリスクファクターとして知られていた.しかし,これまで,血中レムナントを簡便に測定する方法がなかったため臨床レベルでは馴染みの薄い存在であったが,筆者らは,1993年に,血中レムナントを簡便に測定できるRLP法を開発し[2-4],現在では臨床レベルでも大量の検体を簡便に測定できるようになった.血中レムナント値は,RLP法によりRLP-CまたはRLP-TAG値として測定される[3].

2.1.3 高レムナント血症と動脈硬化

RLP法が開発されてから,RLP法を用いたレムナントの動脈硬化惹起メカニズムについての研究が盛んになった(図4.10).すなわち,変性LDLと同様にRLP法で分画したレムナントもマクロファージに容易に取り込まれることが確認され,マクロファージの泡沫化を促進し,動脈硬化病変を形成することが示唆された[5].また,レムナントが増加すると,血小板凝集能が亢進して血管内血栓を形成することが示された[7,8].さらに,レムナントが増加すると,ヒトの冠動脈の内皮細胞依存性の血管弛緩反応が障害されることが示された[9].

血流中の単球は血管内皮細胞にまず接着し,内皮細胞の間隙から動脈壁に潜り込んだ後にマクロファージに変換される.筆者らは,レムナントの増加により,U937単球のヒト臍帯血管内皮細胞への接着が亢進することを確認し,接着因子であるインテグリンを介するシグナル伝達を明らかにした[10].また,コレステロール治療薬であるHMG-CoA還元酵素阻害薬(スタチン)はレムナント増加によるU937の血管内皮細胞への接着を抑制することを示した[10].

動脈壁のマクロファージは流血中の単球由来のものと動脈壁中膜の平滑筋細胞由来のものがある.筆者らは,レムナント増加により動脈壁平滑筋細胞の増殖が亢進することを確認し[11],上皮成長因子(epidermal growth factor:

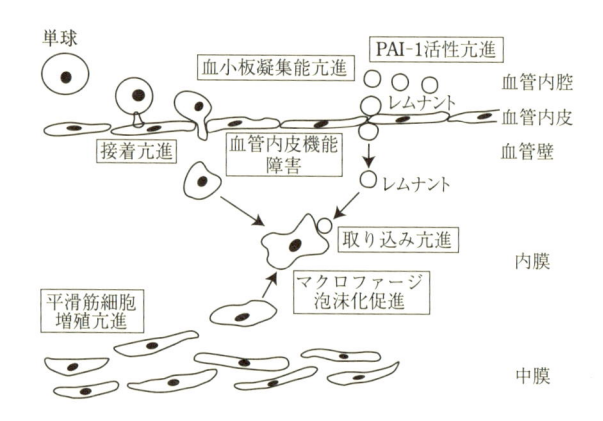

図4.10 高レムナント血症における動脈硬化惹起メカニズム

EGF)受容体を介するシグナル伝達を明らかにした[12].また,レムナントをマクロファージに取り込むアポ B-48 受容体を発見し,その遺伝子構造を明らかにした[13].アポ B-48 受容体遺伝子は三つのイントロンと四つのエクソンからなり,16 番染色体短腕に存在し,cDNA は 3,744bp から,タンパク質は 1,188 個のアミノ酸から構成される[14].さらに,レムナント増加はアポ B-48 受容体を介するマクロファージの泡沫化を促進し,スタチンはそれを抑制することを示した[15].

臨床検討でも,高レムナント(RLP)血症が冠動脈疾患のリスクファクターとなることが示されている.米国の Framingham Heart Study では,2,821 例を対象にした冠動脈硬化リスクファクターの多変量解析の結果,女性において RLP-C の増加が冠動脈疾患のリスクファクターとして有意に選択された[16].また,Kugiyama らは,冠動脈疾患 135 例を 3 年間経過観察した結果,RLP-C 高値群(5.1mg/dL 以上)は低値群(3.3mg/dL 以下)に比し,冠動脈イベントの発生率が高いことを報告した[17].このほかにも多くの臨床報告があり[18,19],その結果,2000 年には,米国の Food and Drug Administration (FDA)により RLP 法による高レムナント血症は冠動脈疾患のリスクファクターとして認められた.

2.1.4 食後高脂血症の意義

図 4.11 は,健常および冠動脈疾患例の脂肪負荷試験における RLP-C 値の変動を示す.健常例は脂肪負荷により軽度の上昇を認めるが,負荷前後共にカットオフ値以下にとどまった.一方,冠動脈疾患例は全例著明な上昇を認め,負荷前にはカットオフ値以下であるが,負荷後に著明に増加する例を多数認めた.このような症例は,空腹時のみの測定では動脈硬化リスクを見逃してしまう危険があり,食後の測定がより感度が高く,重要であることがわかる[20].

健常 21 例と 2 型糖尿病 28 例の RLP-C 値の日内変動をみると,健常例では変動が少なく,カットオフ値を超える時間はわずかであるが,糖尿病例では,朝食前のみ低値で,他の時間は 1 日中高値を持続している.この結果からも,糖尿病例では 1 日の大部分で高レムナント血症を認め,鋭敏に冠動脈

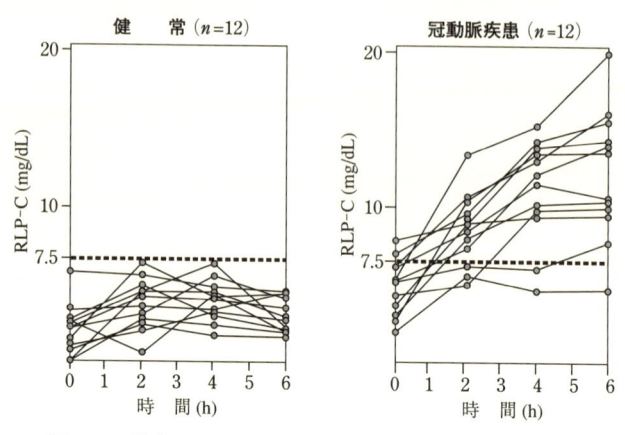

図 4.11　健常例および冠動脈疾患例における脂肪負荷試験によるRLPコレステロールの変動

疾患リスクを評価するには空腹時の測定のみでは不十分で，食後の測定が必要であると考えられる[20]．

一般に，現代人は1日3回の食事以外にも頻回に間食を摂取しており，1日の大部分が食後の状態にある．図4.9の結果で，脂肪負荷後8時間を経てもRLP値は負荷前値に戻らないことから，真に空腹状態にあるのは，1日24時間のうち朝食前の2〜3時間にすぎないと考えられる．より感度の高い冠動脈リスクを評価するには，1日の大部分を占める食後状態での測定が必要である．

2.1.5　冠動脈疾患リスクとしての食後高脂血症

食後高脂血症が冠動脈疾患のリスクになることを示した報告は多数ある．
筆者らは，冠状動脈造影(CAG)により有意狭窄があった33例と有意狭窄のなかった24例で，年齢，BMI，空腹時のTC，TAG，HDL-C，RLP-C，RLP-TAG，LDL-C値をマッチさせて脂肪負荷試験を行い，負荷後のRLP-CおよびRLP-TAG値の変動を比較した．負荷前のRLP-CおよびRLP-TAG値は両群で差がなかったが，負荷後2時間，4時間値共に有意差を認めた．この結果は，食後の高レムナント血症が冠動脈疾患のリスクになることを示す[20]．

2. ジアシルグリセロールの食後高脂血症に対するエビデンス

Patschら[21]は，冠動脈疾患61例とCAGで異常を認めない対照40例において，脂肪負荷試験を行い，負荷前，負荷後2，4，6，8時間に採血し，TAG値の変化を両群で比較した．その結果，冠動脈疾患例の脂肪負荷後のピーク値および8時間までのTAG変動曲線下面積は対照よりも有意高値を認めた．また，脂肪負荷後6時間および8時間TAG値は，冠動脈疾患の有無を68％の正確度で予測できると報告している．

その他にも，非空腹時TAG値が冠動脈疾患と強い関係があることを示したStampferら[22]，Isoら[23]の報告がある．Stampferら[22]は，非空腹時TAG値が100mg/dL増加すると，心筋梗塞リスクは40％増加する．Isoら[23]は，非空腹時TAG値が89mg/dL増加すると，冠動脈疾患リスクは26％増加すると報告している．

2.1.6 食後高脂血症とメタボリックシンドローム

筆者らは，インスリン抵抗性が食後高脂血症を生じることを示した[24]．すなわち，75g経口ブドウ糖負荷試験(75g OGTT)により新たに2型糖尿病と診断された66例のうち，高インスリン血症(すなわちインスリン抵抗性)糖尿病群15例，年齢，性，BMIをマッチさせたインスリン抵抗性のない糖尿病群15例，および健常群10例において脂肪負荷試験を行った(図4.12)．健

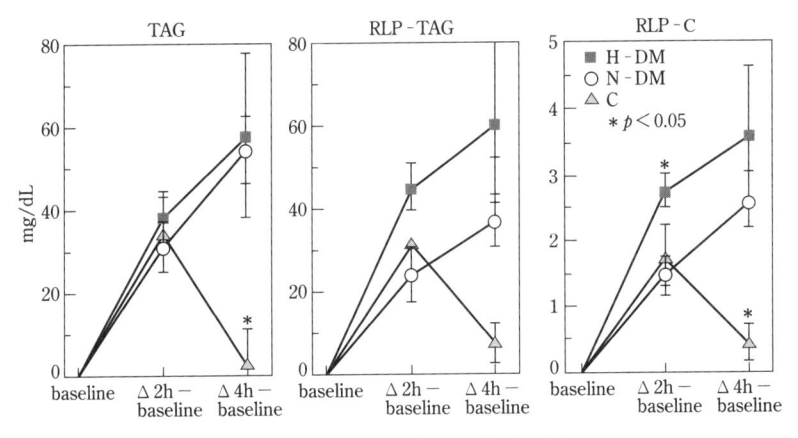

図4.12 インスリン抵抗性と脂肪負荷試験
インスリン抵抗性のある2型糖尿病(H-DM)，インスリン抵抗性のない2型糖尿病(N-DM)および健常コントロール(C)における脂肪負荷によるTAG，RLP-TAGおよびRLP-C値の変動

常群の RLP-C および RLP-TAG 値は負荷後2時間でピークに達し，4時間後に負荷前値に戻った．糖尿病2群の負荷後4時間値は2時間値よりもさらに有意上昇を認め，インスリン抵抗性糖尿病群の変動曲線下面積はインスリン抵抗性のない糖尿病群よりも有意に高値であった．また，Reaven らは，健常でもインスリン抵抗性例では食後 RLP-C が高値となることを認めている[25]．これらの結果は，糖尿病およびインスリン抵抗性の状態では食後高脂血症を生じ，冠動脈疾患リスクとなることを示す．

メタボリックシンドロームはインスリン抵抗性および内臓脂肪型肥満を背景に脂質代謝異常，耐糖能異常，高血圧などが重積する冠動脈疾患の高リスク状態であるが[23, 26]，インスリン抵抗性により生じる食後高脂血症はメタボリックシンドロームの一因子と考えられる．

2.1.7 ジアシルグリセロール(DAG)の食後高脂血症に及ぼす効果

75g OGTT にて確認された正常11例および耐糖能異常(IGT)14例において脂肪負荷試験を行った(図4.13)．1,3-DAG から構成される脂肪またはトリアシルグリセロール(TAG)から構成される脂肪を体面積(m^2)当たり17g負荷し，負荷前，負荷後2時間，4時間に採血，負荷前後の TAG，RLP-C，RLP-TAG 値の変化を比較した．負荷脂肪の脂肪酸組成は DAG 脂肪および TAG 脂肪でマッチさせた．図4.13は正常例および IGT 例において，脂肪負荷後2時間および4時間の TAG，RLP-C，RLP-TAG 値の増加量を DAG 負荷と TAG 負荷で比較した結果を示す．正常例では DAG 脂肪負荷と TAG 脂肪負荷による TAG，RLP-C，RLP-TAG の増加量に差を認めなかったが，IGT 例では DAG 脂肪負荷による TAG，RLP-C，RLP-TAG の増加量はいずれも TAG 負荷による増加量よりも有意に低値であった．

DAG 脂肪は，消化管で消化されて腸管壁に吸収された後，TAG に再合成されず，したがって，負荷後のカイロミクロンおよびその代謝産物であるカイロミクロンレムナントの生成が抑制されることが指摘されている．IGT 例で，DAG 脂肪負荷により TAG，RLP-C，RLP-TAG の増加量が抑制された図4.13の結果は，DAG 脂肪がカイロミクロン，カイロミクロンレムナントの生成を抑制したためと考えられる．正常例ではカイロミクロンおよび

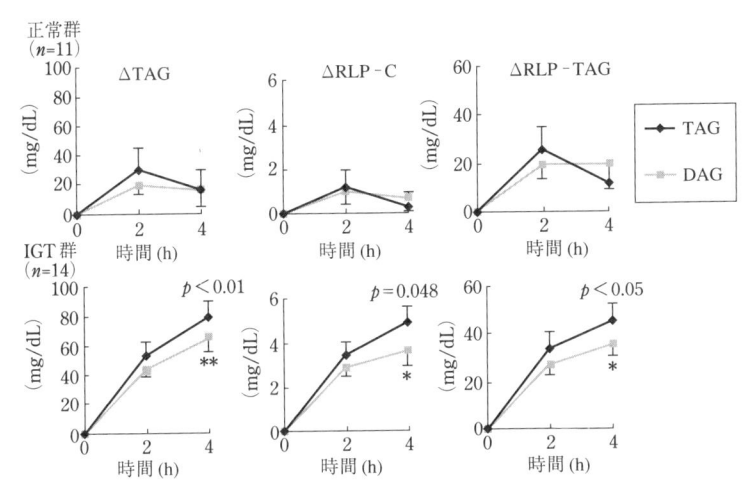

図4.13 75g OGTT と IGT の脂肪負荷試験の比較

正常例および耐糖能異常(IGT)例における脂肪負荷後の血清 TAG, RLP-C, および RLP-TAG の増加量—DAG 含有脂肪負荷と TAG 含有脂肪負荷の比較
p：repeated two-way ANOVA；同時点における TAG および DAG の比較：両側 t 検定
(＊ $p<0.05$, ＊＊ $p<0.01$)

カイロミクロンレムナントの異化能力(含有する TAG を加水分解するリポタンパクリパーゼ活性)が強力であるため, TAG 脂肪負荷でも速やかに異化され, DAG 脂肪負荷と TAG, RLP-C, RLP-TAG 増加量に差を認めなかったものと考えられる. しかし, IGT 例ではインスリン抵抗性(インスリン作用低下)が存在するため, リポタンパクリパーゼ活性, すなわち, カイロミクロン, カイロミクロンレムナントの異化能力が低下している. したがって, カイロミクロン, カイロミクロンレムナントの生成抑制効果のある DAG 脂肪負荷の方が TAG 脂肪負荷よりも TAG, RLP-C, RLP-TAG 増加量が低値になったものと考えられる. DAG 脂肪の食後高脂血症抑制効果はインスリン抵抗性のある IGT 例で, 特に有効であると考えられる.

2.1.8 ジアシルグリセロールとメタボリックシンドローム

IGT 例において, 脂肪負荷後の RLP-C 値の増加量(2時間後および4時間後の増加量の和：食後高脂血症を示す)と 75g OGTT 時のインスリン値の合計(ΣRI：インスリン抵抗性を示す)の関連を検討したところ, TAG 脂肪負荷で

は $r = 0.576(p=0.031)$ の有意な相関を認めた. しかし, 脂肪負荷後の RLP-C 値の増加量(食後高脂血症を示す)と 75g OGTT 時の血糖値の合計(ΣG)の関連を検討したところ, TAG 脂肪負荷, DAG 脂肪負荷ともに有意相関を認めなかった. この結果は, IGT 例において, 食後高脂血症は高血糖よりもインスリン抵抗性と強く関係することを示すものと考えられる.

次に, 正常, IGT の合計 25 例において, TAG 脂肪負荷と DAG 脂肪負荷の負荷後の RLP-C 増加量の差(DAG 脂肪の食後高脂血症抑制効果)を従属変数, 年齢, BMI, TC, LDL-C, HDL-C, TAG, RLP-C, RLP-TAG, アポ A-I, アポ A-II, アポ B, アポ C-II, アポ C-III, アポ E, 血糖, インスリン, HbA1c, HOMA-IR, ΣRI, ΣG を説明変数として重回帰分析を行ったところ, ΣRI のみが選択された. この結果は, DAG 脂肪の食後高脂血症抑制効果はインスリン抵抗性が最も強く関係することを示す. また, TAG 脂肪負荷と DAG 脂肪負荷の負荷後の RLP-C 増加量の差(DAG 脂肪の食後高脂血症抑制効果)とΣRI との相関を検討したところ, $r = 0.664(p = 0.01)$ の有意相関を認めた. この結果は, インスリン抵抗性が増加するにつれて, DAG 脂肪の RLP-C 上昇抑制効果が大きくなることを示す.

メタボリックシンドロームはインスリン抵抗性を背景として, 内臓脂肪型肥満, 脂質代謝異常, 耐糖能異常, 高血圧などの動脈硬化リスクファクターが重積する動脈硬化高リスク状態である. DAG 脂肪の食後高脂血症抑制効果はインスリン抵抗性との強い関連性を認めており, DAG 脂肪はメタボリックシンドローム例において特に有用であると考えられる.

参考文献

1) Zilversmit DB. Atherosclerosis : a postprandial phenomenon. *Circulation* 1979 ; 60 : 473-485.
2) Campos E, Nakajima K, Tanaka A, et al. Properties of apolipoprotein E-riched fraction of triglyceride-rich lipoproteins isolated from human blood plasma with a monoclonal antibody to apolipoprotein B-100. *J Lipid Res* 1992 ; 33 : 369-380.
3) Nakajima K, Saito T, Tamura A, et al. Cholesterol in remnant like lipoproteins in human serum using monoclonal anti apo B-100 and apo A-I immunoaffinity mixed gels. *Clin Chim Acta* 1993 ; 223 : 53-71.

4) Nakajima K, Okazaki M, Tanaka A, et al. Separation and determination of remnant like particles in human serum using, monoclonal antibodies to apo B100 and apo A-I. *J Clin Ligand Assay* 1996 ; **19** : 177-183.
5) Tanaka A, Tomie N, Nakano T, et al. Measurement of postprandial remnant like particles (RLP) following a fat loading test. *Clin Chim Acta* 1998 ; **275** : 43-52.
6) Tomono S, Kawazu S, Shimoyama M, et al. Uptake of remnant like particles (RLP) from diabetic patients by mouse peritoneal macrophages. *J Atheroscler Thromb* 1994 ; **1** : 98-102.
7) Saniabadi A, Umemura K, Shinoyama M. Aggregation of human blood platelets by remnant like lipoprotein particles of plasma chylomicrons and very low density lipoproteins. *Thromb Haemost* 1997 ; **77** : 996-1001.
8) Sakata K, Miho N, Ohtani S, et al. Remnant like particle cholesterol in coronary artery disease: correlation with plasminogen activator-1 activity. *Fibrinolysis & Proteolysis* 1998 ; **12** : 123-127.
9) Kugiyama K, Doi H, Motoyama T, et al. Association of remnant lipoprotein levels with impairment of endothelium dependent vasomotor function in human coronary arteries. *Circulation* 1998 ; **97** : 2519-2526.
10) Kawakami A, Tanaka A, Nakajima K, et al. Atorvastatin attenuates remnant lipoprotein-induced monocyte adhesion to vascular endothelium under flow conditions. *Circ Res* 2002 ; **91** : 263-271.
11) Kawakami A, Tanaka A, Nakano T, et al. Stimulation of Arterial Smooth Muscle Cell Proliferation by Remnant Lipoprotein Particles isolated by Immuno-affinity Chromatography with Anti-apo A-I and Anti-apo B-100. *Horm Met Res* 2001 ; **33** : 67-72.
12) Kawakami A, Tanaka A, Chiba T, et al. Remnant lipoprotein-induced smooth muscle cell proliferation involves EG receptor transactivation. *Circulation* 2003 ; **108** : 2679-2688.
13) Brown ML, Ramprasad MP, Umeda PK, et al. A macrophage receptor for apolipoprotein B-48: Cloning, Expression and Atherosclerosis. *Proc Natl Acad Sci USA* 2000 ; **97** : 7488-7493.
14) Brown ML, Yui K, Smith JD, et al. The murine macrophage apo B-48 receptor gene (*apob-48r*): Homology to the human receptor. *J Lipid Res* 2002 ; **43** : 1181-1191.
15) Kawakami A, Tani M, Chiba T, et al. Pitavastatin inhibits Remnant Lipoprotein-induced Macrophage Foam Cell Formation through Apo B48 Receptor-dependent Mechanism. *Arterioscler Thromb Vasc Biol* 2005 ; **25** : 1-6.

16) McNamara JR, Shah PK, Nakajima K, et al. Remnant-like particle (RLP) cholesterol is an independent cardiovascular disease risk factor in women: results from the Framingham Heart Study. *Atherosclerosis* 2001 ; **154** : 229-236.
17) Kugiyama K, Doi H, Takazoe K, et al. Remnant lipoprotein levels in fasting serum predict coronary events in patients with coronary artery disease. *Circulation* 1999 ; **99** : 2858-2860.
18) Devaraj S, Vega G, Lange R, et al. Remnant-like particle cholesterol levels in patients with dysbetalipoproteinemia or coronary artery disease. *Am J Med* 1998 ; **104** : 445-450.
19) Takeichi S, Yukawa N, Nakajima K, et al. Association of plasma triglyceride-rich lipoprotein remnants with coronary atherosclerosis in case of sudden cardiac death. *Atherosclerosis* 1998 ; **142** : 309-315.
20) Tanaka A. Postprandial Hyperlipidemia and Atherosclerosis. *J Atheroscler Thromb* 2004 ; **11** : 322-329.
21) Patsch JR, Miesenbock G, Hopferwieser T, et al. Relation of triglyceride metabolism and coronary artery disease. *Arterioscler and Thromb* 1992 ; **12** : 1336-1345.
22) Stampfer MJ, Krauss RM, Ma J, et al. A prospective study of triglyceride level, low-density lipoprotein particle diameter, and risk of myocardial infarction. *JAMA* 1996 ; **276** : 882-888.
23) Iso H, Naito Y, Sato S, et al. Serum triglycerides and risk of coronary heart disease among Japanese men and women. *Am J Epidemiol* 2001 ; **153** : 490-499.
24) Ai M, Tanaka A, Ogita K, et al. Relationship between insulin concentration and plasma remnant lipoprotein response to an oral fat load in patients with type 2 diabetes. *J Am Coll Cardiol* 2001 ; **38** : 1628-1632.
25) Kim HS, Abbasi F, Lamendola C, et al. Effect of insulin resistance on postprandial elevations of remnant lipoprotein concentrations in postmenopausal women. *Am J Clin Nutr* 2001 ; **74** : 592-595.
26) メタボリックシンドローム診断基準検討委員会. メタボリックシンドロームの定義と診断基準. 日本内科学会雑誌 2005 ; **94** : 188-202.

〈田中　明・藍　真澄〉

2.2　食後高脂血症に対するエビデンス

はじめに

戦後から現在に至る 60 年間, わが国の疾病像は大きく変遷し, 国民の死

亡原因の中に心疾患死や脳血管障害死などの心血管病変の占める割合が次第に増加するようになった．心疾患死の増加は心筋梗塞，不安定狭心症，突然死といった冠動脈疾患の増加を反映し，脳血管障害においても，かつての脳出血死は減少する一方，脳梗塞による死亡が増加している．こうした動脈硬化性血管病変増加の根底には，この60年間にわたり次第にその割合が増加してきた飽和脂肪酸摂取量に代表される食生活の欧米化，自動車保有数に代表される日常生活の寡動化など，わが国における生活習慣の変化が深く関与しているものと思われる．

こうした中，わが国を含めた欧米諸国において心血管病の発症を防止する目的で，メタボリックシンドローム[1]の早期発見とその是正が，LDL コレステロール高値の是正に次ぐ重要な治療目標として注目を集めている．メタボリックシンドロームとは内臓肥満を必須条件とし，脂質代謝異常[2,3]，インスリン抵抗性を基盤とする耐糖能異常，高血圧などの冠動脈疾患の危険因子が集まる病態をさし，この危険因子の集積は互いに因果関係をもち，その発症基盤のさらなる上流には過食，運動不足などの偏ったライフスタイルがある．

脂肪分を含む食事を摂取した後の数時間，血清脂質，特に血清トリアシルグリセロール(TAG：トリグリセリドとも呼ばれる)値の上昇がみられる．摂取脂肪量にもよるが，健常人でもこの上昇は通常6時間以上持続し8時間後におおむね摂取前値に戻る[4]．これは血中での TAG を運ぶリポタンパク，すなわち TAG リッチリポタンパクの増加によるものである．

近年，Zilversmit らにより食後血中に増加する TAG リッチリポタンパクであるカイロミクロン(CM)あるいは超低比重リポタンパク(VLDL)の血中での中間代謝産物であるレムナントリポタンパク(それぞれ CM レムナントならびに VLDL レムナントと呼ばれる)の動脈硬化惹起性が提唱され[5-7]，以来これを支持する様々な臨床知見が発表されている[8-15]．こうした素地をもとに食後高脂血症(postprandial hyperlipidemia)という疾病概念が生まれた[16]．

食後高脂血症とは食後に血清脂質が異常な増加を示し，かつ，この増加が遷延するものをいう．空腹時には正脂血症を示すが食後に高脂血症を呈する潜在性高脂血症の症例もここに含まれる．実際，冠動脈疾患罹病者の中に

は,早朝空腹時の血清脂質値は正常であるにもかかわらず,食後に異常な増加を示す食後高脂血症の症例が報告されている[16-18].

こうした食後高脂血症は,顕性,非顕性にかかわらず,なんらかのTAGリッチリポタンパクの代謝障害を素地として発症しやすく,前述のメタボリックシンドロームにみられる脂質代謝異常が動脈硬化性疾患を続発する原因の一つとも目されている.そうしたことから,食後の血清脂質増加を低減することは動脈硬化発症リスクをコントロールする上で重要であり,このことは食後高脂血症を呈する患者に対する血清脂質管理への配慮が食事の献立上においても必要となることを意味する[19].

近年,脂肪経口負荷試験にてジアシルグリセロール(DAG:ジグリセリドとも呼ばれる)油は天然植物性食用油の主成分であるTAG油に比べて摂食後の血清TAGやレムナントリポタンパクの増加を抑制すること[20-22],ならびにTAGをDAGに長期間置換して摂取することにて体脂肪の減少がみられることがラット,マウスなどの実験動物[23,24],ならびにヒト[25,26]においても報告され,DAG油摂取の有用性が注目されている.このメカニズムとしてDAG油のもつ物理化学的特性が脂質の消化吸収過程や遺伝子発現機構に影響を与え,TAG油摂取との差異が生じた可能性がある[27].ここに改めてDAG油摂取の食後高脂血症に対するエビデンスをまとめ,最近の我々の知見も含めて,今後の方向性を考察する.

2.2.1 ジアシルグリセロールとは

ジアシルグリセロール(DAG)はグリセロール骨格の sn-1, 3 あるいは sn-1, 2 にそれぞれ1分子の脂肪酸がエステル結合した構造脂質である.したがって,DAGには1, 3-DAGと1, 2(あるいは2, 3)-DAGの二つの異性体が存在し,自然界におけるこれら異性体の存在比は7:3である.このようにDAGは,グリセロール骨格の sn-1, 2, 3 のすべてに脂肪酸がエステル結合してグリセロール1分子につき3分子の脂肪酸をもつTAGとは異なる構造をもつ.この構造上の相違,特にDAG油の70%を占める異性体である1, 3-DAGの物理化学的特性が,TAG油と異なる生理的機能発現に関連すると考えられる[27].

DAG は日常摂食する多くの天然植物油に元来 0.8 〜 10% 程度含まれており（大豆油には 1%，サフラワー油には 2.1%，オリーブ油には 5.5%，綿実油には 9.5% など），我々は毎日の食事から 1 〜 5g の DAG を摂取している．DAG 油は TAG 油に比べ，確かに構造上グリセロール当たりの脂肪酸数は 1 個少ないが，同じ脂肪酸組成をもつ DAG 油と TAG 油の腸管での消化率は同等であり，ボンブカロリメーターにて求めた燃焼エネルギーも双方とも同じく，およそ 9kcal/g であることが報告されている[28]．

2.2.2　DAG 油摂取の食後高脂血症に対するエビデンス
1)　DAG 油摂取の空腹時血清脂質に及ぼす影響

DAG 油摂取の食後高脂血症に対するエビデンスを語る前に，DAG 油摂取の空腹時血清脂質に及ぼす影響を見てみよう．38 名の健常者を対象に 10g の DAG 油を 16 週間投与した Nagao らの成績[25]では，同じ脂肪酸組成の TAG 油を 10g 投与した場合と比べ，内臓脂肪と皮下脂肪，さらに肝脂肪の有意な減少を観察したものの，投与期間終了後の空腹時血清 TAG，血糖，インスリン値には DAG 油投与群と TAG 油投与群間で有意差は認められなかった．131 名の米国人を対象とし TAG 油と DAG 油の体重に及ぼす効果をみたランダム化二重盲検試験[26]でも，24 週間にわたる観察の結果，DAG 油食摂取にて有意な体重減少が認められたにもかかわらず，試験終了後の空腹時血清脂質には両群間で有意差は認められなかった．一方，高 TAG 血症[29,30]や糖尿病患者[31]を対象とした臨床試験では空腹時血清 TAG 値の低下を認めたとの報告や，HDL コレステロール値の増加[29,30]，血清コレステロール値の減少[29]を認めたとの報告もある．

Hara らはラットに DAG 油あるいは TAG 油を 17 日間投与した結果，同じ脂肪酸組成を持つ同量の TAG 油投与に比べて，DAG 油投与では血清コレステロール値には変化がみられなかったものの，空腹時血清 TAG 値の有意な低下を報告している[32]．次に施行した胸管にカニュレーションを施したラットを用いた実験では，同じ脂肪酸組成を持つ TAG 油に比較して，等エネルギーの DAG 油投与後では明らかに胸管からの CM 分泌量は低下しており，回収された CM 中のコレステロール，TAG 量にも有意な低下がみら

れた[33]．さらに，TAG 油あるいは DAG 油（それぞれ 93.9g/体重/日）を含む飼料にて 14 日間飼育したラットでは，DAG 油投与群にて TAG 油投与群に比べて有意な血清 TAG 値の低下と肝 TAG 含量の低下が観察された[34]．そして，同実験で肝ホモジネート分画を検索したところ，脂肪酸合成に関与する脂肪酸合成酵素，グルコース-6-リン酸デヒドロゲナーゼやリンゴ酸酵素などの酵素活性が DAG 油投与肝では TAG 油投与肝に比較して低下しており，脂肪酸 β 酸化経路に関与する酵素活性は増加していた．

これらの成績をまとめると，空腹時血清脂質値に及ぼす DAG 油投与による影響を観察したいくつかの試験からは必ずしも一定した成績が得られなかったが，DAG 油は CM の生成ならびに生体における脂肪酸代謝，特に脂肪酸 β 酸化の過程に影響を与えていることが推定された．実際，CM は半減期が非常に短いリポタンパクであるため，その変動の様子は早朝空腹時の採血では捉えきれないことは十分理解される．そこで，DAG 油摂取の脂質代謝に及ぼす影響を観察するには，食後の血清脂質の変動を観察することが必要になる．

2) DAG 油摂取の食後高脂血症に及ぼす影響

Taguchi らは，ヒトに単回経口投与した DAG 油にて，血清 CM 中の TAG 量の低下を報告した[20]．筆者らも，平均 BMI 24.9kg/m^2，平均血清 TAG 値 136mg/dL の健常男性を対象とした DAG 油単回負荷試験（負荷脂肪量 30g/m^2 体表面積）にて，レムナント様リポタンパク粒子（RLP）を指標としたレムナントリポタンパクの負荷後の増加を経時的に観察したところ，同じ脂肪酸組成で等摂取エネルギーの TAG 油単回負荷と比較して，DAG 油負荷では負荷後の RLP コレステロール（RLP-C）ならびに RLP-TAG の上昇が有意に抑制されるという結果を得た[21]（**図 4.14**）．一方，脂肪負荷後 8 時間までの経時的観察において，血清遊離脂肪酸やインスリン，リポタンパクリパーゼ（LPL）濃度の変化には DAG 油摂取と TAG 油摂取の間に差はみられなかった．脂肪負荷後の RLP は CM レムナントを強く反映する[4,16]ことからも，これらの成績は DAG 油摂取にて CM の生成・分泌が低下するという Taguchi らの成績を支持するものである．

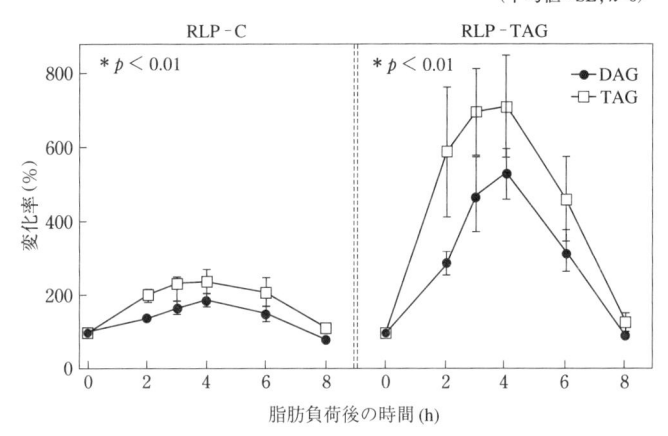

2. ジアシルグリセロールの食後高脂血症に対するエビデンス

(平均値±SE, $n=6$)

図4.14 脂肪負荷後のレムナントリポタンパクの変化[21]
健常男性6名を対象とした脂肪負荷($30g/m^2$体表面積)後の血清レムナントリポタンパクの経時的変化を示す．レムナントリポタンパクの変動はレムナント様リポタンパク粒子(RLP)中の脂質(C：コレステロール，TAG：トリアシルグリセロール)変化にて表記．p値はTAG油負荷とDAG油負荷時のこれらパラメーター変動の差の有意検定(two-way ANOVA)を示す．なお，負荷試験は盲検化クロスオーバーにて施行．

　日常の食生活を再現するため，炭水化物(パン食)とともにDAG油あるいはTAG油を単回摂取させた実験において，摂取後の血清脂質，ならびに最近筆者らが開発したカラム[35]を用いて測定した各リポタンパク分画の変化を摂取後8時間まで観察したところ，炭水化物＋DAG油摂取にて，炭水化物＋TAG油摂取と比較して血清TAG，CMコレステロール，RLP-Cの負荷後線下面積(AUC)の有意な低下とCMに特異的なアポタンパクであるアポB-48のAUCの低下が認められた(未発表成績)．こうして改めてヒトにおいてもDAG油のCM生成・分泌遅延効果が確認された．

　こうしたDAG油の効用はメタボリックシンドロームを呈する症例への食事指導に有用性を発揮する可能性が考えられる．そこでHbA1cが8%未満の糖尿病患者を対象にDAG油単回負荷試験(負荷脂肪量$30g/m^2$体表面積)を施行し，TAG油単回負荷との比較にてDAG油の食後高脂血症に及ぼす影響を検討した．その結果，DAG油は糖尿病患者においても，TAG油負荷でみられた負荷後の血清TAG，レムナントリポタンパクの増加を有意に抑制

する成績が得られた[22]．また，同時に測定した血清インスリン，レプチン，preheparin LPL，プラスミノーゲン活性化阻害因子1(PAI-1)ならびに総ケトン体の脂肪負荷後の経時的変化はDAG油とTAG油間で相違がみられなかった(図4.15，表4.13)．このことは，血糖コントロールが良好ならびに中等度の糖尿病においてTAG油摂取をDAG油に置き換えることが食後高脂血症軽減に有用であることを示している．

さらに，対象をHOMA-IR値によりインスリン感受性群(IS群)とインスリン抵抗性群(IR群)の2群に分け，DAG油あるいはTAG油をそれぞれ経口負荷した最近の試験では，TAG油負荷の場合，負荷後のCM-TAGとRLP-Cの増加はHOMA-IR値と正相関し，IR群でIS群に比較して有意に高値を示したが，DAG油負荷ではこのインスリン抵抗性は負荷後の血清脂質の増加に相関性は見いだせず，これまでの成績と同様にDAG油負荷時にみられたCM-TAGとRLP-Cの増加はIR群へのTAG負荷時における増加量の約半分にとどまった[36]．このことは，インスリン抵抗性を持つ症例が一般的食用油を摂取することで出現する食後高脂血症はDAG油置換にて緩和

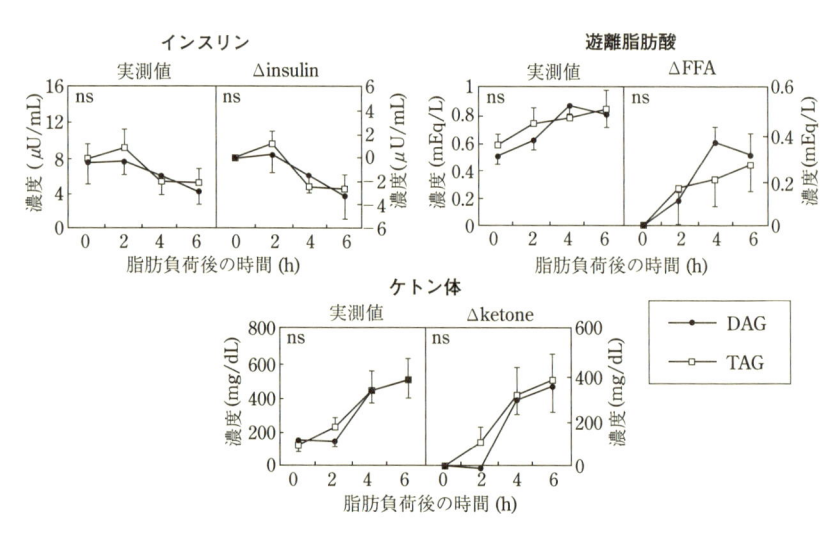

図4.15 脂肪負荷による血清インスリン，血清遊離脂肪酸(FFA)，血清ケトン体濃度の変化
HbA1c値が8%未満の糖尿病患者においてTAG油あるいはDAG油を経口負荷した際，負荷後6時間までの血清中濃度の変遷を示す．
ns：repeated two-way ANOVA分析にて有意差なし（平均値±SE，$n=6$）

表4.13 脂肪負荷後のレプチン，リポタンパクリパーゼ，PAI-1の変化[22]

(平均値±SE, $n=6$)

		負荷後の経過時間(h)				p value of ANOVA
		0	2	4	6	
レプチン(ng/mL)	DAG	7.7±2.0	6.8±1.8	6.4±1.8	6.3±1.7	$p=0.741$
	TAG	7.3±1.8	6.5±1.6	5.9±1.4	6.1±1.5	
LPL(mg/dL)	DAG	52±7	48±5	45±5	40±4	$p=0.460$
	TAG	54±9	51±7	49±7	48±7	
PAI-1(ng/mL)	DAG	17±3	16±3	14±3	9±1	$p=0.554$
	TAG	15±3	17±3	14±2	11±2	

LPL：リポタンパクリパーゼ，PAI-1：プラスミノーゲン活性化阻害因子1.

されることを表している．そこで，これまでの成績($n=64$)をメタ分析したところ，インスリン抵抗性のマーカーである HOMA-IR が高い症例ほど，脂肪負荷後の血清 TAG 値の最大ピーク値を C_{max} で表すと，C_{max}(DAG)/C_{max}(TAG)は低値を示し(相関係数 $r=-0.340$：$p=0.030$)，DAG 油による食後高脂血症の抑制効果が顕著となることが明らかとなった(未発表成績).

これらの成績は，先に述べたメタボリックシンドロームの食事療法に DAG 油を用いることの有用性を想定した筆者らの仮説を支持している．

2.2.3 ジアシルグリセロールの食後高脂血症抑制に関する機序への考察

食事中の TAG 分子は摂取された後，腸管にて消化液中のリパーゼにより特異的に sn-1 と sn-3 にある脂肪酸のエステル結合が切断され，1分子の2-モノアシルグリセロール(2-MAG)と2分子の脂肪酸に消化される(図4.16)．胆汁酸と共にミセル化を受けた後，2-MAG と脂肪酸は小腸粘膜細胞に吸収される．こうして吸収された 2-MAG と脂肪酸を利用して小腸細胞は再び TAG を合成する．小腸細胞で再合成された TAG は，ミクロソームトリアシルグリセロール輸送タンパク質(MTP)の作用により，アポ B-48 と共に CM を形成し腸管リンパへと分泌される．腸管リンパ中の CM は胸管に集合し鎖骨下静脈から血中に入る．また，中鎖脂肪酸(炭素数10以下の脂肪酸)は CM を形成せず直接門脈に分泌され肝に至る．

小腸細胞での TAG 再合成経路には 2-MAG 経路と $α$-グリセロール3-リ

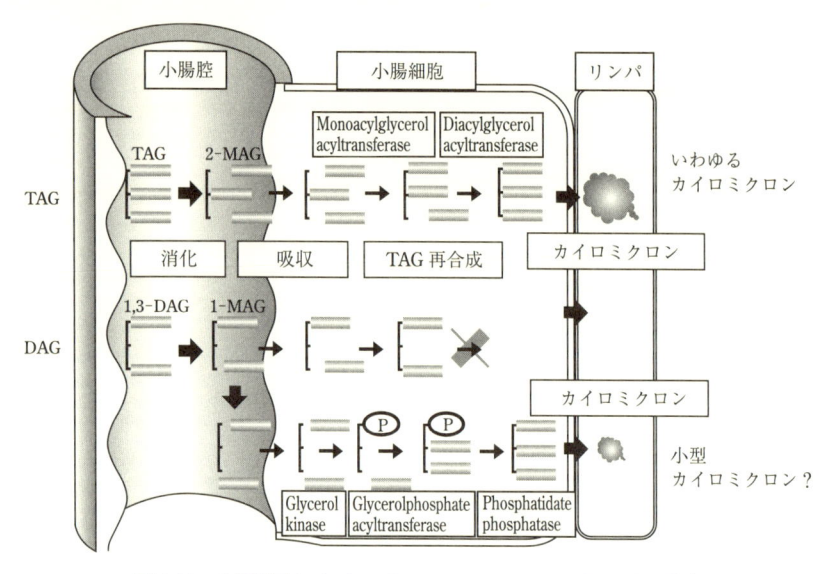

図 4.16 小腸細胞におけるジアシルグリセロール(DAG)の代謝

ン酸経路の二つの経路があることが知られている．ここにおいて通常，TAG の 80% は 2-MAG 経路にて再合成され，残りの 20% の TAG は α-グリセロール 3-リン酸経路で再合成される[37]．小腸と異なり，肝では α-グリセロール 3-リン酸経路を介する TAG 合成がほとんどを占める．

2-MAG 経路での TAG 合成にはアシル-CoA：モノアシルグリセロールアシルトランスフェラーゼ(MGAT)とか，アシル-CoA：ジアシルグリセロールアシルトランスフェラーゼ(DGAT)といった酵素が特異的に関与し，この経路で生成された TAG は早いターンオーバーにて CM の生成に利用される．一方，α-グリセロール 3-リン酸経路にて合成された TAG は遅いターンオーバーを示し，一旦小腸細胞に貯蔵されたのち再び分解をうけ CM 生成に利用されることもある[37]．

DAG 油のうち 30% を占める 1,2(あるいは 2,3)-DAG は脂質の消化・吸収過程で 1 分子の 2-MAG と 1 分子の脂肪酸となり，TAG 摂取の場合と同様に 2-MAG 経路を中心とした TAG 再合成系を経て CM としてリンパに放出される．一方，DAG 油の 70% を占め，その主体をなす 1,3-DAG は腸管での消化・吸収の過程で 1(あるいは 3)-MAG ＋脂肪酸，またはグリセロール

2. ジアシルグリセロールの食後高脂血症に対するエビデンス

+2個の脂肪酸の形態にて小腸細胞に吸収される[38)](図4.16).この1(あるいは3)-MAGはTAG再合成に関与するMGAT(MAGをDAGに変換する作用を持つ)などの酵素の基質として利用されにくいことが知られている[39)].そのため,1,3-DAG摂取の場合は小腸細胞でのTAG再合成において2-MAG経路ではなくターンオーバーの遅いα-グリセロール3-リン酸経路を経由してTAG再合成に利用されると考えられる.このように1,3-DAGはCMへの合成(assembly)に至る経路においてTAG摂取の場合とは異なった代謝様式を示すことになり,この物理化学的特性の相違が,DAG油摂取による食後高脂血症の抑制機序に関与していることが考えられる[40)].実際,2-MAG経路でのTAG再合成に重要な役割をする酵素であるDGAT1をノックアウトしたマウスでは,CMの生成はみられるものの食後の血清CM増加は抑制され,小腸細胞内には脂肪滴の存在が確認されている[41)].これはα-グリセロール3-リン酸経路を経由するTAGの合成系ではCM生成の遅延のみではなく,合成されたTAGは一部貯蔵にもまわされることを示している.このような機序に加え,TaguchiらはTAG食にて増加したラット肝でのMTP活性ならびにMTPのmRNAレベルでの発現がDAG食にて低下することも報告している[42)].

C57BL/6JマウスをTAG油食あるいは高DAG油食にて5か月間飼育した実験でMuraseらは,高DAG食にて飼育したマウスで脂肪細胞のレプチンmRNA発現が抑制されたこと,並びにβ酸化経路に関与する酵素であるアシル-CoAオキシダーゼ(ACO)とアシル-CoAシンターゼのmRNAが肝で発現増加していることを報告している[24)].一方,肝でのペルオキシソーム増殖因子活性化受容体α(PPARα)の遺伝子発現は高TAG油食,高DAG油食ともに普通食マウスと同等であった.また,sterol regulatory element binding protein-1(SREBP-1)のmRNA発現は普通食マウスに比べ,高TAG油食,高DAG油食ともに増加したが,高DAG油食での増加は高TAG油食での増加量の約70%に留まった.SREBP-1はTAGやリン脂質の生成をコントロールしていることが知られている.これらの成績に加え,彼らは,実験食摂取後10日目で調べた小腸細胞でのACOや中鎖アシル-CoAデヒドロゲナーゼ(MCAD)などβ酸化経路に関与する酵素,脂肪酸ト

ランスロカーゼ(FAT)や脂肪酸結合タンパク質(L-FABP)などの脂肪酸輸送に関与する酵素, さらに脱共役タンパク質-2(UCP-2)といったエネルギー産生系に関する酵素の遺伝子発現が高TAG油食マウスに比べて高DAG油食マウスでは増加していたことを報告している[43]. 1か月間, 高DAG油食で飼育したC57BL/KsJ-*db/db*マウスでは, 同じ期間, 高TAG油食での飼育に比べて, 直腸温度が有意に高値であったとの報告もある[44].

こうした様々な細胞における脂肪酸のβ酸化亢進やエネルギー産生系に作用する酵素遺伝子の誘導増加は食後におけるCMの生成系に使われる脂肪酸の減少を意味し, 食後のCMやレムナントリポタンパク増加を抑制する機序を説明するとともに, 生体内での脂肪蓄積を減少し, さらにエネルギー消費亢進に伴う体重減少の出現を説明する.

2.2.4 今後の方向性と問題点

近年, 食事性脂肪がLXRやPPARなどの核受容体スーパーファミリーを介して様々な生体現象を遺伝子発現の段階で制御している事実が数多く報告されている[45, 46]. LXRαノックアウトマウスではPPARαを介する脂肪酸β酸化亢進, SREBP-1の低下を介する肝TAG合成の低下, PPARγを介するTAG貯蔵の低下, さらにUCP-1とUCP-2誘導による熱産生増加, 摂食にて生じる肥満の抑制, レプチン発現低下, インスリン抵抗性の改善などがみられる. これらはこれまで述べてきたDAG油の生体に及ぼす作用と多くの類似点を持つ.

主として肝で発現するPPARαの活性化のみを捉えても, 脂肪酸β酸化は亢進して血清脂質プロファイルの是正に働く. いずれのマウスにおいても, PPARα賦活薬投与により, 血清TAG値の低下, 脂肪組織の減少と肝ならびに筋の脂肪蓄積の減少がみられ, 結果としてインスリン抵抗性が改善されること[47]はDAG油摂取が導く現象と類似する. しかし, PPARαの活性化でみられるLPL増加作用, アポA-I増加, アポC-III抑制作用はDAG油を単回投与して経時的に観察した筆者らの試験では認められなかった[21, 22]. また, C57BL/6Jマウスの肝臓中のmRNA量を測定したMuraseらの報告では, 肝PPARα発現誘導については高TAG食ならびに高DAG食もコン

トロール食と比べて差がなかった[24]. 近年, 体内にユビキタスに存在するPPARδの標的遺伝子が, げっ歯類の褐色脂肪のβ酸化亢進に関与し, さらにエネルギー消費の亢進に関与してPPARδ活性化が脂質代謝改善や体脂肪低下作用を発現することが知られるようになった[47-49].

これらLXRやPPAR群[47]など, いわゆるRXRヘテロダイマー[49]とも呼ばれる機構は互いにクロストークをし, それぞれのコサプレッサーやコアクチベーターも含め複雑な制御機構をなしているが, DAG油の作用機序解明において, その関連性の検討も必要となる.

おわりに

DAG油は食後高脂血症の発現を緩和する食用油であることをエビデンスを交えて解説した. DAG油がいかなる機構を介して本項で紹介した脂質代謝関連酵素の発現に関与し, 有効性を発揮するのかについての全貌はまだ明らかではない. ここには1,3-DAG油のもつ物理化学的特性の関わりも想定され, 今後の詳細なメカニズムの解明が待たれる. 一方, ヒトでは起こりえないことが証明されているが, PPARα発現誘導薬であるフィブラート系薬剤はげっ歯類の肝がん発生との関連性が知られている[50]. また, PPARδ賦活薬には一部げっ歯類における大腸がんの進行を助長する報告もある[51]. 長期摂取における安全性についてはそのモニターが必要となる.

参考文献

1) メタボリックシンドローム診断基準検討委員会. メタボリックシンドロームの定義と診断基準. 日内誌 2005 ; **94**(4) : 794-809.
2) 多田紀夫. 動脈硬化をターゲットとした代謝診療. Syndrome X. 内科 2000 ; **85**(3) : 448-453.
3) 多田紀夫. メタボリックシンドロームの管理. メタボリックシンドロームにおける脂質代謝異常とその管理. 日医雑誌 2004 ; **131**(2) : 186-192.
4) 多田紀夫, 池脇克則. 食後高脂血症の診断法:脂肪負荷試験に伴う血清脂質とRLPの変化—リポ蛋白分析からの解析—. 動脈硬化 1998 ; **25** : 361-370.
5) Zilversmit DG. A proposal linking atherosclerosis to the interaction of endothelial lipoprotein lipase with triglyceride-rich lipoproteins. *Circ Res*

1973 ; 33 : 633.
6) Zilversmit DG. Postprandial hyperlipidemia and its relation to atherosclerosis. In: Genes JL ed. Latent Dyslipoproteinemias and Atherosclerosis. New York: Raven Press 1984 ; 1-8.
7) Zilversmit DG. Atherogenesis: A postprandial phenomenon. *Circulation* 1979 ; **60** : 473-485.
8) Karpe F. Postprandial lipoprotein metabolism and atherosclerosis. *J Intern Med* 1999 ; **246** : 341-355.
9) 多田紀夫. レムナントリポ蛋白. *The Lipid* 1996 ; **7** : 38-41.
10) Ross AC, Zilversmit DG. Chylomicron remnant cholesteryl esters as the major constituent of very low density lipoprotein in plasma of cholesterol fed rabbits. *J Lipid Res* 1977 ; **18** : 169-181.
11) Melchior GW, Mahley RW, Buckhold DK. Chylomicron metabolism during dietary-induced hypercholesterolemia in dogs. *Lipid Res* 1981 ; **22** : 598-609.
12) Mahley RW, Innerarity TL, Brown MS, Ho YK, Goldstein JL. Cholesteryl ester synthesis in macrophages: Stimulation by β-very low density lipoproteins from cholesterol-fed animals of several species. *J Lipid Res* 1980 ; **21** : 970-980.
13) Havel RJ. Postprandial hyperlipidemia and remnant lipoproteins. *Curr Opin Lipidol* 1995 ; **5** : 102-109.
14) Havel RJ. Remnant lipoproteins as therapeutic targets. *Curr Opin Lipidol* 2000 ; **11** : 615-620.
15) Karpe F, Steiner G, Uffelmann K, Olivecrona T, Hamsten A. Postprandial lipoproteins and progression of coronary atherosclerosis. *Atherosclerosis* 1994 ; **106** : 83-97.
16) 多田紀夫：食後高脂血症. 血管医学 2002 ; 3(6) : 693-700.
17) Cohn JS. Postprandial lipemia: emerging evidence for atherogenicity of remnant lipoproteins. *Can J Cardiol* 1998 ; **14** (suppl. B) : 18B-27B.
18) 池脇克則：冠動脈硬化症における脂肪負荷後のリポ蛋白代謝の検討. 動脈硬化 1990 ; **18** : 887-895.
19) Schaefer EJ. Lipoproteins, nutrition, and heart disease. *Am J Clin Nutr* 2002 ; **75**(2) : 191-212.
20) Taguchi H, Watanabe H, Onizawa K, et al. Double-blind controlled study on the effects of dietary diacylglycerol on postprandial serum and chylomicron triacylglycerol responses in healthy humans. *J Am Coll Nutr* 2000 ; **19**(6) : 789-796.
21) Tada N, Watanabe H, Matsuo N, et al. Dynamics of postprandial remnant-

like lipoprotein particles in serum after loading of diacylglycerols. *Clin Chim Acta* 2001 ; **311**(2) : 109-117.
22) Tada N, Shoji K, Takeshita M, *et al.* Effects of diacylglycerol ingestion on postprandial hyperlipidemia in diabetes. *Clin Chim Acta* 2005 ; **353**(1-2): 87-94.
23) Watanabe H, Onizawa K, Taguchi H. Nutritional characterization of diacylglycerols in rats. *J Jpn Oil Chem Soc* 1997 ; **46** : 301-307.
24) Murase T, Mizuno T, Omachi T, *et al.* Dietary diacylglycerol suppresses high fat and high sucrose diet-induced body fat accumulation in C57BL/6J mice. *J Lipid Res* 2001 ; **42** : 372-378.
25) Nagao T, Watanabe H, Goto N, *et al.* Dietary diacylglycerol suppresses accumulation of body fat compared to triacylglycerol in men in a double-blind controlled trial. *J Nutr* 2000 ; **130** : 792-797.
26) Maki KC, Davidson MH, Tsushima R, *et al.* Consumption of diacylglycerol oil as part of a mildly reduced-energy diet enhances loss of body weight and fat compared with a triacylglycerol control oil. *Am J Clin Nutr* 2002 ; **76** : 1230-1236.
27) Tada N, Yoshida H. Diacylglycerol on lipid metabolism. *Curr Opin Lipidol* 2003 ; **14** : 29-33.
28) Taguchi H, Nagao T, Watanabe W, *et al.* Energy value and digestibility of dietary oil containing mainly 1,3-diacylglycerol are similar to those of triacylglycerol. *Lipids* 2001 ; **36**(4) : 379-382.
29) Yasukawa T, Yasunaga K. Nutritional functions of dietary diacylglycerol. *J Oleo Sci* 2001 ; **50** : 427-432.
30) Katsuragi Y, Toi T, Yasukawa T. Effects of dietary diacylglycerols on obesity and hyperlipidemia. *J Jpn Human Dry Dock* 1999 ; **14** : 258-262.
31) Yamamoto K, Asakawa H, Tokunaga K, *et al.* Long-term ingestion of dietary diacylglycerol lowers serum triacylglycerol in type II diabetic patients with hypertriglyceridemia. *J Nutr* 2001 ; **131** : 3204-3207.
32) Hara K, Onizawa K, Honda H, *et al.* Dietary diacylglycerol-dependent reduction in serum triacylglycerol concentration in rats. *Ann Nutr Metab* 1993 ; **37** : 185-191.
33) Murata M, Ide T, Hara K. Alteration by diacylglycerol of the transport and fatty acid composition of lymph chylomicron in rats. *Biosci Biotech Biochem* 1994 ; **58** : 1416-1419.
34) Murata M, Ide T, Hara K. Reciprocal responses to dietary diacylglycerol of hepatic enzymes of fatty acid synthesis and oxidation in the rat. *Br J Nutr* 1997 ; **77** : 107-121.

35) Hirowatari Y, Yoshida H, Kurosawa H, Doumitu KI, Tada N. Measurement of cholesterol of major serum lipoprotein classes by anion-exchange HPLC with perchlorate ion-containing eluent. *J Lipid Res* 2003 ; **44**(7) : 1404-1412.
36) Takase H, Shoji K, Hase T, et al. Effect of diacylglycerol on postprandial lipid metabolism in non-diabetic subjects with and without insulin resistance. *Atherosclerosis* 2005 ; **180** : 197-204.
37) Yang LY, Kuksis A. Apparent convergence (at 2-monoacylglycerol level) of phosphatidic acid and 2-monoacylglycerol pathways of synthesis of chylomicron triacylglycerols. *J Lipid Res* 1991 ; **32** : 1173-1186.
38) Watanabe H, Onizawa K, Taguchi H, et al. Nutritional characterization of diacylglycerols in rats. *J Jpn Oil Chem Soc* 1997 ; **46** : 309-314.
39) Bierbach H. Triacylglycerol biosynthesis in human small intestinal mucosa. Acyl-CoA: monoglyceride acyltransferase. *Digestion* 1983 ; **28** : 138-147.
40) Tada N. Physiological actions of diacylglycerol outcome. *Curr Opin Clin Nutr Care* 2004 ; **7** : 145-150.
41) Buhman KK, Smith SJ, Stone SJ, et al. DGAT1 is not essential for intestinal triacylglycerol absorption or chylomicron synthesis. *J Biol Chem* 2002 ; **277** : 25474-25479.
42) Taguchi H, Ohmachi T, Nagao T, et al. Dietary diacylglycerol suppresses high fat diet-induced hepatic fat accumulation and microsomal triacylglycerol transfer protein activity in rats. *J Nutr Biochem* 2002 ; **13** : 678-683, .
43) Murase T, Aoki M, Wakisaka T, et al. Anti-obesity effect of dietary diacylglycerol in C57BL/6J mice: dietary diacylglycerol stimulates intestinal lipid metabolism. *J Lipid Res* 2002 ; **43** : 1312-1319.
44) Murase T, Nagasawa A, Suzuki J, et al. Dietary beta-linolenic acid-rich diacylglycerols reduce body weight gain accompanying the stimulation of intestinal beta-oxidation and related gene expressions in C57BL/KsJ-*db/db* mice. *J Nutr* 2002 ; **132** : 3018-3022.
45) Baillie RA, Jump DB, Clarke SD. Specific effects of polyunsaturated fatty acids on gene expression. *Curr Opin Lipidol* 1996 ; **7** : 53-55.
46) Berge RK, Storve J, Tronstad KJ, et al. Metabolic effects of thia fatty acids. *Curr Opin Lipidol* 2002 ; **13** : 295-304.
47) Evans RM, Barish GD, Wang YX. PPARs and the complex journey to obesity. *Nat Med* 2004 ; **10**(4) : 355-361.
48) Wang YX, Lee CH, Tiep S, et al. Peroxisome-proliferator-activated

receptor delta activates fat metabolism to prevent obesity. *Cell* 2003 ; 113 : 159-170.
49) Shulman AI, Mangelsdorf DJ. Retinoid X receptor heterodimers in the metabolic syndrome. *N Engl J Med* 2005 ; 353 : 604-615.
50) 多田紀夫. フィブラートで癌の発生が多くなる報告はありますか？ 寺本民生編. フィブラート系薬剤 Q & A. 大阪：医薬ジャーナル社 2003 ; 89-90.
51) Barak Y, Liao D, He W, *et al*. Effects of peroxisome proliferator-activated receptor delta on placentation, adiposity, and colorectal cancer. *Proc Natl Acad Sci USA* 2002 ; 99(1) : 303-308.

（多田紀夫・吉田　博）

3. ジアシルグリセロールの高コレステロール血症に対するエビデンス

3.1 動脈硬化リスクファクターとしての高コレステロール血症

20世紀後半の動脈硬化研究の進歩は目覚しく，Framingham Heart Study (FHS)などの疫学的研究による高脂血症や高血圧・糖尿病などのリスクファクターの同定を起点として飛躍的な発展を見せた．そして，高脂血症分野では，1970年代前半に LDL 受容体が発見され，高脂血症発症メカニズムの重要なところが解明された．また，LDL 受容体を制御する薬剤として HMG-CoA 還元酵素阻害薬（スタチン）が同時期に発見された．

臨床的研究としては，リスクファクターへの介入という臨床的手法により，心血管イベントの抑制というエビデンスを確保し，これゆえに疫学で得られたリスクファクターという評価を臨床の場で不動のものとした．特に，スタチンの出現は，これらの介入試験の主役をなし，LDL コレステロール (LDL-C)低下が冠動脈疾患(CHD)の抑制のみならず，総死亡率の抑制効果をもたらすという画期的なエビデンスを示した．

これらの事実経過を見るだけでも，動脈硬化発症におけるコレステロールの意義は大きいことが理解されよう．本項では，このようなコレステロール低下療法の歴史を追うことにより高コレステロール血症の持つ意義について整理してみたい．

3.1.1 高コレステロール血症の疫学的研究

高脂血症と動脈硬化の関係は，実験的レベルで20世紀初頭から知られていた．この関係を明らかにしたのが，疫学的研究であり，有名なFramingham Heart Study (1948年開始)[1]がここに位置する．FHSにて高コレステロール血症がCHDの「危険因子」として同定された．この関係がSeven Countries Study[2]で確認され，総コレステロール(TC)が高い地域でCHDの発症率が高く，これが飽和脂肪酸の摂食量に比例するということが明らかになった．さらに35万人以上のMultiple Risk Factor Intervention Trial(MRFIT)[3]という観察的研究から図4.17に示すように心筋梗塞の発症率上昇が急峻になるのはTCが200mg/dL以上であるということが明らかにされた．現在の高脂血症診療の中核をなすデータがこれらの疫学的研究から得られたことは再認識する必要があろう．1980年から開始されたNIPPON DATA 80の成果[4]が最近発表され，コレステロールが高くなるとCHDの発症率が高くなることは日本でも実証された．

このような事実の中，いくつかの問題も指摘されてきた．第一に，MRFITのデータからTCが低いと死亡率が高くなる，特に悪性疾患や脳出血が多くなるという事実が報告され，TCを下げることでメリットがあるのかという，いささか皮肉な疑問が提示された．Nippon DATA 80でも同様

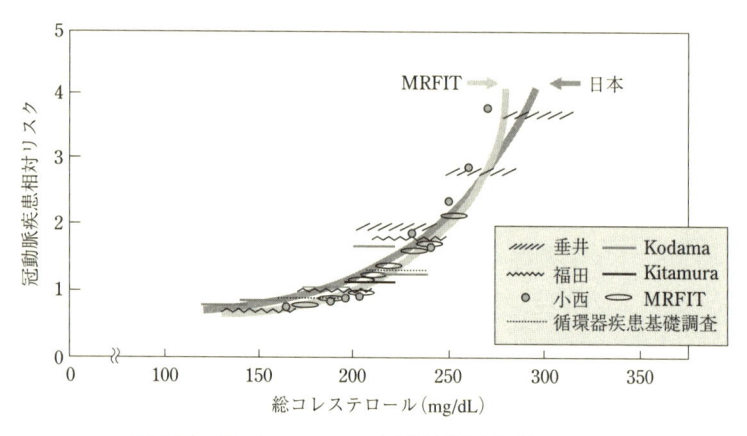

図4.17 総コレステロールと冠動脈疾患相対リスク
—日本およびアメリカの成績の対比—

で，TCが140mg/dL未満になると死亡率の上昇が認められる．しかし，140mg/dL未満の集団を調べると肝疾患が多いことが判明した．つまり，肝疾患であるが故にコレステロールの低下を見ているという因果の逆転の可能性が指摘された．そこで，最初の5年間の死亡者を除くとその関係が小さくなり，肝疾患患者を除くと，低コレステロール血症での死亡率の増加は消失するという[5]．

以下に述べる高脂血症治療のトライアルは，TC(すなわちLDL)がCHDの危険因子であることを確実に証明することを第一の目標としつつ，先に触れた皮肉的疑問に答えることも一つの使命としている．幸い，高脂血症の分野は，安全かつ強力な治療薬が相次いで開発され，期待以上のトライアルの成果をあげており，現在の治療実績に基づく医療(evidence based medicine：EBM)の最先端を行っている感がある．

3.1.2 初期の脂質低下療法の意義

初期の脂質低下療法はSeven Countries Studyをもとに，食事療法を中心として行われてきた．しかし，これらの試験では，ある一定の効果を示すものの，統計学的有意差を出すことが極めて困難であった．これは基本的に食事に対する個々人の反応が異なるという，いわば生物学的事実を示したものといえる．しかし，その後，高脂血症治療薬の開発とともに，ある程度一様にLDL-Cを下げることのできる薬剤が登場した．その結果が，1984年に発表されたレジンを用いたLipid Research Clinic Coronary Primary Prevention Trial (LRC-CPPT)[6]の結果である．この試験は，きわめてインパクトを与え，LDLがCHDの危険因子であることを確実に証明したものといえる．同時に，本試験で，プラセボ群において薬剤投与群と同程度にLDL-Cが低下していた小グループでは，薬剤投与群とほぼ同様にCHD発症率が低下していることが示され，薬剤効果というよりコレステロール仮説が確認された．しかし，いくつかの問題点もあった．すなわち高脂血症治療により自殺，不慮の事故死，発がんといった他の原因による死亡が増加し，総死亡率は変わらないのではないかという指摘である．

3.1.3 スタチン後の脂質低下療法の意義

このような指摘に対し解答を与えたのが，1980年後半に登場した強力な高脂血症治療薬スタチンである．それまでの高脂血症薬のLDL-C低下効果はほとんどが10％台であるのに対しスタチンの効果はほぼ25％以上と倍増された．そこで，強力にLDL-Cを低下させることにより総死亡が抑制できないかを検討したのがScandinavian Simvastatin Survival Study：4Sである[7]．これはすでにCHDの既往がある高LDLコレステロール血症患者を対象とした二次予防試験(再発予防試験)である．スタチン治療により，全体の死亡率は30％低下し，CHD以外の死亡率，特に発がん，自殺，事故などの死亡率はプラセボ群と差が認められなかった．

その後どの程度の高LDLコレステロール血症であれば治療を要するのかという点に関する検討が進行していった．ハイリスクの二次予防であり，LDL-Cが平均150mg/dLとほぼ正常な患者を対象としたCholesterol And Recurrent Events（CARE）試験[8]や，これをより大規模にしたThe Long-Term Intervention with Pravastatin in Ischaemic Disease（LIPID）という試験[9]は，LDL-Cがそれほど高くなくても脂質低下療法が有効であることを示した試験である．

これらの試験をもとに，アメリカのガイドラインであるNCEPは，二次予防ではLDL-Cを100mg/dL未満に治療することを勧めている．

比較的危険度が高くない一次予防試験(初発予防試験)としてWest of Scotland Coronary Prevention Study（WOSCOPS）がある[10]．CHD発症率は有意に抑制されたが，総死亡率は−22％の低下傾向を示したにとどまった．WOSCOPSではLDL-Cが高い患者を対象としたが，平均的LDL-C値の患者に対する一次予防試験であるAFCAPS/TexCAPSという試験[11]でも，LDL-Cの25％低下でCHDの初発抑制効果があることが証明された．

3.1.4 21世紀の脂質低下療法の意義

比較的危険度の低い一次予防でも脂質低下療法がある程度効果があることが確認されたことを受けて，一次予防でも，危険因子をいくつか持っている，もしくは糖尿病のように危険度のきわめて高い合併症を持っている場合

は，どの程度の治療が必要かという試験が21世紀の新たな流れになった．

Heart Protection Study (HPS)[12]は，二次予防も含まれるが，基本的には比較的重い危険因子を有している患者を対象とした一次予防試験である．TCについては135mg/dL以上という縛りでほとんど正脂血症といわれる患者が対象となっている．このような場合もスタチンでLDL-Cを低下させることにより，イベント抑制が有意に認められることが示され，ある程度危険度の高い患者では，LDL-Cは低下させることが絶対的に有利であることが示された．また，ASCOTという試験[13]は，最も日常的に多い高血圧患者でLDL-Cがほぼ正常でも，危険因子の重なりがあれば高血圧治療に加えた脂質低下療法が動脈硬化予防に有効であることを示した試験である．

アメリカでは二次予防と同等に扱うとされている2型糖尿病に対する試験が発表されている．Collaborative Atorvastatin Diabetes Study (CARDS)という試験[14]は，他のリスクを少なくとも一つ有する2型糖尿病患者を対象とした一次予防試験である．ベースラインのLDL-Cは約117.3mg/dLと決して高くない集団であるが，イベント発症が予想を超えて，早く差が出たため試験は途中で中止命令が出された．あらためて糖尿病が極めて高いリスクであることが証明され，糖尿病において脂質低下療法が心血管病予防に有効であることを示した試験である．

高齢者高脂血症の治療効果については十分な検討が行われていなかった．PROSPERという試験[15]は，70歳から82歳までのハイリスク高齢者を対象としており，約5,800例と初めての高齢者大規模予防試験であり，CHDの発症予防効果が示された．80歳までは軽度の高脂血症であってもハイリスクであれば治療効果が期待できることが示された．

このように，ハイリスク患者の場合は，たとえLDL-Cがほぼ正常であっても十分な管理が必要であるということが示されてきたが，ではいったいどの程度まで低下させるべきなのかという基本的な疑問が生ずる．

このような観点に立って行われた試験が最近続々と発表されている．基本的には二次予防試験である．究極のハイリスクと考えられる急性冠症候群 (ACS) 直後に介入した試験としてMIRACLという試験[16]と，PROVE IT-TIMI 22という試験[17]がある．PROVE IT-TIMI 22試験は，標準的治療

(LDL-C：95mg/dL に低下)と強力な治療(LDL-C：62mg/dL に低下)を比較した試験である．結果としては，強力な治療群でイベント抑制が有意に認められた．また，極めて早期にその治療効果があったということから ACS 直後からの治療が重要であることを示したと言える．

安定した狭心症患者を対象として，LDL-C の低下の程度によるイベント抑制効果をみた TNT という試験[18]がつい最近発表された．それによれば，ガイドラインが呈示している二次予防患者の LDL-C の目標値である 100mg/dL よりさらに 70mg/dL まで下げたほうがメリットがあるという結果が発表された．

3.1.5 わが国における高コレステロール血症

残念ながら，わが国では，独自の確固たる予防試験が十分とはいえない．疫学的には先に触れた NIPPON DATA[4]が 19 年目を迎え，危険因子という観点からは，欧米とほぼ同様の傾向を示すことが明らかになっているが，絶対的リスクという観点から，まだ日本の動脈硬化性疾患はアメリカの 1/4 程度ということも明らかになってきた．

しかし，治療効果を議論するだけのものは十分ではない．KLIS という試験[19]は，従来の治療群とスタチンを比較する試験で，スタチンで LDL-C を

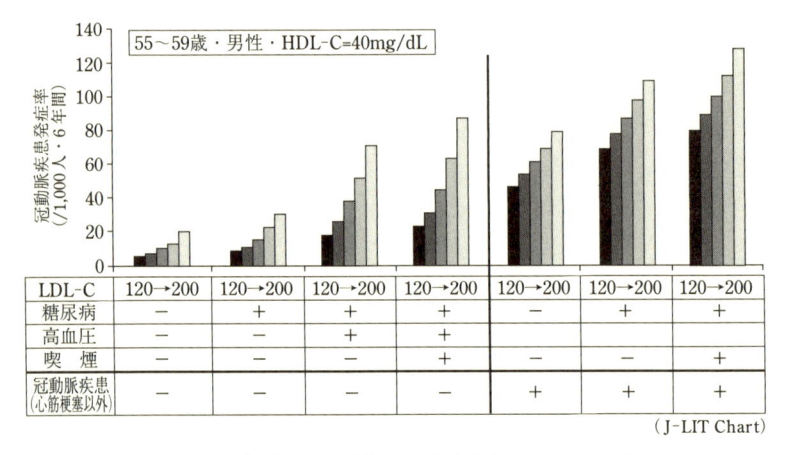

図 4.18　危険因子の重複と冠動脈疾患リスク(J-LIT)

十分下げると，心血管イベントの抑制効果が示されることは判明した．しかし，どの程度まで下げるべきかという問いかけに答えられる試験デザインではない．高齢者を対象としたPATEという試験[20]も同様で，LDL-Cをより下げると，イベント抑制が起こることを示した．

J-LITという調査は，試験ではなく前向きの介入調査といってよい試験[21, 22]である．すなわち高脂血症患者に対して一律の治療を行い，治療中のLDL-C値でイベント発症を比較している．一次予防では，LDL-C 160mg/dL未満，二次予防では100mg/dL未満というガイドラインの方向性を示した調査である．また，この調査からは図4.18に示したように危険因子の集積が極めて重要であることがあらためて示された．

3.1.6 高コレステロール血症と脳卒中

最近，脳卒中でも虚血性脳卒中の頻度が高まり，脂質低下療法による脳卒中抑制効果が期待されている．最近の主だった試験のメタアナリシスを行った結果が発表されている[23]．それによると，脳卒中予防はスタチンを用いた二次予防試験では有意に認められるが，それ以外では十分な効果が認められないという．一方，HPSやCARDSではハイリスク患者では高脂血症がなくてもスタチンで脳卒中予防が可能であることも示されている．

このように，脂質低下療法が冠動脈のみならず脳血管にも予防的に作用することが証明され，総合的な血管病予防という視点からのアプローチが望まれることになるであろう．

おわりに

高コレステロール血症が動脈硬化性疾患のリスクファクターであることは，疫学的研究により示され，脂質介入試験により不動のものとされた．最近はむしろどこまで下げるべきかという大胆な研究が多くなっている．しかし，重要なことは，生体がいったいどの程度コレステロールを必要としているのかという問題である．また，それだけの努力や経費と結果が釣り合うのかという問題もある．つまり，コレステロールの問題はそこまで来ているということができる．

心血管病予防は確実に次のステップへ動き始めている．最近はメタボリックシンドロームという高コレステロール血症とは別のリスク病態が注目されている．しかし，基本的な予防策としての脂質低下療法や降圧療法は，これまで築かれてきた EBM として確保するという診療姿勢が重要である．

これからは，寿命という問題を考えたときに，いったいコレステロールをどの程度にするのが最も効果的であるのかという命題に答えるべき時代になっているのではないであろうか？

参考文献

1) Castelli WP, Garrison RJ, Wilson PW, et al. Incidence of coronary heart disease and lipoprotein cholesterol levels. The Framingham Study. *JAMA* 1986 ; **256** : 2835-2838.
2) Verschuren WM, Jacobs DR, Bloemberg BP, et al. Serum total cholesterol and long-term coronary heart disease mortality in different cultures. Twenty-five-year follow-up of the seven countries study. *JAMA* 1995 ; **274** : 131-136.
3) Multiple Risk Factor Intervention Trial Research Group. Multiple risk factor intervention trial. Risk factor changes and mortality results. *JAMA* 1982 ; **248** : 1465-1477.
4) 上島弘嗣．1980 年循環器基礎調査の追跡研究(NIPPON DATA)．日循協誌 1997 ; **31** : 231-237.
5) Okamura T, Kadowaki T, Hayakawa T, et al. Nippon Data 80 Research Group. What cause of mortality can we predict by cholesterol screening in the Japanese general population? *J Intern Med* 2003 ; **253** : 169-180.
6) The Lipid Research Clinics Coronary Primary Prevention Trial Results. II. The relationship of reduction in incidence of coronary heart disease to cholesterol lowering. *JAMA* 1984 ; **251** : 365-374.
7) Scandinavian Simvastatin Survival Study Group. Randomised trial of cholesterol lowering in 4444 patients with coronary heart disease : the Scandinavian Simvastatin Survival Study (4S). *Lancet* 1994 ; **344** : 1383-1389.
8) Sacks FM, et al. The effect of pravastatin on coronary events after myocardial infarction in patients with average cholesterol levels. *N Engl J Med* 1996 ; **335** : 1001.
9) The Long-Term Intervention with Pravastatin in Ischaemic Disease

(LIPID) Study Group. Prevention of cardiovascular events and death with pravastatin in patients with coronary heart disease and a broad range of initial cholesterol levels. *N Engl J Med* 1998 ; **339** : 1349.

10) Shepherd J, et al. Prevention of coronary heart disease with pravastatin in men with hypercholesterolemia. West of Scotland Coronary Prevention Study Group. *N Engl J Med* 1995 ; **333** : 1301-1307.

11) Downs JR, Clearfield M, Weis S, et al. Primary prevention of acute coronary events with lovastatin in men and women with average cholesterol levels: results of AFCAPS/TexCAPS. Air Force/Texas Coronary Atherosclerosis Prevention Study. *JAMA* 1998 ; **279** : 1615-1622.

12) MRC/BHF Heart Protection Study of antioxidant vitamin supplementation in 20,536 high-risk individuals: a randomised placebo-controlled trial. *Lancet* 2002 ; **360** : 23-33.

13) Sever PS, Dahlof B, Poulter NR, et al. Prevention of coronary and stroke events with atorvastatin in hypertensive patients who have average or lower-than-average cholesterol concentrations, in the Anglo-Scandinavian Cardiac Outcomes Trial--Lipid Lowering Arm (ASCOT-LLA): a multicentre randomised controlled trial. *Lancet* 2003 ; **361** : 1149-1158.

14) Colhoun HM, Betteridge DJ, Durrington PN, et al. CARDS investigators. Primary prevention of cardiovascular disease with atorvastatin in type 2 diabetes in the Collaborative Atorvastatin Diabetes Study (CARDS): multicentre randomized placebo-controlled trial. *Lancet* 2004 ; **364** : 685-696.

15) Shepherd J, Blauw GJ, Murphy MB, et al. Pravastatin in elderly individuals at risk of vascular disease (PROSPER): a randomised controlled trial. *Lancet* 2002 ; **360** : 1623-1630.

16) Schwartz GG, Olsson AG, Ezekowitz MD, et al. Effects of atorvastatin on early recurrent ischemic events in acute coronary syndromes: the MIRACL study: a randomized controlled trial. *JAMA* 2001 ; **285** : 1711-1718.

17) Cannon CP, Braunwald E, McCabe CH, et al. Pravastatin or Atorvastatin Evaluation and Infection Therapy-Thrombolysis in Myocardial Infarction 22 Investigators. Intensive versus moderate lipid lowering with statins after acute coronary syndromes. *N Engl J Med* 2004 ; **350** : 1495-1504.

18) LaRosa JC, Grundy MS, Waters DD, et al. Intensive Lipid Lowering with Atorvastatin in Patients with Stable Coronary Disease. *N Engl J Med* 2005 ; **352** : 1425-1435.

19) Pravastatin use and risk of coronary events and cerebral infarction in

Japanese men with moderate hypercholesterolemia: the Kyushu Lipid Intervention Study. *J Atheroscler Thromb* 2000 ; 7 : 110-121.
20) Ito H, Ohashi Y, Saito Y, et al. A comparison of low versus standard dose pravastatin therapy for the prevention of cardiovascular events in the elderly: the pravastatin anti-atherosclerosis trial in the elderly. *J Atheroscler Thromb* 2001 ; 8 : 33-44.
21) Matsuzaki M, Kita T, Mabuchi H, et al. The J-LIT Study Group. Large scale cohort study of the relationship between serum cholesterol concentration and coronary events with low-dose simvastatin therapy in Japanese patients with hypercholesterolemia. *Circ J* 2002 ; 66 : 1087-1095.
22) Mabuchi H, Kita T, Matsuzaki M, et al. Large scale cohort study of the relationship between serum cholesterol concentration and coronary events with low-dose simvastatin therapy in Japanese patients with hypercholesterolemia and coronary heart disease: secondary prevention cohort study of the Japan Lipid Intervention Trial (J-LIT). *Circ J* 2002 ; 66 : 1096-1100.
23) Mascio RD, Marchioli R, Tognoni G. Cholesterol reduction and stroke occurrence: an overview of randomized clinical trials. *Cerebrovasc Dis* 2000 ; 10 : 85-92.

〈寺本民生〉

3.2　植物ステロールを含むジアシルグリセロールのコレステロール低下作用

はじめに

コレステロールを低下させる食事療法の基本は，総エネルギー量の制限・脂質摂取量の制限・コレステロール摂取量の制限などが有効であるが，長い間食事療法を維持し続けることは，実際の臨床上なかなか難しい問題である．日常の中で毎日でも摂取できる食事として，大豆タンパクや食物繊維などとともに，植物ステロール(plant sterol, phytosterol : PS)は，コレステロール低下作用をもつ成分として以前から研究されてきた[1]．

また，ジアシルグリセロール(DAG)は第3,4章にあるように，抗肥満・中性脂肪低下作用を持つ油である．PSをDAGに添加することにより，抗動脈硬化に相加的な効果が期待される．しかし最近の研究で，PSを添加したDAGは，その高溶解性のために少量のPS摂取でもコレステロール低下作用・抗動脈硬化作用がみられるという，相乗的な効果が期待されることが

わかってきた．

この項では，今まで報告された文献について考察する．

3.2.1 植物ステロールのコレステロール低下作用
1) 植物ステロールの性質

PSは植物の脂溶性分画中に豊富に含まれ，化学構造的にコレステロールに類似している．その主な成分はβ-シトステロール，カンペステロール，スチグマステロールなどである．例えば大豆油の中には，β-シトステロールが55%，カンペステロールが25%，スチグマステロールが14%程度含まれる．西洋食においては一般的に1日200〜400mg摂取されている[1,2]．また，PSはほとんど油や水に溶けないために，通常は結晶の状態である．

2) コレステロール低下作用・抗動脈硬化作用

Petersonがニワトリにコレステロール負荷食を与えた状態で大豆ステロールを添加すると，血漿コレステロール値の増加が抑制され[3]，大動脈における動脈硬化巣の発生が抑制された[4]ことを1951年に報告している．それ以来，数多くの動物実験やヒト臨床試験において，血清LDLコレステロール値低下作用が報告されている[1]．

コレステロール低下作用の機序として，PSはコレステロールと構造的によく似ていることから(図4.19)，胆汁酸ミセルへの結合を競合阻害するため，腸管でのコレステロール吸収が低下し，コレステロールの腸肝循環を抑制し，血清値が低下することが一般的に考えられている[1]．

PSには副作用はほとんど報告されていないが，コレステロールを下げるためには比較的多い量(1.5〜3.0g/day)の摂取が必要である．また，水や油に溶けにくいことから，PSは今まで食事療法に常用されていなかった．

しかし，近年700mg/dayのPSをバター脂に溶かすことでコレステロール低下作用が見られたこと[5]や，830mg/dayの大部分を長鎖脂肪酸でエステル化し，溶解性を改善したPSの場合，コレステロール低下に有効であったこと[6]が報告された．これらの研究はPSが低用量でも有効であり，広く常用される可能性を示した．さらに，Ostlundら[7]は大豆レシチンが胆汁酸

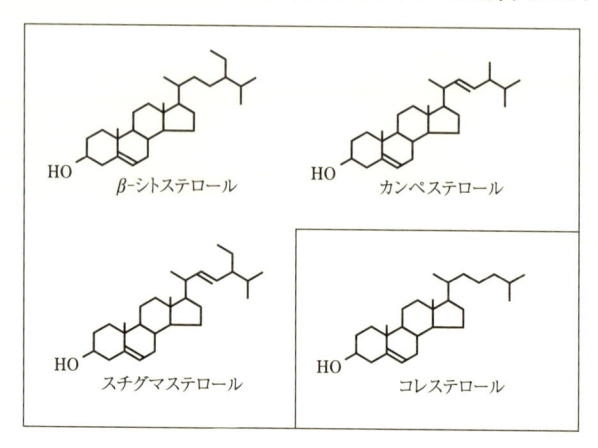

図 4.19 植物ステロールの化学構造

ミセルにおいて PS の溶解性を劇的に上昇させ，結果的に PS の有効濃度を 0.3% まで下げることができたことを報告した．また一方で，目黒ら[8]はエステル化することなしにフリー型の PS でも DAG に溶解すると，良好な溶解性が得られ，やはり少量でもコレステロール低下作用がみられることを報告した．

3.2.2 植物ステロール／ジアシルグリセロールの意義

第3章にあるように，DAG の摂取は食後の血清中性脂肪の増加を抑制し，動物実験においても，ヒトの臨床実験においても，トリアシルグリセロール(TAG)の摂取に比較して抗肥満効果を持つことが報告されている．しかし，総コレステロール(TC)・LDL コレステロール(LDL-C)値への影響はないとされている．また，一般的に DAG はいろいろな植物油脂に含まれる少量成分で，食品の乳化剤として少量用いられている．

目黒ら[8]によると，TAG の 0.5～1.3% に比べ，DAG における PS の溶解度は約5倍以上の 4.2～6.0% である．このため PS／TAG では完全に溶けない PS も，PS／DAG では完全に溶けていることが考えられる．この高溶解性により，食後において胆汁酸ミセルに PS の分布が増えるため，PS／DAG のコレステロール低下作用を進めると考えた．Ostlund ら[7]も小腸におけるコ

レステロール吸収阻害のためには，PS がミセルの中に十分量ある必要があり，PS のリン脂質への溶解性が重要であると考察している．しかし，一方で，Mattson ら[9]は β-シトステロールの方が β-シトステロールエステルよりコレステロール吸収を抑えたと報告し，Miettinen ら[10]は油の溶解性はコレステロール低下作用に関係ないと考えている．これらから，小腸における胆汁酸ミセルへの結合には，コレステロール溶解性以外の因子が関与することも考えられる．今後，PS/DAG のコレステロール低下効果の機序についてより詳細な研究が必要である．

3.2.3　植物ステロール／ジアシルグリセロールのコレステロール低下作用

動物実験で，目黒ら[11]はコレステロール負荷ウサギにて PS/DAG と PS/TAG の血清脂質への効果を比較検討した．0.3% のコレステロール負荷をした New Zealand white（NZW）ウサギに 0.3% PS・7% DAG あるいは 0.3% PS・7% TAG を投与したところ，HDL コレステロール(HDL-C)・中性脂肪(TAG)は両群で差はなかったが，TC は PS/DAG 群で有意に低値であった．

ヒト臨床試験で，目黒ら[8]は健康で正常から軽度のコレステロール高値者 12 名において，やはり PS/DAG と PS/TAG の比較をした．試験期間前 2 週間は PS フリーのマヨネーズを夕食に摂取させ，無作為に 2 群に分けた．試験期間 2 週間に 1 群に PS(500mg/day)/DAG(10g/day)のマヨネーズ，他群には PS(500mg/day)/TAG(10g/day)のマヨネーズをそれぞれ摂取させ，4 週間の PS フリーのウオッシュアウト期間の後，2 週間それぞれの反対の物を摂取させた．PS/TAG の期間では TC は変化なかったが，PS/DAG の期間に TC，LDL-C はそれぞれ 4.7%，7.6% の有意な低下がみられた．

竹下ら[12]は健常者 71 名に日頃使用している調理油を PS/DAG(4g の PS，100g の DAG)に 24 週間置き換えて摂取させた(1 日量は 15.1〜16.9g に一定していた)．その中で，TC 220mg/dL 以上の高コレステロール血症 26 名では，TC は 238mg/dL から 4 週で 221mg/dL へ 7.1% の低下が見られ，24 週後も 4.5% の低下が有意に続いていた．TC 200〜219mg/dL の群は低下傾向であったが，200mg/dL 未満の群では変化なかった．HDL-C 40mg/dL 未満の低値の 7 名は，4 週後に一時低下したが，24 週後には 11% の増加が見ら

れた.

また竹下ら[13]は,動脈硬化のリスクの高まる閉経後女性に対しての効果を検討した.軽度の高コレステロール血症の閉経後女性18名に4週間のクロスオーバーでPS/DAGとDAG(コントロール)をやはり自由に調理油として摂取させた.平均使用量は12.5gでPSとして500mgを含んでいた.コントロール群に比べ,TCは5.4%,LDL-Cは6.6%の有意の低下を見た.

3.2.4 植物ステロール／ジアシルグリセロールの抗動脈硬化作用

目黒ら[11]は,コレステロールを負荷したウサギにおける動脈硬化への影響をみた.0.3%のコレステロール負荷をNZWウサギに行った状態で,0.3% PS・7% DAGあるいは0.3% PS・7% TAG,コントロールとしてPSフリーで7%TAGをそれぞれ投与し,14週間後の胸部・腹部大動脈の動脈硬化巣の面積を比較した.コントロール群に比し,PS/DAG群は胸部・腹部・全体で動脈硬化巣の面積は小さかった.さらにPS/TAG群に比べPS/DAG群では腹部の動脈硬化巣の面積は有意に小さかった.コントロール群とPS/TAG群に比しPS/DAG群の胸部・全体の内膜平均厚は有意に小さかった.

またNZWウサギで実験をしたMurphyら[14]は,コレステロール負荷の4倍の単体のPSを投与した場合,有意に動脈硬化巣が小さかったとしているが,Ntaniosら[15]は2倍量の単体のPSでは有意な差はなかったことを報告している.これらのことからPSの抗動脈硬化作用のためには,単体のPSではコレステロールの2倍以上を負荷する必要があると考えられるが,目黒ら[11]の実験ではPSはコレステロールと同じ0.3%であり,PS/TAGでは作用がなくPS/DAGにすることで効果が得られたと考え,抗動脈硬化作用に関してもPS/DAGの有用性が示された.

3.2.5 植物ステロールエステルの作用

斉藤らは植物ステロールエステル(PSE)を含有したDAGマヨネーズの用量と安全性に関して検討している[16].15gのDAGにPSEを0, 0.3, 0.4, 0.5gとそれぞれ溶解した物をマヨネーズタイプの製品にし,軽度高コレステ

ロールの健康な男性66名に4週間摂取させ，ランダム化二重盲検試験を行った．その結果，用量依存的にTCは0.4g以上，LDL-Cは0.3g以上のPSE含有で，有意にコレステロールの低下がみられた．すなわちPSEの有効量は0.4g/day以上であった．これは後藤ら[17]がPSのフリー型で報告した有効量と一致し，DAGに溶解した場合，フリー型でもエステル型でも同じであった．

友延ら[18]は，成人男女184名にPSEを溶解したDAG(PSE/DAG)を80%以上含有する植物油配合マヨネーズ様食品15gを16週間摂取させ，二重盲検並行比較試験で，体重・BMI・腹囲・腹部内臓脂肪面積・TC・LDL-Cの減少が認められ，安全性も確認された．

フリー型に比較し，PSEは脂肪に高溶解性を示すため，食品加工に用いやすい．

3.2.6 植物ステロール／ジアシルグリセロールと他のコレステロール低下物などとの併用

すでに，植物ステロール添加のDAG油が，調理油とマヨネーズタイプの製品として市販されているが，一般に常用されるようになった場合，他の同じようなコレステロール低下作用をもつ食製品や薬剤と併用されることが多いと考えられるが，その併用の相互作用・安全性について，今後注意しなければならない．

1) 大豆タンパクとの併用

筆者ら[19,20]は，軽度の高コレステロール血症者17名にPS/DAG(植物ステロール添加DAG油，4% PS + 96% DAG)と大豆タンパク(豆乳)の併用の効果を検討した．まず，通常の調理油をPS/DAG 10gに置換し4～8週摂取させ，PS/DAG 10gを摂取したままで，大豆タンパク10gを4週間併用してもらう．さらにその後4週間PS/DAG 10gのみ摂取させた．その結果，LDL-CはPS/DAG期に前期4.4%，後期5.4%と軽度低下し，大豆タンパクとの併用で有意に6.7%の低下がみられた．

大豆タンパクも異化の亢進など機序の異なるコレステロール低下作用を持

つので，併用でより効果的であったと考えられる．また，安全性にも問題はなかった．

2) カテキンとの併用

また筆者ら[21]は，TC 200mg/dL 以上の 15 名に PS/DAG(4% PS + 96% DAG)と体脂肪を減らすことが報告されているカテキン添加緑茶の併用の効果を検討したところ，体重減少を示す例が見られたものの，血清脂質の有意な変動は見られなかった．しかし，副作用もなく，安全性に問題はなかった．

3) プラバスタチン(Pravastatin)との併用

筆者ら[19]は日常臨床で一般的に高コレステロールの治療に使用されているスタチン系薬剤との併用に関して検討した．プラバスタチン 10mg 内服中の 61 名を 3 群に分け，それぞれ TAG，DAG，PS/DAG(4% PS)を 12 週間使用させた．使用前 TC 200mg/dL 以上の 44 名において検討したところ，PS/DAG 群で，TC 4.6%，LDL-C 5.2% の有意な低下が見られたが，他の群では変動は見られなかった．すでにプラバスタチンで治療されてはいるが，まだ少しコレステロールが高いという患者に，PS/DAG を調理油として使用した場合，さらにコレステロールの低下作用が認められた．すなわちプラバスタチン(コレステロール合成阻害薬)と PS/DAG(コレステロール吸収阻害)の併用では相加効果が見られた．また，安全性にも問題はなかった．

3.2.7 安　全　性

現在 PS/DAG の副作用として，明らかな報告はない．しかし，PS/DAG の摂取により血中の PS 濃度が上昇することも報告されているので，非常にまれであるが，家族性の高植物ステロール血症(*ABCG5*，*ABCG8* の遺伝子変異など)の患者には，動脈硬化が進む可能性があり，今後検討が必要である．

ま　と　め

血清コレステロールを管理することは心血管疾患予防の一番有効な方法で

ある.軽度から中等度の高コレステロール血症者の食事療法は非常に重要である.

このようにPSを添加したDAG油(PS/DAG)の摂取により,軽度の高コレステロール血症者において血清TC・LDL-Cに約5〜10%以下の低下が見られた.このように保健食品として,薬物に比較し低下度は小さいものの,日常の食生活全体を注意することで併用のメリットを高めていき,コレステロール値を適正に保ち,動脈硬化のリスクを低下させることが期待できる.また,スタチン系薬剤での治療中の食事療法補助としても有効と考えられる.

また,PS/DAGはPSによるコレステロール低下作用による動脈硬化抑制だけでなく,DAGによる内臓脂肪に関連したメタボリックシンドロームをはじめとした,肥満・糖尿病・高血圧を合併した病態においても,動脈硬化の予防に有効であると考えられる.

PS投与法として,単体やTAGへの添加に比べ,PS/DAGはより少ないPS量でコレステロール低下効果・抗動脈硬化作用が期待できることから,PSとDAGの作用の相加効果だけでなく,相乗効果も期待できる相性の良い組み合わせであることが考えられる.現在のところ,PS/DAGがPS/TAGよりもなぜ有効であるであるかは未だ不明である.今後,PS/DAGのコレステロール低下効果と抗動脈硬化作用の機序を明らかにするためにより詳細な研究が望まれる.

参 考 文 献

1) Jones PJH, MacDougall DE, Ntanios FY, Vanstone CA. Dietary phytosterols as cholesterol-lowering agents in humans. *Can J Physiol Pharmacol* 1997 ; **75** : 217-227.
2) Ostlund RE Jr. Phytosterols in human nutrition. *Ann Rev Nutr* 2001 ; **22** : 533-549.
3) Peterson DW. Effect of soybean sterols in the diet on plasma and liver cholesterol in chicks. *Proc Soc Exp Biol Med* 1951 ; **78** : 1143-1147.
4) Peterson DW, Nichols CW, Schneour EW. Some relationships among dietary sterols, plasma and liver cholesterol levels and atherosclerosis in chicks. *J Nutr* 1951 ; **47** : 57-65.

5) Pelletier X, Belbraouet S, Mirabel D, et al. A diet moderately enriched in phytosterols lowers plasma cholesterol concentration in normocholesterolemic humans. *Ann Nutr Metab* 1995 ; **39** : 291-295.
6) Hendriks HFJ, Westrate JA, van Vliet T, Meijer GW. Spread enriched with three different levels of vegetable oil sterols and the degree of cholesterol lowering in normocholesterolaemic and mildly hypercholesterolaemic subjects. *Eur J Clin Nutr* 1999 ; **53** : 319-327.
7) Ostlund RE Jr, Spilburg CA, Stenson WF. Sitostanol administered in lecithin micelles potently reduces cholesterol absorption in humans. *Am J Clin Nutr* 1999 ; **70** : 826-831.
8) Meguro S, Higashi K, Hase T, et al. Solubilization of phytosterols in diacylglycerol versus triacylglycerol improves the serum cholesterol-lowering effect. *Eur J Clin Nutr* 2001 ; **55** : 513-517.
9) Mattson FH, Grundy SM, Crouse JR. Optimizing the effect of plant sterols on cholesterol absorption in man. *Am J Clin Nutr* 1982 ; **35** : 697-700.
10) Miettinen TA, Vanhanen H. Dietary sitostanol related to absorption, synthesis and serum level of cholesterol in different apolipoprotein E phenotypes. *Atherosclerosis* 1994 ; **105** : 217-226.
11) Meguro S, Hase T, Otsuka A, Tokimitsu I, Itakura H. Effect of phytosterols in dietary diacylglycerol on atherosclerosis in cholesterol-fed rabbits. *Nutrition* 2003 ; **19** : 670-675.
12) Takeshita M, Goto N, Katsuragi Y, Yasukawa T. Effects of diacylglycerol containing plant sterol on risk factors for atherosclerosis. *J Jpn Human Dry Dock* 2001 ; **16** : 9-13.
13) Takeshita M, Saito S. Studies of ad libitum ingestion of phytosterol-enriched diacylglycerol oil. In : Diacylglycerol Oil. Illinois : AOCS Press 2004 ; Chapter 14 : 140-147.
14) Murphy EA, Rowsell HC, Mustard JF. The effects of sitosterol on serum cholesterol, platelet economy, thrombogenesis and atherosclerosis in the rabbit. *Atherosclerosis* 1973 ; **17** : 257-268.
15) Ntanios FY, Jones PJH, Frohlich JJ. Dietary sitostanol reduces plaque formation but not lecithin cholesterol acyl transferase activity in rabbits. *Atherosclerosis* 1998 ; **138** : 101-110.
16) Saito S, Takeshita M, et al. Dose-dependent cholesterol-lowering effect of a mayonaise-type product with a main component of diacylglycerol-containing plant sterol esters. *Nutrition* 2006 ; **22** : 174-178.
17) Goto N, Mori H, Katsuragi Y, et al. Effects of diacylglycerol containing phytosterol on reducing blood cholesterol level. *J Jpn Oil Chem Soc* 1999 ;

48：235-240.
18) 友延一市，長谷　正，椎葉大介，他．植物ステロールエステルを含有したジアシルグリセロール配合マヨネーズ様食品の長期摂取が身体データおよび血清コレステロールの変動に及ぼす影響と安全性の検証．*Prog Med* 2004；**24**：2342-2358.
19) Yamashita T, Takeshita M, Yasukawa T, Nakamura H. Efficacy and safety of the combined use of diacylglycerol oil with other cholesterol-lowering agents. In : Diacylglycerol Oil. Illinois : AOCS Press 2004 ; Chapter 15 : 148-154.
20) 嘉津山ひとみ，本間　優，毛利恭子，他．特定保健用食品の組み合わせ摂取による安全性，有効性の検討　エコナ油と大豆蛋白の併用．*Prog Med* 2002；**22**：2082-2785.
21) 嘉津山ひとみ，本間　優，毛利恭子，他．特定保健用食品の組み合わせ摂取による安全性，有効性の検討 II　エコナ油とヘルシア緑茶の併用．*Prog Med* 2004；**24**：841-844.

〔山下　毅，中村治雄〕

第5章　ジアシルグリセロールの安全性
——リスク分析の立場から——

はじめに

　わが国では2003年5月に食品安全基本法が制定され，食品の安全行政にリスク分析手法が導入された．ここでリスク分析とはFAO/WHO合同専門家委員会が1995年に提案したリスクアセスメント，リスクマネジメントおよびリスクコミュニケーションを組み合わせた総合的なリスク対策である[1]．具体的にいうと，リスク分析による食品安全確保は食品の供給と使用について次の3条件を満たすことである[2]．

① 科学的根拠に基づいて安全性が確認された食品が提供されること：リスクアセスメントが基盤となる．
② 法規制の面からも安全な食品として扱われること：リスクマネジメントが基礎となる．
③ 消費者がその安全性を理解し，安心して食生活に導入できること：リスクコミュニケーションの活用が不可欠である．

　本章では，ジアシルグリセロール（DAG：ジグリセリドともいう）の安全性についての現状の科学的考え方と問題点をリスク分析の立場から整理してみたい．

1. なぜジアシルグリセロールの安全性を確かめるのか？

1.1 食品衛生法の立場

　食品の販売は食品添加物と異なり原則自由であり，DAGは食用油に含まれる通常の成分である．その意味では，DAGもしくはDAGを含んだ脂質

は食品としての使用に当たって安全性の検討を取り立てて実施する必要はないともいえる．一方，食品衛生法第7条第2項（平成15年，法55）には，「一般に食品として供されているものであって，当該物の通常の方法と著しく異なる方法により飲食に供されるものについて，人の健康を損なうおそれがない旨の確証がなく，食品衛生上の危害の発生を防止する必要があると認めるときは，薬事・食品衛生審議会の意見を聴いて，そのものを食品として販売することを禁止することができる」との記載がある[3]．この条文によると，食経験が十分にある食品もしくは食品成分であっても，これまでに食経験がない量，濃度あるいは方法で摂取するような例では人の健康を損なうおそれがない旨の確証を示す必要がありうる．ではDAGの場合はどうなのか？

1.2 摂取量の観点から

日常の食生活で日本人が摂取するDAGの量について，DAG油を使用しない場合と使用する場合とでどのくらい異なるかを概算してみよう．日本人の1日当たり脂質摂取量を54g[4]，その中で食品の構成脂質成分由来（食品由来）の量を36g，食用油やマヨネーズ等由来（食用油等由来）の量を18gとする．DAG油を使用しない場合には摂取した54gの脂質中には一律に1～2％のDAGが含まれているとみなされるので，1日当たりのDAG摂取量は0.5～1.1g（食品由来0.36～0.72g，食用油等由来0.18～0.36g）と算出される．この場合DAGの含有量の多い食用油を使用するとDAGの摂取量は高くなる．例えば，地中海地方と同様にオリーブ油（DAGを3％含有）を1日当たり60g使用する場合にはそれだけでDAG摂取量は1.8gとなる．

DAG油を使用する場合においても食品由来の1日当たりのDAG摂取量は0.36～0.72gであるが，食用油等由来のDAG摂取量は大になる．ここで使用する食用油等が90％のDAGを含有していると仮定すると食用油等からのDAGの摂取量は16.2gとなり，1日当たりのDAGの全摂取量は16.5～16.9gと算出され，DAG油を使用する場合には使用しない場合の15倍から34倍のDAGを摂取することになる．食用油等の消費量が日本より多い欧米では，DAG油の使用によるDAGの摂取量はさらに高くなると推定される．その意味で，食品安全基本法および食品衛生法のいずれに照らしてもDAG

油の販売に際して安全性を確認するために適切な試験の実施が必要となる．

1.3 新規食品(Novel Foods)の立場から

DAG油は生産工程および化学組成からみて欧州連合の新しい制度による新規食品に該当し，販売の許認可に当たり，法規に示された安全性に関する資料の提出が求められる[5]．

要約すると，国内法規および国外法規のいずれからみても，DAGの販売に当たっては，人に対する安全性の確証が必要とされる．次に特定保健用食品等の許認可の申請に際して提出されたDAGの安全性に関する科学的知見を紹介する．

2. 安全性に関する基礎的知見

2.1 毒性試験

2.1.1 急性毒性試験

生後6週の雌雄SDラットを用い，DAG油とトリアシルグリセロール(TAG)油の単回経口投与による毒性を比較する試験が2回実施されている．1回目の試験ではジグリセリド原液(DAG油)とナタネトリグリセリド(TAG油)が，2回目の試験ではジグリセリド健康油(DAG油)とキャノーラサラダ油(TAG油)が用いられている．いずれの試験においてもそれぞれの食用油を15mL/kgの用量で，予め16時間絶食させた雌雄各5匹ずつのラットに強制経口投与し，その後14日間観察されている．観察期間中，いずれの食用油を投与された群にも死亡例はなく，体重は順調な増加を示し，一般状態(観察期間中の検体の状態)の変化として油の物性によると思われる下痢が投与後1時間目から6時間目にかけて全群にみられたが，それ以外には異常がなかったと報告されている[6]．

2.1.2 反復投与毒性試験

1) ラットによる28日間混餌投与毒性試験

生後6週の雌雄SDラットについて，DAG油を3段階の濃度(0.2％，

1.0%, 5.0%)で添加した飼料を28日間摂食させる試験が実施されている．飼料は脂質を含まない Purina 基礎精製飼料に 10% の脂質を添加する方法で調製され，各飼料はそれぞれ雌雄各 10 匹のラットに与えられている．添加した脂質は次のとおりである：① DAG 低用量―0.2% ジグリセリド＋9.8% コーン油，② DAG 中用量―1.0% ジグリセリド＋9.0% コーン油，③ DAG 高用量―5.0% ジグリセリド＋5.0% コーン油，④対照―5.0% ナタネ油＋5.0% コーン油．

28 日の投与期間中，対照群を含む全群を通じて死亡例はなく，一般状態，眼科検査，臨床検査値には異常はなく，剖検所見，器官重量，病理組織学的所見には特記すべき変化はみられなかったと報告されている[7]．

2) 幼若ビーグル犬による 1 年間慢性毒性試験

生後 2.5 か月の雌雄ビーグル犬を用い，脂質を含まない精製飼料(Wil Canine Diet)に脂肪酸組成が一致した被験物質の DAG 油および対照物質の TAG 油を規定量添加した飼料を 1 年間摂取させる試験(1 群雌雄各 4 例)が実施されている．添加した脂質は次のとおりである：① DAG 低用量―1.5% DAG 油＋8.0%TAG 油，② DAG 中用量―5.5%DAG 油＋4.0%TAG 油，③ DAG 高用量―9.5%DAG 油＋0%TAG 油，④対照―0%DAG 油＋9.5%TAG 油．このほかに 9.5% の脂質を含んだ標準食群も設けられている．

1 年間の投与期間中，全群を通じて死亡例はなく，TAG 油添加および DAG 油添加群が標準食群にくらべて摂餌量のわずかな減少と血清アルカリホスファターゼ活性，コレステロール値および TAG 値の軽度の増加を示したのみで，いずれの群についても一般状態，体重の推移，摂餌量，臨床検査，眼科検査，心電図，剖検所見，器官重量および病理組織学的所見に毒性を示唆する変化がなかったと述べられている[8]．

2.1.3 生殖毒性試験

1) ラットによる催奇形性試験

妊娠ラット(SD 系)の器官形成期に DAG 油とコーン油(TAG 油)の混合溶液を反復強制経口投与し，母動物および胎児に対する毒性を検討する試験が

実施されている．投与溶液の組成は次のとおりである：① DAG 低用量―DAG 油 1.25mL ＋ コーン油 3.75mL，② DAG 中用量― DAG 油 2.5mL ＋ コーン油 2.5mL，③ DAG 高用量― DAG 油 5mL ＋ コーン油 0mL，④対照―DAG 油 0mL ＋ コーン油 5mL．使用妊娠動物数は各群共に 25 匹，投与は 5mL/kg の用量で妊娠 6 日から 17 日目まで実施され，妊娠 20 日目に全動物について帝王切開を行い，母動物および胎児の状況を観察している．

全ての母動物は剖検予定日まで生存し，一般状態にも異常はみられず，胎児についても数，体重，外表，内臓，骨格に特記すべき変化はみられなかったと報告されている．なお，この試験での DAG 油の投与量は 4,630mg/kg/day に相当する[9]．

2) ラットによる 2 世代試験

SD ラットの雌雄各 30 匹を 1 群とし，DAG 油とコーン油 (TAG 油) の混合溶液をラットに強制経口投与して F_0 世代および F_1 世代での親動物の生殖機能に対する DAG 油の影響を検討する 2 世代試験が実施されている．投与溶液の組成は次のとおりである：① DAG 低用量― DAG 油 1.25mL ＋ コーン油 3.75mL，② DAG 中用量― DAG 油 2.5mL ＋ コーン油 2.5mL，③ DAG 高用量― DAG 油 5.0mL ＋ コーン油 0mL．このほかに DAG 油と脂肪酸組成を同一に調整した TAG 油の投与群も設定されている．投与は F_0 世代では生後約 6 週より，F_1 世代では生後 22 日の離乳時期より開始され，いずれの場合でも，雄動物では交尾期間を通じて剖検前日まで，雌動物では交配，妊娠，哺育期間を通じて剖検前日まで続けられた．F_0 母動物より出産した F_1 動物は生後 4 日目に 1 腹当たりの動物数を調整して生後 21 日まで哺育させている．性成熟に達した動物は，さらに同一群内で交配し，妊娠した F_1 母動物より出産した F_2 世代の動物についても発育状態が観察されている．

F_0 および F_1 世代を通じて被験物質の投与に起因する死亡はなく，一般状態，体重および摂餌量にも異常はみられず，親動物の剖検所見，器官重量，精子検査についても特記すべき変化はない．交尾率，受／授胎率，交尾日数，性周期間隔にも被験物質投与の影響はなく，出生児への影響も認められなかったと報告されている．以上の知見からラット 2 世代試験における繁

殖・生殖能力についてのDAG油の無毒性量は5mL/kg/day(4.63g/kg/day)と判断されている[10]。

2.1.4 遺伝毒性試験
1) 微生物による復帰突然変異試験

DAG油について，*Salmonella typhimurium* TA 100, TA 1535, TA 98, TA 1573 および *Escherichia coli* WP 2 uvr の5菌株を用い，Amesらの方法に準じたプレート法で復帰突然変異性が試験されている。試験濃度を312.5, 625, 1,250, 2,500, 5,000 μg/プレートの5段階とし，ラット肝から調製したS9による代謝活性化の存在下および非存在下の両条件で検討されている。

いずれの菌株に対しても復帰変異コロニー数の用量反応性を示す増加はみられず，溶媒対照と比較して2倍以上の増加もみられなかった。以上の結果からDAG油は復帰突然変異原性を有しないと判断されている[11,12]。

2) 培養細胞に対する染色体異常誘発性試験

チャイニーズハムスター肺由来細胞株，CHL/IU に対するDAG油の染色体異常誘発性がS9存在下および非存在下の両条件で試験されている。1,250, 2,500, 5,000 μg/mL の3濃度が使われているが，いずれにおいても染色体の構造異常および数的異常の出現率は5%以下であったことから，被験物質には染色体異常誘発性はないと判断されている[12]。

3) マウスを用いた小核試験

雄ICRマウスに24時間の間隔でDAG油を2回強制経口投与し(投与量：500, 1,000, 2,000mg/kg)，その後24時間目に骨髄細胞を採取して小核の出現頻度が検査された。いずれの投与群においても有意な小核の出現が認められなかったことから，DAG油は小核試験が陰性と判定されている[12]。

2.1.5 発がん性試験
1) ラットを用いた混餌投与による発がん性試験

被験物質の DAG 油を最大 5.5% の割合で飼料に配合して雌雄各 50 匹の SD ラットに 104 週間混餌投与(生後 7 週目で投与開始)し，発がんへの影響を調べる試験が実施されている．試験に用いた DAG 油の組成は DAG 80% 以上，TAG 20% 以下，モノアシルグリセロール(MAG) 5% 以下で，対照物質には DAG 油に脂肪酸組成が類似した TAG 油が用いられている．試験用の配合飼料は，脂質を除去した基礎飼料に DAG 油および TAG 油を下記の割合で添加されている：① DAG 低用量— 1.0%DAG 油 + 4.5%TAG 油，② DAG 中用量— 2.75%DAG 油 + 2.75%TAG 油，③ DAG 高用量— 5.5%DAG 油 + 0%TAG 油，④対照— 5.5%TAG 油のみ．別に総脂質量 4.5% の基礎飼料による無処置対照群も設定した．飼料摂取は 1 日当たり雄 15g，雌 10g の制限給餌としているが，DAG 高用量群と対照群(5.5% TAG 油)については 1 群雌雄各 65 匹からなる自由摂取群を設けている．

試験結果を総合して，一般状態，摂餌量，体重変化，臨床検査所見，剖検所見，腫瘍の発生状況について DAG 油添加群と TAG 油添加群の間に差異はない．一方，DAG 油および TAG 油の 5.5％添加群は，DAG 油および TAG 油の 4.5％添加群にくらべると，生存率の低下，体重および臓器重量の増加，体脂肪率の増加，脂質関連臨床検査値の上昇がみられ，発がんとは直接関係はないが，心，腎，肝，骨髄，脳下垂体，乳腺の顕微鏡的変化が増加したと述べている．その他制限給餌群に比べて自由摂取群では次の変化がより著明にみられている：雌雄での生存率の低下，体脂肪の著明な増加，血清中トリアシルグリセロール(トリグリセリド(TG)ともいう)の高値，心筋の変性，慢性腎症，肝細胞の空胞化，肝の海綿状変化[13]．

2) マウスを用いた混餌投与による発がん性試験

DAG 油を最大 6.0% の割合で飼料に配合して雌雄各 50 匹の ICR マウスに 104 週間混餌投与し，発がんの影響を調べる試験が実施されている．試験に用いた DAG 油の組成は DAG 80% 以上，TAG 20% 以下，MAG 5% 以下で，対照物質には DAG 油と脂肪酸組成が類似した TAG 油を使用してい

る．試験用配合飼料のDAG油およびTAG油の割合は次のとおりである：① DAG低用量—1.5%DAG油＋4.5%TAG油，② DAG中用量—3.0%DAG油＋3.0%TAG油，③ DAG高用量—6.0%DAG油のみ，④対照—6.0%TAG油のみ．別に総脂質量4.5%の基礎飼料による無処置対照群を設けた．飼料摂取は自由摂取としている．

試験結果を総合して，一般状態，摂餌量，剖検所見，および腫瘍の発生状況についてDAG油添加の影響はみられず，6.0%添加飼料の自由摂取による2年間の投与条件ではDAG油はマウスに対し，発がん性および毒性を示さないと判断されている[14]．

2.2 ヒト対象試験

DAGのヒトに対する影響についての試験・研究は別章に記述されているので，ここでは過剰摂取に関係のある知見の紹介にとどめる．

健常男性27名を2群に分け，15名はDAG油を，他の12名は対照群としてTAG油をそれぞれ1日当たり20gずつ，マヨネーズもしくは懸濁液の形で12週間摂取した．4週，8週，12週目に採血して血中のビタミンA，EおよびDの濃度を測定した結果，DAG油の摂取は脂溶性ビタミンの吸収に影響を与えないと判断された[15]．

やせ型の健常男性（$n=42$）および女性（$n=39$）についてDAG油とTAG油の過剰摂取による影響を比較する二重盲検試験が実施されている．被験者はDAG油もしくはTAG油を1日当たり0.5g/kgずつ12週間摂取し，身体計測，血液学的検査，血清生化学的検査，医師による問診が行われた．その結果，DAG摂取による有害影響の発現はなく，0.5g/kgのDAG油の日常的な摂取には問題はないとの見解が述べられている[16]．

BMIが21.8から27.4kg/m^{2}の健常男性38名を2群に分け，DAG油もしくはTAG油を各10g添加した食事（総脂質量50g）を4週間摂取し，体脂肪および血中脂質の変化が調査された．試験は二重盲検法により実施され，DAG群はTAG群に比べ，体重の低下および腹部脂肪面積の減少がみられたが，血清の脂質，総ケトン体，および血糖値には両群間に相違がなかったと報告されている[17]．

健常男性43名を内臓脂肪面積によって無作為に2群に分け，DAG油で調製したマヨネーズ(DAG-M)もしくはTAG油で調製したマヨネーズ(TAG-M)の各10gを添加した食事(総脂質量50g)を16週間にわたって摂取し，脂質代謝への影響を調べる二重盲検試験が実施された．この試験でDAG-M群はTAG-M群に比べて体脂肪の低減と血清TG(TAG)値の減少がみられたが，DAG-M摂取に起因する異常な臨床知見はなかったと報告されている[18]．

3. 安全性に関する補足知見

3.1 発がんプロモーション作用に関する試験

現在，国際的に用いられているガイドラインに従って実施された発がん性試験および遺伝毒性試験の結果に基づいてDAG油には発がん性はないと判断されている．一方，DAG油の成分である1,2-DAGにはホルボールエステル(TPA)と同様にプロテインキナーゼC(PKC)を活性化する作用がある．TPAは以前から発がん促進作用を有する物質(発がんプロモーター)として知られていることから，DAG油にも発がんを促進する作用があるのではないかとの懸念が示されている．この問題について厚生労働科学特別研究事業を中心に，DAGの発がんプロモーション作用に関する研究が実施されている．

3.1.1 ラットを用いた混餌投与による中期多臓器発がん試験

被験物質DAG油を飼料に配合して5種の発がん物質で前処置(イニシエーション)した雄F344ラットに24週間投与し，全身諸組織に対するDAGの発がん修飾作用を検討する試験が実施されている[19]．

イニシエーション処置は次のとおりである：① N-ジエチルニトロソアミン(DEN) 100mg/kgを1回腹腔内投与，② N-メチル-N-ニトロソウレア(MNU) 20mg/kgを4, 7, 11, 14日目に計4回腹腔内投与，③ N-ブチル-N-ブタン-4-オール-ニトロソアミン(BBN) 0.05%水溶液を飲料水として14日間経口投与，④ 1,2-ジメチルヒドラジン塩酸塩40mg/kgを4回皮下投与，⑤ N-ビス-(2-ヒドロキシプロピル)ニトロソアミン(DHPN) 0.1%水

溶液として14日間経口投与.

被験物質DAG油(DAG > 80%, TAG < 20%, MAG < 5%)とTAG油は脂質を除去した飼料に次の割合で配合した：① DAG低用量—DAG油1.375% + TAG油4.125%, ② DAG中用量—DAG油2.75% + TAG油2.75%, ③ DAG高用量—DAG油5.5%のみ, ④対照—TAG油5.5%のみ. このほかに⑤5.5%高リノール酸TAG群, ⑥5.5%オレイン酸TAG群, ⑦5.5%中鎖脂肪酸TAG群および⑧標準飼料群(5.3%脂質含有)を設けた.

投与終了後, 全例を剖検し, 消化管, 肝, 腎, 膀胱, 肺, 心, 甲状腺を含む諸器官における腫瘍の発生状況を病理組織学的に検査し, DAG投与による発がん促進作用は認められなかったと報告されている[19].

3.1.2 大腸発がん促進作用試験
1) ラット大腸アベラントクリプトフォーカス形成に対する影響

アベラントクリプトフォーカス(ACF)とは, 大腸発がん物質を投与された実験動物の大腸粘膜にメチレンブルー染色によって顕微鏡観察で認められる病変である. ACFは大腸粘膜の前がん病変とみなされていることから, 作用が未知の化学物質について, 大腸に対する発がん作用あるいは発がん促進作用を予知するための試験のマーカーに応用されている. 発がん促進作用を予知する試験では, アゾキシメタン(AOM)などの大腸発がん物質で処置した動物に被験物質を一定期間投与する方法が用いられ, 試験結果はACFの形成が被験物質投与群と対照群の間でどのように相違するかによって判定される.

DAG油についての試験では, 実験動物として雄F344ラット(1群12匹), 発がん物質としてAOM(15mg/kgの2回皮下注射)が用いられている. 被験物質DAG油および対照物質TAG油(大豆油)は, 脂質を除いた基礎飼料に次の割合で配合され, AOM投与の前日から4週間動物に摂取させている：① DAG低用量—DAG油1.375% + 大豆油4.125%, ② DAG中用量—DAG油2.75% + 大豆油2.75%, ③ DAG高用量—DAG油5.5%のみ, ④対照—大豆油5.5%のみ. 別に, ⑤コーン油5%を配合した群を設け, その他に, AOM注射の代わりに生理食塩水を2回注射して上記配合飼料を摂食させる

5群が設定されている.

詳細は省略するが, 試験終了後, 全例について ACF の発生状況が計測されている. その結果, AOM 投与によるラット大腸の ACF 形成に対し, DAG 投与は促進作用を示さず, 5.5%DAG 投与では ACF の増殖を抑制する傾向がみられたと報告されている[20]. なお, 5.5%DAG 投与は血清中の TG (TAG) レベルを減少させ, AOM 処置による遊離脂肪酸の上昇も抑制されていることから, これら脂質レベルの低下が ACF の増殖抑制に関与している可能性が考察されている.

2) Min マウスにおける腸ポリープ形成に対する作用

Min マウスは *Apc* 遺伝子に変異をもち, 加齢とともに高 TG(TAG)血症が発症し, 腸にポリープが自然発生する. Min マウスにみられるこれらの病態の発生に対する DAG 油投与の影響を調べる試験が実施されている[20].

試験の結果, DAG 油の Min マウスに対する影響は AOM 投与ラットの場合と異なり, 5.5%DAG 油配合飼料の摂取によって血清 TG(TAG)値の上昇とポリープの軽度な発生増加傾向(有意差なし)がみられている. しかし, Min マウスおよび AOM 投与ラットの実験のいずれにおいても, 血清 TG (TAG) の変動と前がん病変の発生に相関が認められている点が興味深い.

3.1.3 Hras 128 ラットを用いた発がん促進作用に関する試験

ヒトプロト型 *c-Ha-ras* 遺伝子トランスジェニックラット (Hras 128 ラット) は舌, 食道, 乳腺発がんに高感受性を示す系として知られている. この試験では6週齢の雌雄 Hras 128 ラットと同腹の野生型ラットについて次の実験が行われている.

イニシエーション処置として濃度10ppm の 4-ニトロキノリン 1-オキシド(4NQO)水溶液を飲料水として 10 週間摂取させ, イニシエーション期間とその後 10 週間の計 20 週間にわたって DAG および TAG を次の割合で配合した飼料を自由摂取させた：①DAG 低用量—1.375%DAG 油 + 4.125%TAG 油, ②DAG 中用量—2.75%DAG 油 + 2.75%TAG 油, ③DAG 高用量—5.5%DAG 油のみ, ④対照—5.5%TAG 油のみ. その他に 4NQO の投与なし

に⑤5.5%DAG油配合飼料および⑥5.5%TAG油配合飼料を自由摂取させる群を設けた．

投与終了後，全例について病理学的検査が実施されている．要約すると，雄 Hras 128 ラットについて舌の扁平上皮がんの頻度および数の傾向解析において発がん促進作用を示唆する知見が得られているが，雌 Hras 128 ラットおよび雌雄野生型ラットではそのような知見はない．食道，胃，乳腺の腫瘍発生についてはいずれの群においても DAG 投与の影響は認められていない．なお，一般に傾向検定によって軽度な影響が示唆される程度のデータについては，その毒性学的意義の判断は困難な場合があり，この例についても更なる試験の実施による結果の確認が必要とされている[21]．

3.2 加熱処理ジアシルグリセロール油についての毒性試験

食用油を高温に加熱すると酸化重合により毒性の強いグリセリドダイマーが微量ではあるが生成されるとの報告がある．DAG 油の場合には熱酸化によりグリセリドダイマーが高濃度に生成されるのではないかとの疑問に応えるため，加熱処理 DAG 油と加熱処理 TAG 油（市販サラダ油）について毒性試験が実施されている．なお，この試験では連続 8 時間フライ調理に使用した油を急性毒性試験に，連続 24 時間フライ調理に使用した油を遺伝毒性試験および反復投与毒性試験に用いている．

3.2.1 急性毒性試験

雌雄 SD ラット各 5 例に加熱処理 DAG 油あるいは TAG 油の 5,000mg/kg を単回経口投与した．投与後 14 日間の観察期間中，両群ともに死亡例はなく，体重は順調に増加し，外観および行動に異常はなく，14 日目に実施した剖検においても特記すべき変化はなかった[22]．

3.2.2 反復投与毒性試験

加熱処理した DAG 油もしくは TAG 油を脂質を除いた基礎飼料に 5.5%，2.75%，1%，0% の割合で混じ，これらに加熱処理をしていない DAG 油もしくは TAG 油を 0%，2.75%，4.5%，5.5% を加えて，各飼料の総脂質量を

5.5％に調整した．これらの飼料を用い，1群各10匹の雌雄SDラットについて，90日間の混餌投与試験が実施された．試験期間中，全群について死亡例はなく，一般状態，体重，摂餌量，臨床検査項目(血液学的検査，尿検査，血液生化学的検査)，自発運動量に異常は認められず，剖検所見，器官重量，病理組織学的所見にも特記すべき変化はみられなかった[23]．

3.2.3 遺伝毒性試験

加熱処理DAG油および加熱処理TAG油について，1) TA 100，TA 1535，WP 2 uvr A，TA 98，TA 1537を用いたプレインキュベーション法による復帰変異原性試験(試験濃度：312.5，625，1,250，2,500，5,000μg/プレート)，2) CHL/IU細胞を用いた染色体異常誘発試験(試験濃度：1,250，2,500，5,000μg/mL)，3) ICR雄マウスを用いた骨髄細胞を対象とした小核試験(投与量：500，1,000，2,000mg/kgを24時間で2回投与)が実施された．結果として，いずれの試験においても陽性の知見は得られていない[12]．

付記：以上の試験成績に基づいて，加熱処理DAG油と加熱処理TAG油との間に毒性学的な差はないと判断されている．この判断は実質的に誤りがあるとはいえないが，加熱処理による有害成分の生成が極めて微量であるとすると，今回の試験は加熱処理のDAG油およびTAG油に対する影響の程度を識別する感度をもっていない．したがって，理論的にみるとこの判断は必ずしも適切ではない．食用油の加熱処理によりどのような有害物質がどの位生成されるのかが消費者の関心事である．その意味で有害物質の同定，高感度の分析法ならびに毒性学的意義についての多角的な研究が期待される．

4. 国内および国外における審査状況

4.1 国内における審査状況

平成9(1997)年1月にDAG製品A社クッキングオイルについて特定保健用食品の許可が厚生省に申請され，平成10(1998)年5月に許可が下りている．その後，平成13(2001)年10月にDAG製品マヨネーズタイプについて特定保健用食品の許可が申請された．厚生労働省新開発食品調査部会の会議

議事録によると，その審査状況は次のとおりである．まず，平成14(2002)年8月までの会議における議論は申請されているDAG製品の有効性に向けられ，DAGの安全性についての問題は特に取り上げられていない．その後，複数の組織からクッキングオイルを含めたDAG製品に共通の問題として，DAGの安全性に関する問い合わせが行政に寄せられ，この問題が新開発食品調査部会において審議されている．審議の主な対象はDAGがPKCを活性化させて発がんを促進するのではないかとの疑いおよび前節で詳述したグリセリドダイマーの生成による毒性発現の懸念についてである．

　新開発食品調査部会は，これまでの審議に基づいて，平成15年6月27日に新開発食品調査部会報告書を薬事・食品衛生審議会食品衛生分科会会長あてに提出している．報告書には諮問された品目について，「その安全性及び効果につき審査を行った結果，特定保健用食品として認めることとして差し支えないと判断された」旨が記載されている．なお，DAG製品マヨネーズタイプについては，審議結果の末尾に「ラットを用いた混餌投与による2年間がん原性試験報告書等の提出された試験成績からみて，発がん性を示す所見は認められず，インビボ(生体内)試験で，使用されている1,2-DAGがPKC活性の亢進に基づいたプロモーション作用を引き起こすとの報告もないが，念のために，プロモーション作用を観察するため，より感度の高いラット等を用いた二段階試験を行うこととし，上記試験の結果を新開発食品調査部会に後日報告することとされた．」の文章が追加されている．

4.2 国外での審査状況

4.2.1 米　　　国

　食品もしくは食材の販売について，米国にはGRAS(Generally Recognized As Safe：一般に安全と認められる)という自己確認(self-affirmation)による届出制度がある．すなわち，申請者は専門家委員会に申請品の評価を依頼し，委員会による安全性についての見解書を申請書に添付してFDA(食品医薬品局)に届け出るものである(GRAS Notification)．FDAはこれに対する回答を原則90日以内に公開する．

　DAG製品についても，申請者は4名の専門家により科学的に安全である

事が認められた旨の委員会による見解書を申請書に添付して2000年8月にFDAへの届出を行い、同年12月にFDAから安全性についての見解に異議なしとの書簡を受け、申請品はGRASに登録されている[24]。その後、2002年8月に使用用途拡大の申請を行い、2003年2月にFDAから異議なしとの書簡を受け取り、同様にGRASに登録されている[25]。なお、FDAからの両書簡の結論には次のような内容の文章が記載されている。すなわち、申請者が提供した資料とFDAが入手したその他の情報に基づいて、FDAはDAG製品が、目的としている使用条件で"一般に安全と認められる(GRAS)"という申請者の結論に対して現時点では異議をもたない。しかしDAG製品が意図する使用条件で安全であるという事をFDAが決定したわけではなく、この食品成分の安全性を保証する責任は常に申請者にある。

4.2.2 欧州連合(EU)

EUには新規食品(Novel Foods)の制度があり、これまでとは異なる食品もしくは食品成分を販売する際には、その安全性が欧州食品安全機関(European Food Safety Authority：EFSA)で審査される。DAG油は新規食品分類の「生産過程にこれまで使われなかった工程を取り入れ、その組成(composition)あるいは化学構造に重要な変化を受けた食品もしくは食品成分」にほぼ該当する。

DAG油については、新規食品としての許認可がEFSAの前身であるEU委員会新規食品作業部会(EU Commission Working Group on Novel Foods：DG SANCO)に申請され、2004年12月にEFSAから見解書が出され、次の結論が述べられている：DAG油は人が摂取しても安全である(safe for human consumption)。しかし、消費者に対する栄養面での欠点を除くために、DAG油中に含まれるトランス脂肪酸の濃度比率を通常の植物油と同様の水準、1%以下に低下させるべきである[26]。

4.2.3 その他の諸国

カナダおよびオーストラリア/ニュージーランドにも新規食品(Novel Foods)の許認可制度があり、DAG油は2004年にNovel Foodとして登録さ

れている.なお,オーストラリア/ニュージーランド食品規格委員会(Food Standards Australia New Zealand : FSANZ)の最終報告書には,DAG油の摂取による健康障害あるいは安全性の懸念はない旨が記載されている[27].

5. リスクコミュニケーションにおける問題点

5.1 一般的事項

　DAG油の安全性については,特定保健用食品としての許可申請に際し,国際的に容認される指針に準じて広範な毒性試験が実施されている.これらの試験項目とその内容は,新規食品添加物の安全性評価に当たりFAO/WHO合同専門家委員会が要求する資料,あるいはEU諸国において新規食品の許可申請に必要な資料に相当する.厚生労働省新開発食品調査部会(公開)はこれら資料に基づき,さらに内閣府食品安全委員会でのリスクアセスメントの議論(平成15年9月11日第10回会合および平成17年8月4日第106回会合,いずれも公開)を踏まえて,特定保健用食品として認めて差し支えないと判断している.次いで,新開発食品保健対策室は平成17年9月21日現在の知見に基づいて,高濃度にDAGを含む食品の健康影響評価についてのQ&Aを公表している.このようにリスクコミュニケーションを交えた対応が取られている一方,DAG製品の安全性について複数の組織から慎重審議が求められていると聞く.やはり食品の安全性の取り扱いには,リスクコミュニケーションを徹底させたリスク分析の必要性が痛感される.

　目的に見合ったリスクコミュニケーションを効果的に実施するためには配慮すべき点が多いが,ここでは二つの問題を強調したい.第1に,関係者が対象とする課題についての必要な情報を共有することがリスクコミュニケーションを開始する際の重要な条件である.新開発食品調査部会では,一部の情報が非公開とされることが多いと聞く.特許の関係などやむを得ない理由もあろうが,リスクコミュニケーションを公正に進める観点から,情報の公開/非公開の基準は一考すべき課題である.第2の問題は,リスクコミュニケーションで討議すべき事項を明確にすることである.何を討議すべきかの理解が個人個人で異なると,いわゆるボタンの掛け違いの議論に終わること

が多い[28]．

DAGの安全性についてのリスクコミュニケーションでは，比較的大量の長期間摂取による健康影響の懸念と加熱処理による毒性発現(3.2)の疑いが議論の焦点になると予想される．次に長期摂取による健康影響の懸念を発がんリスクと循環器疾患リスクに分けて考えてみたい．

5.2 発がんリスクの問題
5.2.1 なぜ発がん促進作用が問題になるのか？

DAG油は国際的に認められている方法(試験法ガイドライン)と信頼性保証の基準(GLP規制)に従って実施された長期動物試験と遺伝毒性試験の結果に基づいて発がん性はないと判断されている．したがって，発がん促進作用(プロモーター作用)の疑いがあるとしてもそれだけでは発がんリスクがあるとはいえないという意見もある．しかし次の諸点を考えると，この意見は必ずしも妥当ではない：① 性ホルモンや成長ホルモンは，本来，プロモーターであるが，長期間投与を続けると腫瘍を誘発する，② PKCの活性化について，1,2-DAGと比較されているTPAは極めて強力な発がんプロモーターとして知られている，③ DAGは通常の食用油にも含まれているが，DAG油を使用するとその摂取量は15〜30倍になる，④ 従来より，脂肪の過剰摂取は大腸がんの発生を増加させるのではとの懸念がもたれ，そのメカニズムとしてカロリー摂取の増大，胆汁酸の生成促進などがあげられているが，1,2-DAGの関与も考えられるべきであろう．このような観点に立つと，DAG油の長期摂取による発がんリスクを評価するための手続きとして発がんプロモーター作用の試験を実施すべきとの指示は妥当である．

試験の結果は3.1項に述べたとおりである．発がん促進作用を評価するための方法として実績のある中期多臓器発がん性試験および大腸のアベラントクリプトフォーカスの形成を指標とした試験では陰性と判断され，Hras128ラットを用いた新しい試験において雄動物群のみに傾向検定により発がん促進を示唆する知見が得られている．現在，この知見を確認するためにHras128ラットを用いる大規模な試験と発がん促進作用の試験として古典的な皮膚を対象とする試験が計画されているとのことであり，結果が期待される．

5.2.2 PKCの活性化と発がん促進作用

医薬品，食品添加物，農薬などの開発研究において，一般に発がん促進作用についての試験は次の状況の場合に実施される．第1は発がん試験においてがんの発生がみられ，それが被験物質の標的細胞に対する遺伝子障害性によるものか，発がん促進作用によるものかを識別したい場合；第2は，反復投与毒性試験において，特定の器官に細胞増殖巣，組織の壊死と再生の繰り返しを示唆する像などがみられ，その変化が発がん促進につながるのではないかと懸念される場合である．

DAG油についてみると，発がん性試験および反復投与毒性試験のいずれにおいても上記の変化はみられていない．DAG油について発がん促進作用の試験が実施された理由は，1,2-DAGが強力な発がん促進物質であるTPAと同様にPKCを活性化させるという知見によるものである[29]．1,2-DAGはPKCの生理的な活性物質である．1,2-DAGによるPKCの活性化をサブファミリー別にみると，通常型PKC(conventional PKC)は，1,2-DAG，リン脂質(特にホスファチジルセリン，PS)とCa^{2+}によって，新規型PKC(novel PKC)は1,2-DAGとPSによって活性化される．一方，TPAは強力な発がん促進物質として知られているクロトン油の活性物質であり，作用機序についての研究の過程で，細胞内におけるTPAの主要な標的部位がPKCであることが突き止められた．実際にTPAは細胞膜を通過して細胞内に入ると，生理的活性因子である1,2-DAGに代わってPKCを活性化することが知られている．言い換えるとPKCを活性化させるという点で1,2-DAGとTPAは共通している[30]．しかし，それだけで1,2-DAGはTPAのような発がん促進作用を有しているといえるだろうか．

PKCは細胞の増殖・分化，胚発生，生体防御など多くの生理機能に関与している酵素であり，逆にPKC活性が過剰に長期間発現すると発がん促進などの病態を引き起こすことになる．実際にPKCの過剰発現に伴って腫瘍の発生が促進される知見が報告されている．TPAの投与に伴う発がん促進がPKCの活性化によるとすると，TPAは標的細胞の内部でPKC活性を過剰に，あるいは持続的に発現させていることになる．一方，生理的条件においては，1,2-DAGによるPKCの活性化は適切に調節されている．ホスホリ

パーゼCとホスホリパーゼDの作用でホスファチジルイノシトールビスリン酸(PIP_2)からつくられる1,2-DAGは，DAGキナーゼによって速やかにリン酸化されてホスファチジン酸に変換されるため，細胞内での寿命は短い[30]．結論的に1,2-DAGが発がん促進作用をもつか否かは，外部から生体に投与された1,2-DAGが標的細胞内において，PKCを過剰に活性化させるか否か，あるいはどの程度に活性化させるかの検証にかかっている．この問題を解決する一つの方法として，標的細胞内におけるTPAと1,2-DAGのPKC活性化の作用動態を比較するための細胞生物学あるいは分子生物学の技術による研究が有効である．このほかに，古典的な技術による方法も考えられる．例えば，TPAはジベンゾアントラセン(DMBA)などの多環芳香族炭化水素による皮膚がんあるいはウレタン投与による肺腫瘍の発生を促進させる．これらの実験モデルに対して，1,2-DAGがどのような作用を示すかについての研究も問題解決への有用な知見を提供すると考えられる．

5.3 循環器疾患リスクの問題

　トランス脂肪酸は血清中のLDLを増加させ，HDLコレステロールを減少させる作用をもち，飽和脂肪酸と同じように，トランス脂肪酸の摂取量と冠動脈性心疾患リスクの増大の間には相関があるとの報告がある．食事，栄養と慢性疾患予防に関するFAO/WHO合同専門家会議では，心血管系への影響の立場から考えると，健康の維持・増進を達成するためには，食事からのトランス脂肪酸の摂取量を低減し，最大でも1日当たりの総エネルギー摂取量の1%未満にするよう勧告している[31]．デンマークでは2004年1月1日からすべての食品について油脂(oils and fats)中の含有率を2%までとする(原文では，100g中2gを超えてはならないとする)制限が設けられている[32]．
　トランス脂肪酸の摂取量は，文献的にみると，米国では20歳以上の成人で1日当たり5.8g(総摂取エネルギーの2.6%)，EUでは男性で1.2〜6.7g(総摂取エネルギーの0.5〜2.1%)，女性で1.7〜4.1g(総摂取エネルギーの0.8〜1.9%)と算定されている．日本での1日当たりの摂取量は平均1.56g(総摂取エネルギーの0.7%)と推計されているので，現状では諸外国と比較してトランス脂肪酸の摂取による健康影響は小さいと考えられている[31]．しかし，健康の維

持・増進の観点からトランス脂肪酸の摂取量を低減すべきとする国際的動向からみると，トランス脂肪酸含有量が通常の植物油に比べて高いDAG油を摂取することは，一般論として心血管疾患のリスクを増大させる因子と受け止められる．その意味で，DAG油の使用に関連するリスクコミュニケーションの課題として，「①トランス脂肪酸の長期投与による心血管疾患リスクの増大に関する用量反応と機序ならびに②DAG油中のトランス脂肪酸含量を低減させる技術」の検討が必要である．

おわりに

DAGの安全性に関する科学的情報ならびに食品としての許認可についての国内および海外における審査状況を紹介した．現在，DAGの含有量の高い食用油(DAG油)の販売と使用は各国において認められているが，一方，審査の過程で，これらの製品が長期間にわたって使用されても安全であることの確認を深めるための対応が求められている．リスク分析によると，新しい食品を安心して生活に取り入れるためには，その社会的合意に関して，消費者，企業，行政担当者，研究者などの関係者による意見交換(リスクコミュニケーション)が重視されている．DAG製品についても，その安全性，有用性ならびに将来課題の理解と確認に向けたリスクコミュニケーションの会合を国際的規模で開催する必要性が感じられる．

参 考 文 献

1) World Health Organization. Application of Risk Analysis to Food Standards Issues. Report of the Joint FAO/WHO Expert Consultation, 1995 ; 1-7.
2) 林　裕造．食品の安全確保とリスク分析．栄養学レビュー 2005 ; 13(4) : 67-71.
3) 食品衛生研究会監修．新訂 早わかり食品衛生法，食品衛生法逐条解説．(社)日本食品衛生協会 2004 ; 54-62.
4) 厚生労働省．平成15年厚生労働省 国民健康・栄養調査結果．2005.
5) Regulation (EC) No 258/97 of the European Parliament and of the Council of 27 January 1997 concerning novel foods and novel ingredients.

6) 石田 茂. 花王ジグリセリド油のラットを用いた経口投与による単回投与毒性試験. (株)ホゾリサーチ報告書, B-3257. 1996.
7) Serabian MS. 4-Week Subacute Oral Toxicity Study of KAO diglyceride in Rats. Hozleton Washington Study Report, HWA Study, No. 2408-125. 1991.
8) Chengelis CP, Kirkpatrick JB, Marit GB, et al. A chronic dietary toxicity study of DAG (diacylglycerol) in Beagle dogs. *Food Chem Toxicol* 2006 ; 44 : 81-97.
9) Knapp JF. A Study of the Effects of DAG on Embryo/Fetal Development in Rats. WIL Research Laboratories Report, WIL-101091. 2004.
10) Knapp JF. A Two-Generation Reproductive Toxicity Study of DAG Administrated orally by Gavage in Rats. WIL Research Laboratories Report, WIL-101089. 2004.
11) Jones E. Diglyceride Bacterial Mutation Assay. Huntington Research Center Report, 1992.
12) Kasamatsu T, Ogura R, Ikeda N, et al. Genotoxicity studies on dietary diacylglycerol (DAG) oil. *Food Chem Toxicol* 2005 ; 43 : 253-260.
13) Chengelis CP, Kirkpatrick JB, Bruner RH, et al. A 24-month dietary carcinogenicity study of DAG (diacylglycerol) in rats. *Food Chem Toxicol* 2006 ; 44 : 98-121.
14) Chengelis CP, Kirkpatrick JB, Bruner RH, et al. A 24-month dietary carcinogenicity study of DAG in mice. *Food Chem Toxicol* 2006 ; 44 : 122-137.
15) Watanabe H, Onizawa K, Naito S, et al. Fat-soluble vitamin status is not affected by diacylglycerol consumption. *Ann Nutr Metab* 2001 ; 45 : 259-264.
16) Yasunaga K, Glinsmannm WH, Seo Y, et al. Safety aspects regarding the consumption of high-dose dietary diacylglycerol oil in men and women in a double-blind controlled trial in comparison with consumption of a triacylglycerol control oil. *Food Chem Toxicol* 2004 ; 42 : 1419-1429.
17) Nagao T, Watanabe H, Goto N, et al. Dietary diacylglycerol suppresses accumulation of body fat compared to triacylglycerol in men in a double-blind controlled trial. *J Nutr* 2000 ; 130 : 792-797.
18) 武井 章, 戸井知子, 高橋秀和, 他. ジアシルグリセロール含有マヨネーズのヒト脂質代謝および体脂肪に及ぼす影響. 健康・栄養食品研究 2001 ; 4 (3) : 1-13.
19) 市原敏夫. DAGの中期多臓器発がん性試験. (株)DIMS医科学研究所報告書, No. 0383. 2005.
20) 若林敬二. ジアシルグリセロール(DAG)の大腸がん促進作用試験. 平成15

年度健康食品等に係わる試験検査の実施について，国立がんセンター研究所がん予防基礎研プロジェクト．2005.
21) 飯郷正明．ジアシルグリセロールの発がんプロモーション作用に関する研究．厚生労働科学特別研究事業平成15年度総合研究報告書．2004.
22) 石井　剛．ポテト連続8時間加熱TAGのラットを用いた経口投与による単回投与毒性試験．（株）薬物安全性試験センター・埼玉研究所報告書，No. 0310. 2003.
23) Kirkpatrick JB. A 90-Day Dietary Toxicity Study of Heated KA-1 and Heated NI-1 in Rats. WIL Research Laboratories Report, WIL-101094. 2004.
24) U. S. Food and Drug Administration, Center for Food Safety and Applied Nutrition, Office of Food Additive Safety. Agency Response Letter, GRAS Notice No. GRN 000115. December 4, 2000.
25) U. S. Food and Drug Administration, Center for Food Safety and Applied Nutrition, Office of Food Additive Safety. Agency Response Letter, GRAS Notice No. GRN 000115. February 24, 2003.
26) Opinion of the Scientific Panel on Dietetic Products, Nutriton and Allergies on a request from the commission related to an application to market Enova oil as a novel food in the EU. *EFSA J* 2004 ; **159** : 1-19.
27) Food Standards Australia New Zealand. Final Assessment Report, Application A 505, Diacylglycerol oil. 2004.
28) 林　裕造．食の安全に関するリスクコミュニケーションの在り方．食品衛生研究 2005 ; **55**(11) : 7-11.
29) Nishizuka Y. Studies and Perspectives of Protein Kinase C. *Science* 1986 ; **233**(4761) : 305-312.
30) Gomperts BD, Kramer IJM, Tatham PER. Signal Transduction. Elsevier Inc. 2003 ; 198-217.
31) 食品安全委員会．トランス脂肪酸．ファクトシート 2004.
32) Danish Veterinary and Food Administration. Executive Order on the Content of Trans Fatty Acids in Oils and Fats etc. 11 March, 2003.

（林　裕造）

特別寄稿
肥満改善のための積極的な栄養指導

1. 続けられる栄養指導

はじめに

わが国でも，食生活やライフスタイルの洋風化に伴い，糖尿病をはじめとする生活習慣病が急増しており，その基盤となる肥満対策が急務とされる．生活習慣病の3～6割に肥満が関与しており，肥満を伴う耐糖能異常者に対する糖尿病予防プログラム（米国）によると，薬物介入よりも生活習慣介入の方が糖尿病発症率は抑制されたと報告されている．ところが，続けて指導できずに1回だけの栄養指導に終わる場合も多い．そこで，本節では「続けら

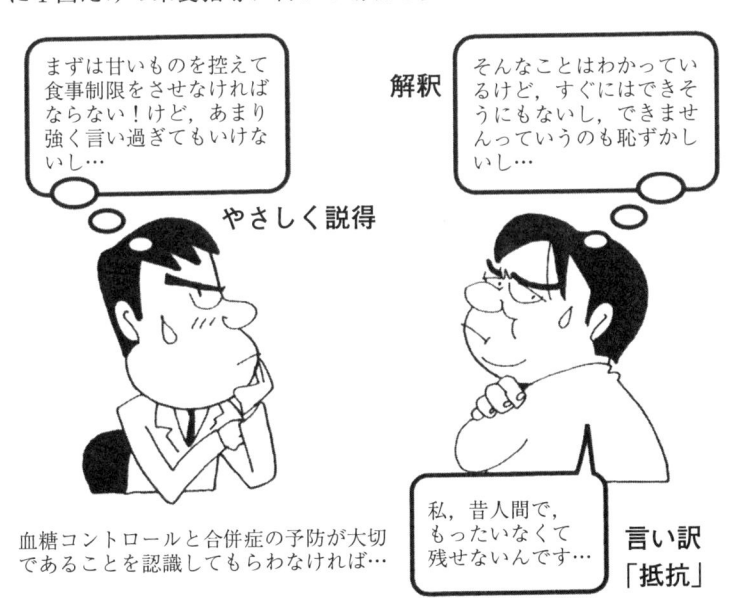

図1.1 患者の「抵抗」（resistance）とは？

れる栄養指導」と題して，楽しく患者をやる気にさせる栄養指導[1,2]について概説したい．

1.1 効果の出ない栄養指導とは？

肥満者に対して栄養士が一方的に1,600kcalの栄養指導をしても「カロリー計算は面倒だ」「外食が多いので食事療法ができない」「食べないと力が出ない」と言い訳されることがある．これを心理学では患者の「抵抗」（resistance）とよんでいる（図1.1）．抵抗を示す患者に対して，決しておどしで行動変容をせまってはならない．「放置しておくと，合併症がでますよ．あなたの面倒は誰がみるのですか？」と医学的におどすと，「そんなことはよくわかっている．自分のことは自分が一番知っている．放っておいてくれ」と抵抗が増す．同じ指導を繰り返しても，効果が感じられず無力感を感じる．そういった場合，患者に病識がないとレッテルを貼ったり，指導の未熟さを痛感する．患者も失敗の言い訳をくり返し，自信を喪失し，治療が中断してしまう（図1.2）．こういった悪循環から抜け出したい．また，患者の話をずっと傾聴しているだけでは，いつのまにか世間話になってしまい，効果的な栄養指導にはならないこともままある．

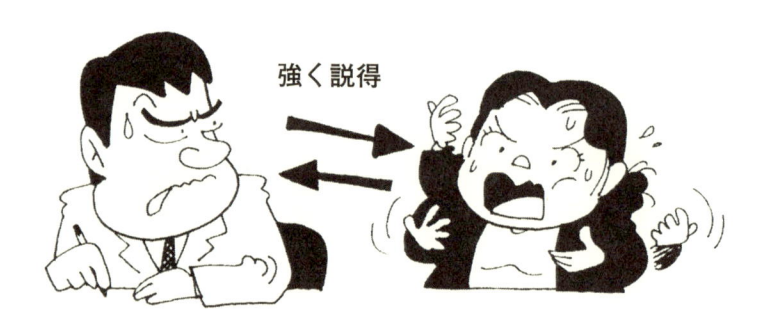

同じ指導のくり返し，無力感
→①相手が悪い（病識がないとのレッテルを貼る）
→②指導の未熟さを痛感

失敗の言い訳，心理学的抵抗を試みる
→失敗のくり返し，言い訳がうまくなる
→自信の喪失，自暴自棄，治療中断

図1.2 栄養指導がうまくいかない心理学とは？

1.2 患者の抵抗は指導を変えるサイン

「体重を減らしなさい」など一般的であいまいな指導は効果が少ないことが知られている(表1.1). 内臓脂肪型を呈する肥満者の食行動の特徴として, 1) 満足するまで食べる, 2) 緑黄色野菜を嫌う, 3) 甘い清涼飲料水, アイスクリーム, スナック菓子を好む, 4) 間食, 夜食が多いなどがあげられる. 内臓脂肪の蓄積には, 飲酒や運動不足, 喫煙, ストレスなども関与する. ところが, 肥満者に食事量や間食を減らせと指導すると,「食べるものを減らすと仕事ができない」「間食を食べないとストレスがたまる」などと言い訳する. 運動をした方がいいですよと指導すると,「仕事が忙しくて運動する時間がない」「運動すると疲れる」「汗をかくのはいやだ」と反論する. アルコールを減らせと指導すると「減らすと楽しみがなくなる」「飲まないと眠れない」などとアルコールを飲む理由をあげる. 患者が抵抗している時は, 現在の指導が上手くいっていないことを示している. 患者の抵抗がみられた場合には, 現在の指導法を変えるサインであると考えるとよい. それでは, 患者の記憶に残るのはどんな指導であろうか. リーフレットを渡して読んでもらうだけでは10%しか記憶に残らない. スライドなどを用いて一方的に講義しても50%は忘れてしまう. 一番記憶に残るのは患者に喋ってもらったり, 書いてもらったり, 体験して実践してもらうことである(図1.3).

1.3 動機づけ面接を用いた栄養指導とは？

患者の中には相反する感情(アンビバレンス)が存在する(図1.4). 例えば, 栄養士が間食を控えるメリットを強調すればするほど, 患者は間食を食べなければいけない理由をならべる. まずは, 患者の間食に対する思いを聞いて,

表1.1 効果の少ない指導用語

1.	体重を減らした方がいいですよ
2.	栄養バランスを考えましょう
3.	腹八分目にしましょう
4.	食事に気をつけて下さいね
5.	1日1万歩をめざして歩きましょう
6.	薬はきちんと飲んで下さいね

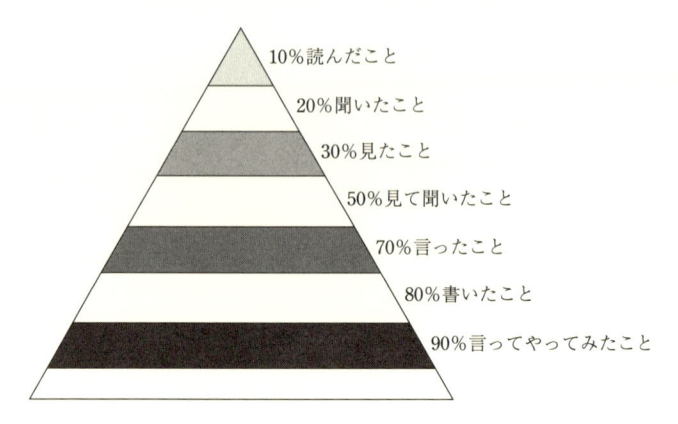

- 10%読んだこと
- 20%聞いたこと
- 30%見たこと
- 50%見て聞いたこと
- 70%言ったこと
- 80%書いたこと
- 90%言ってやってみたこと

図 1.3　患者の記憶に残るのは？

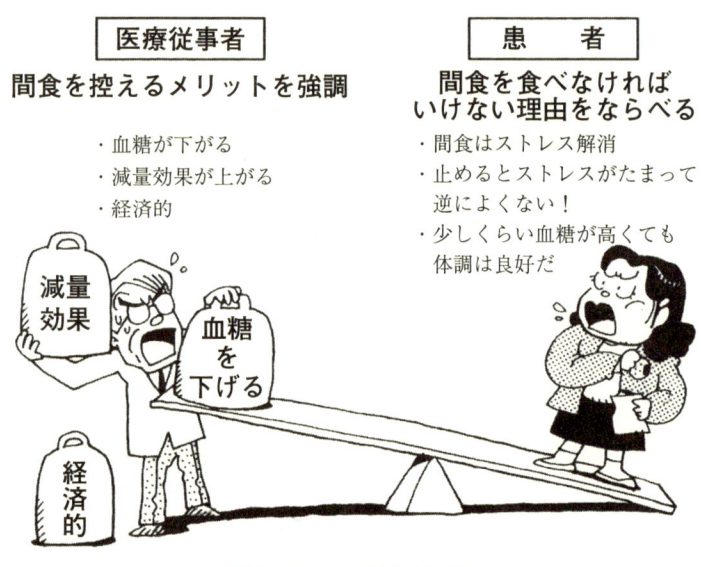

医療従事者
間食を控えるメリットを強調
- 血糖が下がる
- 減量効果が上がる
- 経済的

患　者
間食を食べなければいけない理由をならべる
- 間食はストレス解消
- 止めるとストレスがたまって逆によくない！
- 少しくらい血糖が高くても体調は良好だ

図 1.4　相反する感情とは？

　次に患者に間食を食べるメリットについて尋ねてみよう．そして，その後に間食を食べ過ぎた時のデメリットについて患者自身に語ってもらおう．そうすると，頭の中での考え方を整理することができる．その後に，現在の身体組成や血液検査の値をみて，将来も元気で生き生きと生活していくためには

どうしたらいいかを尋ねてみる．「できれば減量したい」と答えたなら次のステップに進む．まだ，考え中なら減量したい気持ちを膨らませるアプローチへと戻るとよい．

　動機づけ面接では，自己評価を用いた栄養指導もよく行われる．「Aさんの食事療法を100点満点で自己評価すると，何点つけられますか？」と尋ねてみる(図1.5)[3]．患者が60点と答えたら，「0点ではなくて，60点をつけられた理由は何ですか？」と尋ねる．そうすると，患者自身で気をつけていることを答える．「栄養バランスに気をつけている」と答えたら，「具体的には？」と掘り下げる．「できるだけ，野菜をとるようにしています．」と答えたら，それはいいことですねと即座にほめる．ここで，「どんな野菜を食べていますか？」とか「朝とか昼とかも食べていますか？」など根掘り葉掘り聞くのではなく，その場で即座にほめることが大切である．意外にこの作業をしていない栄養士が多いのに驚く．次に，患者が言っている食生活のよさを医学的にアドバイスする．そして，さらに効果的な行動目標の設定にうつる．こういったシステム化された動機づけ面接は短時間で効果的な栄養指導の手助けとなる(表1.2)．

1.4　楽しくてためになる肥満教室とは？

　肥満者に対する生活習慣介入の方法としては，個別指導，集団指導，集団指導＋個別指導，IT支援などがある．「おいしく食べてダイエット」など食

図1.5　自分の食生活を100点満点で採点すると……

表 1.2　動機づけ面接の手順

1.	自己紹介
2.	面接目的
3.	信頼関係の確立
4.	勇気づけの言葉
5.	重要性の評価
6.	自信の評価
7.	重要性を探る
8.	自信を高める
9.	行動目標設定
10.	行動強化

表 1.3　楽しくてためになる肥満教室とは？

1.	どうせやるならスタッフも楽しもう
2.	期間は効果がでやすい3か月間とする
3.	職域では短期集中型でもよい
4.	第1回目の教室は信頼関係を構築し，やせたい気持ちを膨らませる
5.	「あれはだめ，これをしなくてはいけません」と指導しない
6.	説明を多くせずに，参加者の疑問に丁寧に答える
7.	セルフモニタリングや刺激統制法など行動変容の技法を用いる
8.	参加者自身に発表の場を作ることで，集団は活性化する

べてやせるというニュアンスの入ったタイトルが肥満者の心をひきつける．「3か月で5kgやせる教室」など数値目標が入ったタイトルも面白い．肥満者の場合には，個別指導のみでなく，個別指導と集団指導を上手に組み合わせた方が効果は高いとされている．肥満教室の参加者はやる気のある者から，話だけ聞いてみようと関心期にある者までさまざまである．

　第1回目の肥満教室のポイントは，いかに「やせたい気持ち」を膨らませるかである．「20歳頃と比べて，どのくらい太りましたか？」（図 1.6）と参加者に尋ね，ペットボトル4kg（2 L×2本）や体脂肪モデル（1kg，3kg）などを用いて，体脂肪の増加を実感してもらう．やせる気持ちが高まったところで，「それでは，一番簡単な食事療法を教えます」と言って，勘違いメニュ

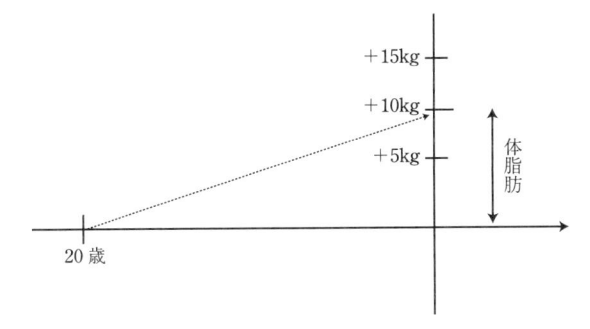

図1.6　20歳から体重は何 kg 増えましたか？

ーとヘルシーメニューを提示する．健康にいいと勘違いして食べ過ぎていることに気づいてもらう．ここで，このくらいのことなら自分にもできる，やれば必ず効果がでるはずという信念が生まれれば大成功である．「何をやってもやせない」「水を飲んでも太る」という間違った考え方が変わった瞬間である．これを行動科学では認知の再構成とよんでいる．関心期の肥満者に対しては，1日2回（起床時，夕食後）の体重をグラフ化するセルフモニタリングが利用できる．同様に，第1回目の教室からウオーキングについてもセルフモニタリングを用いる．歩数を記録することで，他人と競争したり，自分が頑張っていることが確認できる．刺激統制法や環境調整法は関心期から用いることができる．参加者のやる気が出てきたと感じたら，具体的な行動目標を設定し，健康習慣チャレンジをグループの中で宣言してもらう．行動目標をこちらが設定するのではなく，参加者自身に記入してもらうのがコツである．よく失敗してしまうのは，参加者の心の準備状態ができていないのに，栄養士が勝手に行動目標の設定をしてしまうことである．リバウンドしない減量のための食事療法は大きな努力ではなく，小さな習慣をつけることなのである．

　2回目以降は，減量にチャレンジしてみての感想を一言スピーチで発表してもらう．スタッフや他の参加者からの賞賛やはげましが減量行動を強化させる．とかく我々は参加者に肥満の食事療法について説明したくなる．カウンセリングの場合，患者の話を聞いてあげるだけでよいとよく言われる．それは患者自身が答えを持っており，それを引き出すのがカウンセラーの役割

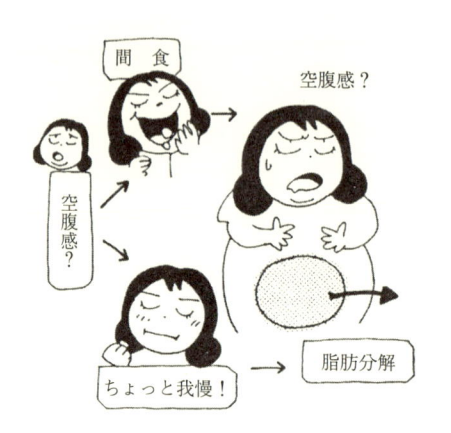

Q：空腹時への対処法は？
A：（　　　　　　　）
・お茶や水分をとる．
・コーヒーや紅茶など．
・トマトやキュウリなど野菜類．
・具だくさん汁．
・おでん（大根，こんにゃく）
・その他（　　　　　　　）

図1.7　空腹感は脂肪が燃えはじめた証拠！

だからである．栄養士も同様で，患者自身の答えを引き出してあげるようにしたい．前回，講義した内容はポイントを○×クイズで，まとめておく．空腹時への考え方や対処法などについて丁寧に解説するとよい（図1.7）．

修了式では，部門別（体重，体脂肪，ウエスト，総コレステロール，中性脂肪など）に成績のよかった方の表彰を行う．参加者の減量を通じて得た感想や一言スピーチは感動ものである．職域で行う肥満教室の場合には，定期的に開催が困難であるので，2泊3日の合宿形式や1日コースなど短期集中型の肥満教室も実施している．1～2時間の一方的な講義だけではなかなか，意識改革や行動変容まで至らないが，半日以上の肥満教室なら減量効果が認められる．

おわりに

ある栄養士が病院内で肥満教室を実践したところ「やせ薬も特別な器具もなし．難しい講義やテキストもない．栄養士さんからは『昔のやせていた頃の写真を持ち歩いてくださいね』『毎日，体重を測って下さいね』と言われるだけ．最初は半信半疑だったのですが，この栄養士さんについていけば必ずやせられる．なぜかそう思って続けられました．」と終了式で感想を述べ

た患者がいたそうである．肥満教室の本当の効果は患者が「自分もやせられるという」自信をつけることなのかもしれない．患者のやる気を引き出したり，疑問に丁寧に答えることに全力を注ぎたい．是非，皆さんも続けられる栄養指導にチャレンジしてみて下さい．

参 考 文 献
1) 坂根直樹．3日坊主のあなたもできるゆっくり確実ダイエット．診断と治療社 2005．
2) 坂根直樹．もしも100人の肥満村があったら─あなたもできる減量作戦．診断と治療社 2004．
3) 坂根直樹．医療者としての必要な行動科学の知識．福島　統編．医療面接技法とコミュニケーションのとり方．2003；34-59．

(坂根直樹)

2. 特定保健用食品を用いた栄養指導(教育)

はじめに

　わが国は，戦後のめざましい経済の発展を遂げ，食生活は豊かになり，医学や医療が進歩し，住みやすい国として評価され，世界一の長寿国になった．この間，毎日の食事に対しては，健康の基本である十分なエネルギーを摂取し，タンパク質，糖質，脂質の他，ビタミンやミネラルの不足のない栄養バランスのとれた食生活を心がける栄養指導が重要視されてきた．その一方で，飽食の時代を作り出し，我々の健康状態では，食生活の乱れや運動不足などがあいまって，がん，脳血管疾患，心臓病，糖尿病などの生活習慣病を増加させ，医療費は増加の一途をたどり，認知症や寝たきりなどの要介護老人の増加が大きな社会問題になっている．これらの原因として，食品加工技術や外食・中食産業の発展，核家族化の進展，離婚の増加に伴う家族構成の変化や経済社会の変化による家庭における食生活の簡素化や朝食の欠食，嗜好偏重の食事内容，スナック類摂取量の増加などのアンバランスな食生活をもたらす具体的な問題が複雑に絡み合って関係している．もはや，単なる栄養の教育(指導)というよりも食生活を含めた栄養の教育が必要となっている(ここでは，"食生活"全般にわたる知識や技術の普及や栄養状態の改善など，幅広い内容をもった"教育活動"を含めて"指導"と表現する)．

　人が健やかな成長・発育を遂げ，健康を維持しながら豊かな人生を送る上での基本は日々の生活を適正に営むことであり，健康の増進や生活習慣病の一次予防は，食生活と栄養の改善なくしては成立しない．国民運動として食育を推進するにあたり，食生活・栄養指導の重要性が再認識されている中で，食生活・栄養指導における特定保健用食品のあり方について論じたい．

2.1 特定保健用食品とは

2.1.1 健康食品や機能性食品との違い

　食品には栄養機能，感覚機能，生体調節機能の三つの機能がある．そしてこの中の生体調節機能を十分に発揮するように加工した食品が，いわゆる「健康食品」あるいは「機能性食品」であり，数多くの商品が開発されてき

た．しかし，それらの中には非科学的な情報のもとに販促活動が行われていたり，健康被害を起こす食品が出てきたので，国はその基準づくりに乗り出し，1991年9月1日より「特定保健用食品」として国が認可する制度を施行した．「食生活において特定の保健の目的で摂取をする者に対し，その摂取により当該保健の目的が期待できる旨の表示をする食品」とし，栄養改善法 第12条第1項に基づき，厚生大臣の許可を受けなければならないものとした．現在では，健康増進法に基づき運用されている．

2.1.2 保健機能食品制度

食品科学や技術開発の進歩により，食品に求められる機能は複雑かつ多様化してきた．その一方で，食品に対する規制緩和と国際化を図ることが求められた．この二つの観点から，保健機能食品制度が2001年4月より始まった．保健機能食品は，栄養機能食品および特定保健用食品の2種類からなり（図2.1），それぞれに独自の表示をすることを可能とする．

① 栄養機能食品（規格基準型）

高齢化，食生活の乱れなどにより，その人にとって不足しがちな栄養成分の補給，補完に資することを目的とした食品とする．その食品から1日当たりに摂取することとなる栄養成分の量について一定の基準を満たす場合，その栄養成分の機能に関し一定の表示を行うことが可能となるものである．例えば「カルシウムは，骨や歯の形成に必要な栄養素です．」などである．栄養機能食品と称して販売するには，栄養機能食品の規格基準（「1日当たりの

	保健機能食品		
医 薬 品 （医薬部外品を含む）	特定保健用食品 （個別許可型）	栄養機能食品 （規格基準型）	一 般 食 品 （いわゆる健康食品 を含む）
表示内容	栄養成分含有表示 保健用途の表示 （栄養成分機能表示） 注意喚起表示	栄養成分含有表示 栄養成分機能表示 注意喚起表示	（栄養成分含有表示）

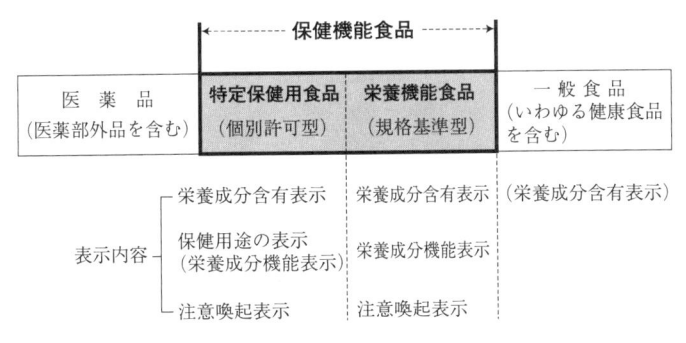

図2.1　保健機能食品制度の概要

摂取目安量に含まれる栄養成分量」の上限値・下限値)に適合するとともに，当該栄養成分についての表示を行う場合には，「栄養機能表示」に併せて，当該栄養機能表示それぞれに対応する「注意喚起表示」を表示しなければならない．

2005年9月現在,「栄養機能食品」については，12種類のビタミン類と5種類のミネラルについて表示が認められている．

② 特定保健用食品(個別許可型)

特定の保健の用途に資することを目的とし，健康の維持，増進に役立つ，または適する旨を表示することについて，厚生労働大臣により許可または承認された食品とされている．つまり，特定保健用食品は，身体の生理学的機能などに影響を与える保健機能成分を含んでおり，血圧，血中のコレステロール，お腹(なか)の調子などが気になるという場合に，健康の維持増進や「特定の保健の用途」のために利用でき，また「保健の用途・効果」を表示することを許可された食品である．保健の効果を表示する場合には，国において個別に生理的機能や特定の保健機能を示す有効性や安全性などに関する科学的根拠に関する審査を受け，許可を受けることが必要になる．具体的には，健康増進法第26条の手続きに従って申請をし，保健の表示をしようとする食品の有効性及び安全性について，食品衛生法第11条に基づく厚生労働大臣の審査を受けなければならない．許可された食品には，厚生労働大臣の許可証票がつけられている(図2.2)．

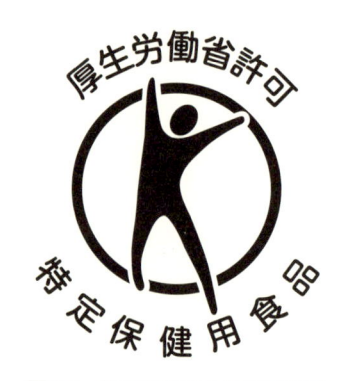

図2.2 特定保健用食品許可証票

2.1.3 科学的根拠

特定保健用食品の形状は，普通の食品の形をしているものや錠剤やカプセルなどで，日常的に食べられるものとされている．一般食品との違いは，その食品を見たときに，許可証の有無で判断される．しかし，特定保健用食品と一般食品との大きな違いは，特定保健用食品は，その食品に含まれている成分が実験によって人間の健康維持に役立つことが証明され，具体的に人体に機能する食品である，という点にある．食生活の改善や健康の維持に役立つと期待される成分がどう働き，どのくらい摂取すればよいかが科学的に認められていることである．そのため，特定保健用食品は，個別に評価されて許可されており，有効性・安全性，適切な摂取量などに関する科学的根拠が，個々の食品ごとに評価されている．具体的には，次の8項目の許可要因を満たさなければならない．

1. 食生活の改善が図られ，健康の増進に役立つと期待されること
2. 食品または関与成分について，保健の用途が医学的・栄養学的に根拠が明らかであること
3. 食品または関与成分の適切な摂取量が，医学的・栄養学的に設定できること
4. 食品または関与成分が安全であること
5. 関与成分の科学的検証方法が明確で，さらにその方法が正しいこと
6. その食品が，同じ種類の食品よりも栄養価が低くないこと
7. 日常的に食べられている食品であること
8. 食品または関与成分が，医薬品として使用されているものではないこと

認められている保健の用途の表示は，「健康の維持・増進に役立つ，または適する旨の表現」とされている．例えば，① 容易に測定可能な，体調の指標の維持に適するあるいは役立つ旨，② 身体の生理機能，組織機能の良好な維持に適するあるいは役立つ旨，③ 身体の状況を本人が自覚でき，一時的であって継続的，慢性的でない体調の変化の改善に役立つ旨等，疾病の

診断・治療・予防等に関係する表現は認められていない．このことによって，医薬品との違いを明らかにしている．また，科学的根拠が不明確な，「老化防止」などの表現は認められていない．

一般に，特定保健用食品の開発過程では，関与成分を用いた多くの試験管レベル・細胞レベル・動物実験等の研究が行われている．また，実際の食品形態でのヒト試験が行われ，保健作用の有無が最終的に確認されている．また，特定保健用食品として許可された後にも，表示どおりの有効性・安全性があるかどうかを検査するために，それら食品の関与成分の分析が行われている．

これに対して，一般食品には，① 保健機能を期待させる科学的根拠を提示する必要がない，② 試験管レベル・細胞レベル・動物実験等の研究をそのままヒトにも適用できると推測している，③ 体験談だけを利用している，④ 品質に問題がある，などの科学的根拠がない，あるいはその提示の必要性はない．

2.2 特定保健用食品を効果的に利用するために
2.2.1 安全性に関する情報

特定保健用食品は，特定の病気の人だけが食べる食品ではない．健康が気になる方や，生活習慣病が気になっている方が効果を期待して食べるものであり，健康な人が食べても全く問題ないことを示さなければならない．他の食品より安全性を厳しく試験し，特定保健用食品の表示が認可されている理由として公開されている．

安全性に関する資料として，① 安全な摂取量を確認するための基礎資料とすることを目的として，$in\ vitro$ および動物を用いた $in\ vivo$ 試験を行う．② 申請する食品を用いて，ヒト試験による長期摂取および過剰摂取時における安全性の確認を行う．③ 同種の食品もしくは保健の用途に利用しようとする食品におけるアレルギーの発生などの有害情報に関する文献検索を行い，該当するものについて資料として添付する．安全性の確認のための試験結果の判定を行うだけでなく，試験の結果で得られた，医師による被験者に対する副次作用の発生の有無の確認，生化学的指標の異常変動事例の有無な

ど，を確認している．

一方，特定保健用食品には「表示できる」項目以外に，「表示しなければならない」項目もある．① 保健機能食品(特定保健用食品)である旨，② 許可及び承認を受けた表示の内容，③ 栄養成分量及び熱量，④ 原材料の名称，⑤ 内容量，⑥ 1日当たりの摂取目安量，⑦ 摂取の方法および摂取する上での注意事項，⑧ 1日当たりの摂取目安量に含まれる機能表示する成分の栄養所要量に対する割合，⑨ 調理または保存の方法に関する注意事項，の9項目である．これは，特定保健用食品を安全に使用してもらうための情報である．したがって，特定保健用食品を使用する消費者や使用を勧める指導者は，それぞれの食品に記載されている項目を理解していなければ安全に利用することができないことになる．

なお，特定保健用食品を提供する企業側としては，安全性を証明するデータの提供を義務とし，市販後においても製品について安全性の確保につとめるとともに，安全性に関する情報を積極的に提供し，説明をすることになっている．メーカー側には，常に安全情報を提供する姿勢を望みたい．

2.2.2 有効性の情報

すでに述べたように，特定保健用食品は身体の生理学的機能などに影響を与える保健機能成分を含んでおり，それが血圧，血中のコレステロール，お腹の調子などが気になる，という場合において健康の維持増進や「特定の保健の用途」のために利用できる食品である．それぞれの食品の「保健の用途・効果」は食品のパッケージに表示することを許可されている．しかし，パッケージへの情報の記載は内容や文字数に限界があり，それぞれの特定保健用食品の「保健の用途・効果」を正確に知るには困難なことが多い．各メーカーは，食品の特長や「保健の用途・効果」を商品パンフレットやホームページなどに記載し，情報提供している場合が多い．

2.2.3 特定保健用食品の摂り方

食生活の基本は，毎日の食事をバランスよくきちんと摂ることである．消費者自身が特定保健用食品を選択する場合，多くの場合，テレビや雑誌など

での紹介をきっかけにしている．利用する側において，疾病の予防，あるいは体に調子が悪いところがあり，そのことに対して機能を求めていくというのであれば積極的に「特定保健用食品」を選び，そしてパッケージなどに表示された保健用途・栄養成分機能表示をよく読んで，自分自身の体にあわせて摂取することが大切である．ただし，疾病によっては選択に注意が必要なものもあるので，栄養士に相談することが必要となる．正しい選択ができているかどうか，時々，健康診断などで医師や栄養士に健康状態と併せて判断してもらう必要がある．

1. 効果を期待し過ぎない．
2. 日常の食生活の手段として取り入れる．
3. 疾病を伴う場合は，医師や栄養士に特定保健用食品を使用したいこと，あるいは使用していることを伝える．
4. 利用者にあわせて摂取量を変える．
5. 摂取する上での注意事項を必ず読む．

これら五つのポイントに心がけて，賢い消費者として特定保健用食品を利用したいものである．

2.3 食生活・栄養指導の意義

2.3.1 食生活・栄養指導の必要性

食生活・栄養指導は，栄養学関連の技術を基礎として，人の発育・成長，健康の維持・増進，疾病の予防や治療などを目的とし，個人または集団に対して行う教育的・啓発的働き掛けとすることである．食生活・栄養指導の意義は，指導を行うことにより，対象者の食生活を改善し，栄養状態や食事の内容，取り方などをより良い内容とするとともに，健やかな成長・発育を目指し，健康の維持・増進，疾病の予防や治療に貢献することにある．

2.3.2 栄養・食生活指導の進め方

栄養指導を行う際には，人体の構造や機能，栄養素の消化・吸収の知識だけでなく，指導対象者が病気であるときには薬の知識を活用し，対象者の考えや気持ちに焦点をあてることが重要である，ということが当然であるかの

ようにいわれつつある．これに対して，生活習慣や環境によってさまざまな疾患を引き起こしている現代人に対しては，単に知識を教えるガイダンスや相談では指導方法として限界があることがわかってきた．すなわち，指導対象者を前にして信頼されるコミュニケーションをはかり，対象者が達成したい目標を自己決定してもらうようにサポートすべきであるといわれている．

2.4 食生活・栄養指導計画と指導

2.4.1 食生活・栄養指導の場

食生活・栄養指導の分野には，① 幼児期から思春期までの成長・発育に必要な栄養素の選択指導と望ましい食習慣の指導(家庭，保育所・幼稚園，学校)，② 健康の維持・増進に必要な栄養素の選択指導と生活習慣病の一次予防に必要な食習慣の指導(事業所，地域，福祉施設)，③ 健康の回復に必要な栄養素の選択指導と食習慣の指導(病院・介護施設)などがある．

2.4.2 指導項目の整理

食生活・栄養指導の実施にあたっては，対象者のライフステージに合わせて，食生活や栄養の重要性や意義などを整理して指導項目を具体的に作成する．特に，食生活指針に掲げられている事項や食事バランスガイドの意義と利用方法などは指導する項目に必ず加える．健康日本21などの社会における健康の維持・増進に関する活動の説明と意義も解説する．

2.4.3 指導目標・計画の作成

指導項目のそれぞれについて，対象者の年齢や環境に応じた指導目標を作成する．指導目標を達成するために，対象に対して教育する内容と指導の方法や手段をどのように行うかを検討し，指導計画を作成する．指導を進めるのに必要な教材や資料などを準備する．

指導方法としては，集団指導，個人指導，それらの併用などがあるが，対象者に共通し，個人指導の必要がない内容，例えば，① 様々な食品をバランス良く食べ，好き嫌いをなくす，② 朝食を抜かない，③ 食塩や脂質の取りすぎに注意する，④ 早食いやファーストフードに頼り過ぎない，⑤ 薄味

に慣れる，⑥よく噛んでゆっくり食べるなどについては，グループでの勉強会を通して対象者で励ましあいながら指導を行うこともできる．

個人に対する指導では，対象者の性格，家族構成や環境，体質や体調と食事摂取が関わる問題などを理解して，対象者において問題となっている事項が改善できるように対象者の理解度や意識に合わせ，不安を感じさせないように，段階的に継続できるようにする．

2.4.4　指導のスキル

指導においていかに対象者との信頼関係を築けるかが，大きな課題となる．指導者は，対象者の価値観や健康観を尊重し，対象者を一人の人間として理解を深めながらよりよい関係を築いていく必要がある．カウンセリングの手法では，ペーシング（相手と好印象でつながり，できるだけコミュニケーションしやすい状態にしようとすること）やリーディング（自分の望む方向に相手への態度を変えていくこと）の技法を活用して対象者との信頼関係を築くことを勧めている．これらのスキルをもとに，指導経験を増やしながら，押し付けだけにならない指導が実現でき，指導の効果も上がるはずである．

2.4.5　指導者側の態度

食生活・栄養指導は，理想とする食事内容，食べ方や生活習慣などを知識として理解してもらい，対象者の行動の改善を支援することを目的とする．健やかに発育・成長し，健康を維持し，病気を予防・治療するために，食生活の重要性と行動の改善方法をより具体的に，また計画的に継続して指導することが基本になる．指導は，一方的にならないよう，相手の話をよく聞いて，食事のことなら何でも相談できる良い理解者になることが，栄養・食生活指導の効果を上げるうえで大切な事柄である．

対象者の健康観，価値観，理解力，家庭環境などは人それぞれであり，指導を快く受け入れて，すぐに実行される場合もあれば，知識として理解されていても，食生活・栄養の改善として実現されない場合や，反発される場合もある．その場合，指導者は攻撃的態度や言動をとらないようにし，実行する意欲を持続させることが必要である．食生活の話題が本人や家族のストレ

スにならないように配慮し，また，食事に対する満足度が少しでも高まるように努める必要がある．

2.5 食生活・栄養指導への特定保健用食品の利用
2.5.1 特定保健用食品の特長を理解して

　特定保健用食品には，調理過程で使用する形態やそのまま食べることのできる食品形態などの多種に及ぶ．このことは，特定保健用食品が単に健康の維持・増進や疾病の予防・治療に利用できるだけでなく，嗜好や生活のリズム改善による栄養状態の補正をする手段としても利用できる機会が増えることを意味する．利用者にはそれぞれの生活環境の中で，食生活・栄養指導の内容に応じて様々な形態の特定保健用食品を選択するチャンスができたことは明らかである．例えば，指導対象者に外食，嗜好などの問題がある場合には，家庭での食事療法だけで目標とする食事療法を行うには限界がある．外食や中食における食品素材として特定保健用食品を利用することも可能である．指導者は，多種の食品形態を理解することによって，指導対象者は生活の中に特定保健用食品を無理なく取り入れて，食生活の改善が遂行できることになる．

　特定保健用食品の種類によっては，摂取のタイミングにより効能に差が出たり，体質によって効果の現れ方に違いがある場合もある．また，食品は，医薬品と異なって穏やかな代謝調節作用を示すことが多い．したがって，多くの特定保健用食品は，4週間以上の摂取によって効果を示す結果が，論文などに記載されている．摂取後の効果の判断については，1か月以上，食品によっては3か月以上を目安に検討する必要がある．

2.5.2 食生活・栄養指導者の立場として

　指導者は，当然最新の栄養情報の信頼性を見極めたうえで，栄養指導対象者に適切にアドバイスする必要がある．2005年9月8日現在，特定保健用食品の表示を許可されている食品は，537商品にも及び，関与する成分や許可を受けた表示内容に共通する商品があるものの，関与成分，機能およびメカニズムを全て理解することは大変な労力を要する．特定保健用食品を用い

た指導を行う際には,それらの食品の特長や使用方法をよく理解して,指導対象者に,健康状態,栄養状態,病状・症状に合わせて,適切にアドバイスすることが大切である.その中で,患者に対しては,摂取不適,あるいは摂取量注意などのポイントをおさえることも必要となる.職務によって指導のための調査時間が限られている栄養士・管理栄養士の場合,各メーカーから資料を入手して,それぞれの食品の特徴・安全性や「保健の用途・効果」を十分に理解して勧めると効率的である.安全性情報については,内閣府食品安全委員会,厚生労働省,農林水産省,独立行政法人国立健康・栄養研究所のホームページに提供されている情報を常に収集する姿勢が大切である.なお,特定保健用食品を提供するメーカー側には,適切な食品の情報や,市販後の安全性,有効性に関する再調査や,食育を目指した利用方法などの情報を積極的に提供する姿勢を望みたい.

おわりに

食生活・栄養指導を実践することは,国民が自己の実際の食生活を見直し,栄養素のバランスのとれた食生活を心がける姿勢を身につけることにつながる.このとき特定保健用食品の利用は,食生活改善におけるきっかけや具体的手段の一つとなる.強制された食生活・栄養指導を必要とせず,基本的な内容の食育を通して,高いレベルでの健康管理が実現できることになる.

食生活・栄養指導を通して栄養・運動・休養のバランスのとれた生活スタイルとし,QOL(quality of life)の向上へと発展させることが大切である.

参考資料

1) 厚生労働省.平成16年版 厚生労働白書.2004.
2) 農林水産省関東農政局.母親や若者を中心とした現代人の食生活の現状と課題—「最近の食生活に関するアンケート調査」結果概要—.2004.
3) 農林漁業金融公庫.中食や外食の利用に関するアンケート調査:第13回(平成15年度第1回)消費者動向等に関する調査.2003.
4) 農林漁業金融公庫.食生活や食育に関するアンケート調査:第14回(平成16年度第1回)消費者動向等に関する調査.2004.

5） 社団法人日本栄養士会編．平成 17 年度版 栄養士必携．第一出版 2005．
6） 坂本元子．栄養指導・栄養教育．第一出版 2005．

〔渡邊浩幸〕

3. 栄養指導の心理学的アプローチ

3.1 背景と目的

　肥満指導にはライフスタイル改善への働きかけが不可欠である．行動療法は，減量とその維持に効果的と評価されている[1]が，それは本法が習慣変容を目的とし，そのために必要な「意欲」と「知識」と「技術」のいずれに対しても具体的で効果的な接近法を有しているからだと思われる．

　行動療法は一言でいうと行動科学，認知科学を応用した心理療法であり，行動修正法，認知行動療法の総称である．それは1950年代から学習心理学を母体に出発し，主に精神科領域の問題行動の解決に効果をあげ，1970年代からは，心身医学，一般医学，予防医学に広がった[2]．ここでいう「行動」には，感情や認知など見えない「心の働き」も含まれるために，臨床で必要とされる多くの課題，例えば知識の付与，定期的な通院・服薬の維持，良好な治療者―患者関係の構築なども働きかけの対象となる．そのような中で肥満の行動療法研究は1960年代に過食を制御する方法として始まり，その後，一方では高コレステロール血症，糖尿病，高血圧などに必要なライフスタイル改善への応用に，他方では異常な食行動を有する神経性無食欲症や過食症などの治療研究にと2方向性で発展してきた．これらから，肥満の行動療法は生活習慣病と摂食障害に対する心理療法の原点と位置づけることができる．

　筆者は，これまで肥満や糖尿病，高コレステロール血症などに行動療法を適用しその効果を確認してきた．いずれも，食事だけではなく，身体活動，ストレス対処や対人技術など，その人固有のライフスタイル改善を目的とした包括的プログラム[3]であった．ここ数年は，そこで用いた方法を簡便な通信による方法[4]や個別助言をコンピュータ化したセルフケア支援法[5]として再構築し，その効果を確認しつつある．そこで本節では，食事指導を行う際に理解しておきたい肥満の行動療法と食行動特性の基礎知識を整理し，行動療法の視点から食事指導実践上の留意点を検討したい．

3.2 行動療法における問題解決法

行動療法は問題解決を志向する心理療法で，その目的はクライアント[注1] (患者)にとって望ましい行動を増やし，望ましくない行動を減らすことにある．行動科学では，人の考え方や感じ方や，ふるまい方などの「行動」を過去の環境刺激との間で習得された学習の結果と考える．この基本となる約束事をふまえた上で，行動療法は，問題を解決するために以下のような四つのプロセスを論理的，段階的に行う．

第1段階は，問題行動をありのまま具体的に記述することである．これを「問題行動の特定」と呼び，何が問題かを明確にすることによって目標が具体的になってくる．第2段階は「行動分析あるいは行動アセスメント」であり，その問題行動が「どんな時に，どのように起きて，その結果どうなるのか」を観察して，問題行動とその行動の惹起や維持にどの刺激がどう関係するかを分析する．例えば主婦の間食の回数が問題であるなら，「家族が出かけひとりで朝食を軽くすませた後，掃除や洗濯が一段落して11時ごろ台所のテーブルに腰かけ，TVを見ながら一休みすると，お菓子が食べたくなり，食器棚や冷蔵庫から買い置きのクッキーやケーキを取り出して食べる」と記述する．このように行動を細かな連鎖として観察すると，間食という問

表3.1 行動療法とは

・行動科学・認知科学を応用した実証的な心理療法
・目的はセルフコントロール能力の向上
・行動には感情も認知も含まれる
・刺激と反応との関係で行動を理解する

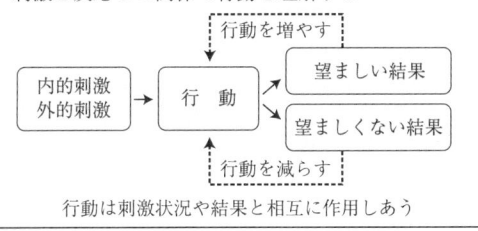

```
                    ┌―― 行動を増やす ――┐
                    ↓                    │
  ┌─────┐      ┌─────┐   ┌─────────┐
  │内的刺激│ ──→ │行 動│ → │望ましい結果│
  │外的刺激│      │     │   ├─────────┤
  └─────┘      └─────┘ → │望ましくない結果│
                    ↑                    │
                    └―― 行動を減らす ――┘
```
行動は刺激状況や結果と相互に作用しあう

注1) クライアント：心理療法では依頼者，相談者の意味で用いるが，ここでは患者に統一．

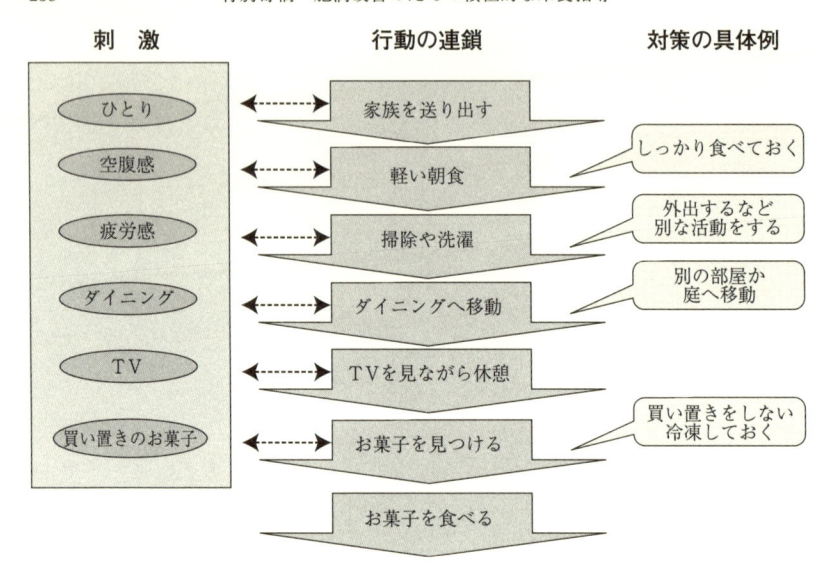

```
    刺 激              行動の連鎖              対策の具体例

   ┌─────────┐
   │  ひとり  │ ←---→   家族を送り出す
   │         │                ↓
   │  空腹感  │ ←---→    軽い朝食      →  しっかり食べておく
   │         │                ↓
   │  疲労感  │ ←---→   掃除や洗濯     →  外出するなど
   │         │                ↓            別な活動をする
   │ ダイニング│ ←---→  ダイニングへ移動 →  別の部屋か
   │         │                ↓            庭へ移動
   │   TV    │ ←---→  TVを見ながら休憩
   │         │                ↓
   │買い置きの│ ←---→  お菓子を見つける →  買い置きをしない
   │ お菓子  │                ↓            冷凍しておく
   └─────────┘         お菓子を食べる
```

図 3.1　行動のアセスメントの例(間食が問題となる場合)

題行動が,軽い朝食による空腹,身体を動かす家事の疲労,ダイニングテーブルや TV という環境,買い置きの菓子,などが間食を引き起こす刺激として浮かび上がる.その仮説から解決に向けての具体的な方法が検討される.上記では,「朝食をしっかりと食べる」「家事の後の休息を別な部屋や庭で」「午前中の家事を外出など別な活動に変える」「菓子を買い置かない,あるいは冷凍する」などがその例となるだろう.第3段階は「技法の適用」であり,具体的な方法の中から何を実行するかを患者とともに決めて取り組ませる.前述の朝食以外の3例はいずれも刺激統制法という技法である.最後の第4段階は,「効果の維持」である.効果が確認できたらその行動が維持されるようにさらに働きかける.患者が実行したかどうか,実行して問題が解決の方向に進んだかどうかで,仮説と適用した技法の妥当性を判断しながら次の方針を検討する.効果があればそれを続けるように励まし,実行できなければどうしたらできるかを再検討する.このように行動療法では,患者自身の実践と体験に基づいて実証的に問題を解きほぐしていく.

3.3 食行動の特性と自発的食事制限

　食行動は，睡眠と同じく生命活動維持に不可欠な生得的行動である．そのため「食べること」は毎日当然のこととして営まれ，呼吸と似て通常は無意識に自動化されている部分も多い．そして行動科学の視点からは，食行動を以下のように説明することができる．単独で人や動物の行動に強い影響力を及ぼす刺激を，行動科学では「正の一次強化子」[注2]と呼ぶが，食物は「餌付け」でも明らかなように，最も強力な正の一次強化子のひとつである．それは，食物は容易に他の刺激と結合しやすく，条件づけ(学習)がおきやすいことを意味する．また，食には大きな満足感をもたらし不安を低減させる作用もある．つまり，食欲は生理的な空腹以外にも，外の環境刺激(外的刺激)や感情や考えなど内部で起きる刺激(内的刺激)で引き起こされやすいし，食事は娯楽や慰めにも社交の手段ともなる．さらに，「満腹まで食べる」「甘いもの，脂肪の豊富な食物を好む」などは，数百万年来，食物の乏しさに適応してきた人類の優れた生理的特質であって，一般的な性向である[6]．そして

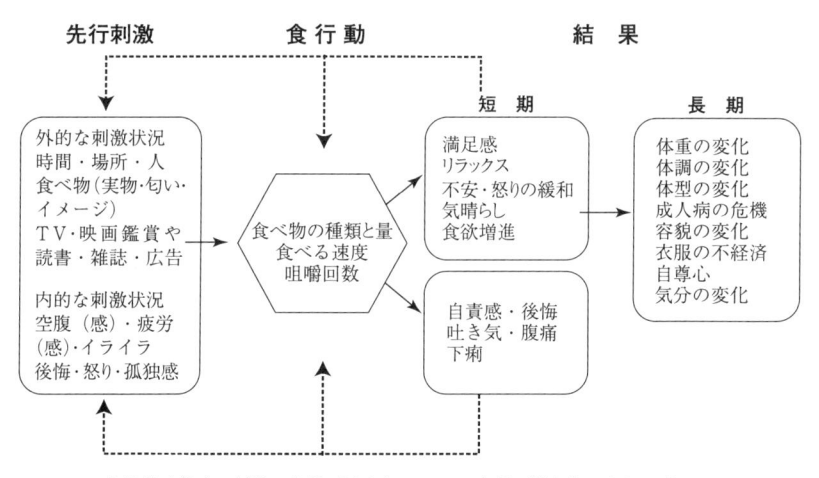

図3.2　食行動のモデル（文献3より，一部改変）

先行刺激　食行動　結果

外的な刺激状況
時間・場所・人
食べ物(実物・匂い・イメージ)
TV・映画鑑賞や読書・雑誌・広告

内的な刺激状況
空腹(感)・疲労(感)・イライラ
後悔・怒り・孤独感

食べ物の種類と量
食べる速度
咀嚼回数

短期：
満足感
リラックス
不安・怒りの緩和
気晴らし
食欲増進

自責感・後悔
吐き気・腹痛
下痢

長期：
体重の変化
体調の変化
体型の変化
成人病の危機
容貌の変化
衣服の不経済
自尊心
気分の変化

食行動は多くの刺激に条件づけられていて，容易に引き起こされやすい．また，望ましい結果（短期）が強力で，それに影響されやすい

注2)　正の一次強化子：無条件に行動を引き起こしたり，行動の頻度を増やしたりする刺激．

「食物があるのに食べずにすます」行動は本来人にとっては不自然であり，常時自発的な食事制限(慢性ダイエット)を行っている人では，反動的に飲酒や不安・抑うつなどの気分の変調で衝動的な摂食がおきやすいことが知られている[7]．つまり，食物が豊富な現代社会では誰でもが食べ過ぎてしまいやすく，自発的な減食は困難でストレスが高まる行動であるといえる．肥満や生活習慣病で食事指導を行う際には，エネルギー摂取制限は患者にストレスを強いることで，場合によってはうつ状態や食行動異常を引き起こす危険があること，また，減量希望者や糖尿病などの慢性疾患患者にはうつ病や摂食障害が一般より高頻度で併存することを念頭に置かなければならない．

3.4 肥満の行動療法

肥満に対する行動療法の有用性は，他の行動医学テーマに先駆けて確立された．肥満は慢性的エネルギー代謝異常であり，その成因には生物的，行動的，文化社会的要因が複雑に関与している．しかし1960年代には，肥満は単純に「過食」の結果と考えられており，行動療法家は，臨床的観察から彼らには過食になりやすい二つの食行動様式があると仮定した．それは，肥満者は食べ物を連想させる刺激に反応しやすいという「外的要因説」と，肥満者は一口に食べる量が多く，咀嚼回数が少ないという「特有の食行動」であった．これらの仮説から過食を防ぐ具体的技法として，食行動の引き金になる刺激を制限する「刺激統制法」および少量ずつゆっくり食べるための「食行動の修正」が考案された．前者の例としては「一定の時刻と場所で，決まった食器を使う」「食べる量を盛りきってしまう」「テレビや新聞を見ながら食べない」「お菓子は見えないところにしまう」など，後者の例としては「一口ごとに箸を置き20回ずつ噛む」「柔らかな食べ物を避け，固くて噛み応えのある食べ物を選ぶ」などがある．この二つが過食を修正する特異的な方法である．実際には，このほかに，当初より問題行動修正に一般的に用いられる下記の行動技法が同時に用いられた．つまり，食行動を記録させる「セルフモニタリング」，望ましい行動達成に対して報酬を与える「オペラント強化」，衝動的な摂食行動を抑えるための「反応妨害法や習慣拮抗法」などであった．

これらを用い1967年にStuartが8名で平均17kgの減量を報告した[8]ことを契機に本格的な治療研究が開始され，1980年代後半にはほぼ評価が定まった．最近では，米国立衛生研究所(NIH)が36の無作為比較から，「行動療法は食事療法や運動療法の習慣化に有効で併用により減量と維持を1年までは確実に促進する」と総括した[1]．現在，欧米での平均的治療成績は4か月で約9kg，運動や家族療法の併用により11kg程度までの減量が可能とされており，表3.2に示すような方法[9]がパッケージとしてあるいは必要に応じて用いられている．表3.2は，現在用いられている技法を，当初から用いられた原型となるものと，その後新しく加わった行動技法とを区別して示した．筆者は，非対面プログラムで教材での自己学習の後，目標行動の設定および体重と行動のセルフモニタリングを行わせるだけでも減量効果のあることを経験しており[4,5]，この二つの技法を減量指導に不可欠と考えている．

また過激な減食の悪影響や運動の重要性がしだいに明らかとなり，現在では減量で明らかに健康上の利益が期待できる人で減量への準備性が充分整った対象者に，食事と運動習慣の改善により，半年で初期体重の5〜10%程度の減量を目標に，ゆっくりと確実に行うことが推奨されている．

3.5 行動療法による栄養指導の実際

では，食行動特性をふまえた，行動療法による実際の食事指導とはどんなものであろうか．それは，3.2項で述べた①問題行動の特定，②行動のア

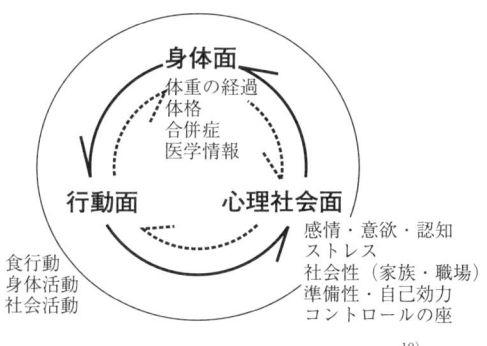

図3.3 系統的なアセスメント(評価)[10]

表3.2 肥満の行動技法の例

当初より用いられている技法	比較的新しい技法
刺激統制法(stimulus control)＊ ●一定の時刻に，決まった場所で，決まった食器で食べる ●ながら食いをやめ，食事に専念する ●自分の食べる量を決め，盛り切る ●食べ物を目につかぬようにしまい込む ●満腹のときに買い物に行く **食行動の修正**＊ ●少量ずつ口に入れ，一口ごとに箸を置く ●噛む回数を数える ●利き手と反対の手を使う **セルフモニタリング**(self-monitoring) ●食行動(内容，量，時刻，場所，気分)を記録する ●体重や歩数を記録する ●目標行動(食事，運動，空腹の対処)を○△×で記録する **オペラント強化法**(operant reinforcement) ●目標行動を点数化したり，出席表にシールを貼る ●望ましい食行動や運動行動をほめる ●体重が減ったらボーナスをもらう，洋服を買うなどする **反応妨害法**(response prevention)，**習慣拮抗法** ●食べたくなっても5分間はがまんする ●食べたくなったら，運動や読書をする ●がまんできなければ，キュウリやセロリなどを食べる，スープを飲む ●空腹になりすぎないよう，計画的に食べる **目標設定**(goal setting) ●目標行動(体重，食事，運動，空腹対処)を具体化する	**社会技術訓練**(social skills training) ●食べ物の勧めを断るロールプレイ 　お礼をいいつつも，はっきりと断る 　少しだけ食べて，あとは遠慮する ●相手の感情を害さずに自分を表現する 　あらかじめ断りの文言をいくつか練習しておく **認知再構成法**(cognitive restructuring) ●くじけそうになったら，励ましの言葉を声に出す 　菓子を食べたい→退屈しているだけだ 　親も太っている→習慣が大きい ●身体イメージや自己イメージを改善する **再発防止訓練**(relapse prevention) ●危険な状況を予測して対処法を練習する ●体重が上限をこえたら再度減量を開始する ●運動の継続 **ストレス管理法**(stress management) ●日記でストレス因子とストレス反応を理解する ●ストレス因子の回避可能性を検討する ●リラクゼーション **社会的サポート**(social support) ●家族や配偶者，友人の協力を得る ●グループの会合や治療者と接触を保つ

＊は肥満者の食行動に関する二つの仮説から導かれた，過食の修正に特異的な方法．
右欄は，行動療法の発展にともない開発されてきた技法．

セスメント，③適切な技法の適用，④効果の維持という治療の基本的枠組みを，食行動にあてはめることに外ならない．

　実際の栄養指導では，病歴や医学データも含めて食事や運動習慣を包括的に把握し，その上で実行可能な改善すべき目標行動を具体化していく．これが「行動アセスメント」と「技法の適用」で，「診断と治療方針」に相当する．行動療法では患者自身の行動の実践により治療が進むので，本人が「実行しよう」「これならできそう」と思う行動目標をたてる必要がある．そのための留意点は，①アセスメントでは，先入観をもたずにありのままの事実を直視し，②目標には，本人の自発性や意向を尊重し，努力すれば70％は実現可能な行動を選び，③知識の教育では相手の理解の程度に合わせ，必要最小限の情報を整理して提示すること，にまとめることができる．また，変化は段階的に無理なく進め，失敗させない配慮がほしい．習慣変容への心理的抵抗が減り行動が開始されることが重要で，一旦行動が開始されると，次の段階に進みやすくなるからである．特に犠牲や苦痛を伴いやすい食事制限では，習慣の逆戻りを防ぐためにもこの点に留意したい．そして欠点を指摘するのではなく，本人の努力や工夫点を探し注目することが患者の自尊心と実行への意欲を高める．またセルフモニタリングを確実に行わせるには，指導者がその意義を充分に理解した上で，本人の能力に合わせて柔軟な様式を用意し，記録には必ず目を通しその有用性をフィードバックすることなどが役に立つ．

　そして何よりも重要なことは，指導者―患者関係において，指導者自身が社会的刺激として患者に与える影響を理解し意識することである．ここで理解しておきたい原則は，「行動の後に望ましい結果を伴うとその行動は増えやすくなる」というもので，これをオペラント強化の原理といい，自発的な行動のほとんどにあてはまる．そこから演繹すると，指導者に必要な行動は，「検査値のみにとらわれすぎず，患者の実際の生活や行動に注目し，改善点や努力の跡を探し出し，それに注目して評価すること」となる．望ましくない結果が出ても，簡単に「やる気がない」「努力が足りない」とせず，再度問題行動のアセスメントに戻り「どこができないか」「どうしたらできるようになるか」に焦点を合わせて，目標を微調整していくことが肝要であ

る．

3.6 行動的教育モデル(結語に代えて)

行動療法の主眼は「望ましい行動が起きやすいように，環境を整え，セルフコントロールの技術を獲得させること」に尽きる．そして実際の指導では，望ましい行動とはどんな行動であるかを明確にし，患者の実生活と心理社会的要因を考慮しながら，実行できるよう根気よく励ましていく．これは治療では当然の常識であろう．このような治療上の常識を，行動療法は理論的に構造化しており，実行を促す技法が目標設定やセルフモニタリングなどの行動技法であり，オペラント強化は治療全体を貫く基本姿勢と位置づけられる．その際，図3.4の行動的教育モデルに示すように，教育によって実行に至るまでに患者の中で生じる行動を鎖として細かく捉え，指導者自身の行動がこの鎖のどの部分に働きかけているのか，換言すると指導者の行動の目標を明確化することによって，実効につながる工夫や留意点をより鮮明にすることができよう．

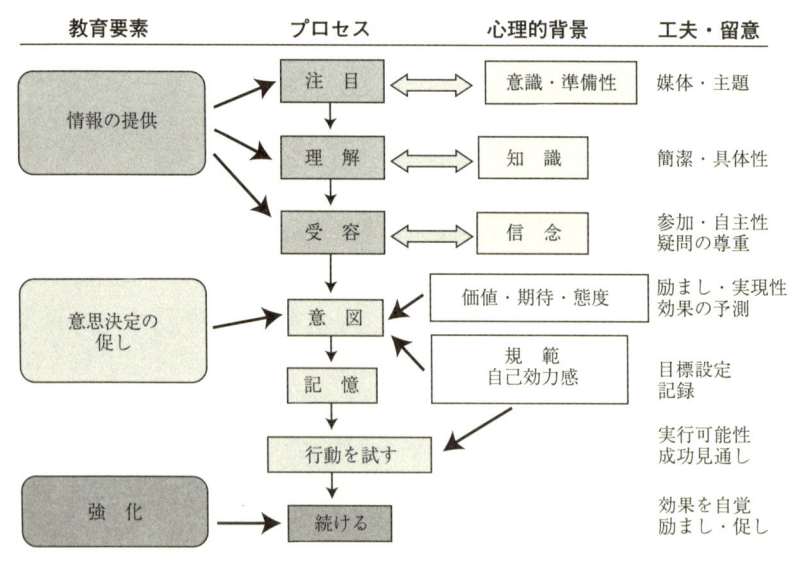

図3.4 行動的教育モデル (文献3より，一部改変)

行動療法は一般に難解と受けとめられがちであるが，原理原則を理解すれば職種を問わず用いられるし，患者自身の自己学習や，セルフマニュアル[11]や通信プログラムの活用も可能である．患者自身の行動がカギを握る健康増進や疾病コントロールにおいては，今後専門家の役割は，知識の普及から適切な情報の選択と活用の促進へ，そして治療・指導から本人のスキル向上のための教育・訓練へと，ますますシフトしていくであろう．そこでは必然的に患者との共同作業が，それも多職種のチームワークによって行われるはずであり，その際行動療法は，患者と治療スタッフが共有する，心理・行動アプローチの明快な指針になりうると考える．

参考文献

1) NIH NHLBI. Clinical guideline of the identification, evaluation, and treatment of overweight and obesity in adults. The evidence report. NIH Publication 1998 ; No 98 : 4081.
2) 山上敏子．行動療法 2．東京：岩崎学術出版 1997 ; 1-26.
3) 足達淑子編．ライフスタイル療法．東京：医歯薬出版 2001 ; 35-94.
4) 足達淑子，国柄后子，山津幸司．通信による簡便な生活習慣改善プログラム—1年後の減量と習慣変化．肥満研究 2006 ; **12**(1) : 19-24.
5) 足達淑子，山津幸司．肥満に対するコンピュータを用いた健康行動変容プログラム．肥満研究 2004 ; **10** : 31-36.
6) A. W. ローグ著，木村　定訳．食の心理学．東京：青土社 1994 ; 116-149. (Logue AW. The Psychology of Eating and Drinking. New York : W. H. Freeman and Company 1991)
7) Herman CP, Polivy J. Anxiety, restraint and eating behavior. *J Abnorm Psychol* 1975 ; **84** : 666-672.
8) Stuart RB. Behavioral control of overeating. *Behav Res Ther* 1967 ; **5** : 357-365.
9) 足達淑子．ライフスタイルを見直す減量指導．東京：法研 1997 ; 114-151.
10) 丸山千寿子，足達淑子，武見ゆかり編．栄養教育論．東京：南江堂 2006 ; 62.
11) Treasure J, Schmidt U, Troop N, *et al*. Sequential treatment for bulimia nervosa incorporating a self-care manual. *Brit J Psychiat* 1996 ; **168** : 94-98.

〔足達淑子〕

索　引

和　文

ア　行

アシルグリセロール　20, 37
　　——の吸収　41
　　——の消化　38
　　——の代謝　43
アシル-CoA オキシダーゼ　51, 60, 70, 167
アシル-CoA カルニチンアシルトランスフェラーゼ　66, 73
アシル-CoA シンターゼ　167
アシル-CoA デヒドロゲナーゼ　64, 72
アディポサイトカイン　102
アベラントクリプトフォーカス形成　202
アポ B-48　44, 163, 165
アポ B-48 受容体　151
アポリポタンパク質　43
RXR ヘテロダイマー　169
RLP コレステロール　139, 147, 151, 152, 154, 162
RLP トリアシルグリセロール　139, 149, 152, 154, 162
RLP 法　147, 150
安静時エネルギー　105

一塩基多型　59
一次予防試験　176
遺伝毒性試験　198, 205
胃内消化　38, 46
胃もたれ　23
胃リパーゼ　23, 38, 46
飲酒　122
インスリン　56, 88, 106, 130, 164
インスリン感受性　11, 164

インスリン抵抗性　2, 7, 9, 116, 127, 129, 138, 153, 155, 156, 159, 164, 168
　　——の評価　118
インスリン分泌能　116
　　——の評価　118
インスリン療法　133

ウエスト周囲径（長）　2, 9, 10, 83, 92, 98, 102, 121, 129, 142
ウエスト／ヒップ比　9, 11, 83, 121
運動（習慣）　12, 18, 112, 121
運動時エネルギー　105
運動療法　132

エイコサペンタエン酸　19, 58
栄養機能食品　225
栄養指導　141, 215
　　——の心理学的アプローチ　236
　　——の進め方　230
　　——の必要性　230
Hras 128 ラット　203
HDL コレステロール　1, 25, 95, 98, 101, 142
エネルギー消費（量）　28, 59, 70, 73, 88, 104, 105
エネルギー代謝　28, 55, 69, 104
エネルギーバランス　50, 89, 104, 107
Δ^3, Δ^2-エノイル-CoA イソメラーゼ　64, 72
エノイル-CoA ヒドラターゼ　64, 72
Min マウス　203
2-MAG 経路　24, 43, 50, 60, 165
LDL コレステロール　1, 3, 25, 27, 95, 173, 175, 183
LDL 受容体　173
LDL 粒子径　142
炎症　4

欧州食品安全機関　207
オーストラリア／ニュージーランド食品規格委員会　208

カ 行

カイロミクロン（CM）　41, 43-45, 51, 89, 149, 154, 159, 161, 165, 168
カイロミクロンレムナント　44, 149, 154, 159, 162
核受容体スーパーファミリー　168
拡張期血圧　98
カテキン　188
加熱処理ジアシルグリセロール油　204
カルシウムセッケン　41
患者の抵抗　216
肝臓コレステロール蓄積　58
肝臓脂質　65
肝臓脂質代謝　63, 72
肝臓脂肪蓄積　57, 58, 63
肝臓脂肪量　80, 83, 161
冠動脈硬化　7
冠動脈疾患　3, 6, 17, 125, 159, 173
　　──のリスク因子　151, 152, 159, 174, 178
冠動脈石灰化　8

喫煙　122
機能性食品　224
急性冠症候群　177
急性毒性試験　195, 204
境界型　111, 115, 119
胸管　52, 161, 165
狭心症　178
虚血性心疾患　1, 126
虚血性脳卒中　179

空腹時血清脂質　161
空腹時血清中性脂肪　95
空腹時血糖異常　111
空腹時血糖値　111
クッキングオイル　29, 205

α-グリセロリン酸経路　24
α-グリセロール3-リン酸経路→ホスファチジン酸経路
α-グルコシダーゼ阻害薬　113, 120, 133
グルコース　56
グルコース-6-リン酸デヒドロゲナーゼ　63, 72, 162

75g経口ブドウ糖負荷試験　111, 153
継続自由摂取試験　91
血圧　98, 122
血清脂質　7, 122, 139, 141, 159, 168
血清トリアシルグリセロール　25, 63, 106, 138, 139, 142, 147, 154, 159, 161, 163
血糖コントロール　140, 164
　　──の指標と評価　120
血糖値　7
ケトン体　57, 107, 164
健康食品　224

高インスリン血症　9, 129, 153
高LDLコレステロール血症　131, 176
高感度CRP　4
高血圧　119, 130, 159, 177
高血糖　127
高コレステロール血症　27, 131, 173, 185
高脂血症　7, 131, 173
　　──と動脈硬化　174
高脂血症治療薬　175
高植物ステロール血症　188
構造脂質　37, 160
　　──の吸収　43
高中性脂肪血症→高トリアシルグリセロール血症
行動的教育モデル　244
抗動脈硬化作用　183, 186
行動療法　237
高トリアシルグリセロール血症　2, 131, 137, 140

高トリグリセリド血症→高トリアシルグリセロール血症
高尿酸血症　119
高レムナント血症　131, 149, 152
　　──と動脈硬化　150
高レムナントリポ蛋白血症→高レムナント血症
呼気分析　57
呼吸商　29, 75, 89, 105, 107
国際糖尿病連合　1
コリパーゼ　40
コレシストキニン　40
コレステロール　173
コレステロールエステラーゼ　47
コレステロール低下作用　183, 185

サ　行

催奇形性試験　196
左室肥大　10
酸化 LDL　131
酸素消費量　74

GI 値　122
ジアシルグリセロール（DAG）　19, 69, 79, 91, 160
　　──の安全性　193
　　──の栄養機能　25
　　──の吸収　23
　　──の吸収率　45
　　──の構造　20
　　──の消化　23, 46, 165
　　──の摂取量　194
　　──の代謝　23, 37
　　1,3-──（1,3-DAG）　55, 138
ジアシルグリセロールアシルトランスフェラーゼ　25, 49, 63, 73, 166
ジアシルグリセロール油　20, 79, 92, 138, 154, 161, 195
　　──の物理化学的性質　21
2,4-ジエノイル-CoA レダクターゼ　64, 72
ジグリセリド→ジアシルグリセロール

C57BL/KsJ-db/db マウス　60, 70, 168
C57BL/6J マウス　55, 69, 88, 167
脂質　11, 18, 137
脂質代謝　55, 59, 73
脂質代謝異常　141, 159
脂質代謝関連遺伝子発現　60, 61, 70, 72
脂質低下療法　175
脂質燃焼量　105
β-シトステロール　185
死の四重奏　17, 137
自発的食事制限　239
脂肪酸　19
　　──の結合位置　37, 42
脂肪酸結合タンパク質　51, 60, 70, 168
脂肪酸合成酵素　64, 72, 162
脂肪酸トランスロカーゼ　51, 60, 70, 167
脂肪摂取　11, 159
脂肪燃焼量　107, 108
脂肪負荷試験　147, 151, 160
収縮期血圧　98
自由摂取試験　92
小核試験　198, 205
小腸脂質代謝　55, 60, 69, 88, 165
小腸上皮細胞への取り込み　23, 48, 165
小腸内消化　40, 47
小腸反転サック　49
小腸リポタンパク質　44
小児期の肥満　100
消費エネルギー　11
小粒子 LDL　119
食経験　194
食行動　239
食後血清脂質　139
食後高血糖　119, 128, 132
食後高脂血症　25, 138, 147, 159
食事　122
食事誘発性エネルギー　105
食事療法　27, 132, 137, 175, 189

食生活・栄養指導→栄養指導
食品衛生法　193
植物ステロール　27, 182
植物ステロールエステル　186
食物繊維　122
食物の胃滞留時間　23
食欲　89, 107
新規食品　195, 207
心筋梗塞　125, 174
心血管疾患　1, 6, 119

膵リパーゼ　23, 40, 47
スタチン　131, 150, 173, 176, 178
Zucker fatty ラット　58

生活習慣　18, 112, 120, 159
　　——の改善　119
生活習慣病　17, 18, 25, 215
生殖毒性試験　196
舌腺リパーゼ　23, 38, 46
染色体異常誘発性試験　198, 205
総コレステロール　1, 27, 174, 185

タ 行

体格指数　9, 17
体脂肪蓄積　55-57, 79, 82
体脂肪蓄積抑制作用　25, 55, 69, 82
体脂肪低減効果　78, 104
体脂肪率　57
体脂肪量　80, 86, 108
代謝症候群→メタボリックシンドローム
体重　56, 83, 86, 92, 96, 98, 104, 122, 161
大豆タンパク　187
大豆レシチン　183
大腸発がん促進作用試験　202
耐糖能異常　111, 117, 126, 154, 159
　　——の改善　120
多価不飽和脂肪酸　19, 122
脱共役タンパク質　51, 60, 70, 168
胆汁酸（塩）　40, 165
胆汁酸ミセル　40, 48, 183, 184

炭水化物　163
中期多臓器発がん試験　201
中鎖アシル-CoA デヒドロゲナーゼ
　　51, 60, 70, 167
中鎖脂肪　40, 42
中鎖脂肪酸　19, 42, 104
中心性肥満　1, 2
中性脂肪　1
長鎖脂肪酸　42, 51

DAG 油（脂肪）→ジアシルグリセロール油
低 HDL コレステロール血症　119, 131

糖化 LDL　131
糖化ヘモグロビン　11, 25
動機づけ面接　217
糖尿病　3, 111, 136, 163
　　——の病型　113
　　——のリスク因子　121
糖尿病型　113
動脈硬化　137, 186
　　——のリスク因子　1, 2, 53, 119, 125, 130, 139, 147, 173
動脈硬化病変　150, 159
特定保健用食品　25, 27, 29, 91, 138, 205, 224, 226
　　——の安全性　228
　　——の摂り方　229
　　——の表示　228
　　——の有効性　229
　　——の利用　233
ドコサヘキサエン酸　19, 58, 65
ドコサペンタエン酸　65
トランス脂肪酸　122, 207, 211
トリアシルグリセロール（TAG）　1, 19, 37, 69, 79
　　——の再合成　24, 43, 48, 167
　　——の再合成経路　43, 50, 60, 165
トリグリセリド→トリアシルグリセロール

索　引　251

ナ 行

内臓脂肪　10, 17, 27, 80, 83, 102, 121, 129, 161
内臓（脂肪）肥満　1, 78, 131, 154, 159
内膜中膜複合体肥厚度　9, 126

2型糖尿病　4, 111, 117, 137, 140, 177
　　──と生活習慣　120
二重盲検法　200
二次予防試験　176
2世代試験　197
認知症　131

熱産生増加　168
熱産生タンパク質　28

脳血管障害　126, 159
脳梗塞　126, 129, 131, 159
脳卒中　179

ハ 行

発がん性試験　199
発がん促進作用→発がんプロモーション作用
発がんプロモーション作用　201, 209
白血球接着分子　10
反復投与毒性試験　195, 204

ヒト対象試験　200
3-ヒドロキシアシル-CoAデヒドロゲナーゼ　64, 72
PPARα賦活薬　168
肥満（症）　1, 2, 17, 18, 57, 78, 84, 104, 116, 131, 215
　　──の行動療法　240
肥満教室　219
肥満抑制作用　75
微量アルブミン尿　10

VAS法　107
VLDLレムナント　149, 159

フィブラート　131, 169
腹囲（径）→ウエスト周囲径
腹部肥満　17
復帰突然変異試験　198, 205
プラスミノーゲン活性化阻害因子　95, 119, 142, 164
プラバスタチン　188
プロテインキナーゼC（PKC）　201
　　──の活性化　206, 210
糞便への排泄（脂質の）　41, 45

β酸化　28, 42, 51, 64, 70, 72, 89, 104, 106, 162, 167, 168
β酸化活性　60, 63, 69
ペルオキシソーム増殖因子活性化受容体　62, 71, 167

飽和脂肪酸　42, 159
保健機能食品制度　225
ホスファチジン酸経路　43, 50, 165

マ 行

マクロファージ　150
　　──の泡沫化　149, 150
マヨネーズ　185, 201
マヨネーズタイプ　29, 82, 187, 205
慢性毒性試験　196

ミクロソームトリアシルグリセロール輸送タンパク質　66, 73, 165

メタボリックシンドローム　1, 120, 129, 137, 153, 155, 159
　　──の診断基準　2, 17, 98
　　──の定義　1
　　──のリスク因子　27, 98
メタボリックチャンバー　89, 106
メトホルミン　12, 112, 120, 133

モノアシルグリセロール（MAG）　21
　1-──（1-MAG）　88
　2-──（2-MAG）　40, 60, 165

モノアシルグリセロールアシルトランスフェラーゼ　63, 166
門脈輸送　42, 51

ラ 行

ランダム化比較試験　79

リスクアセスメント　193
リスクコミュニケーション　193, 208
リスクの重積　1, 129, 154, 179
リスク分析　193
リスクマネジメント　193
α-リノレン酸（ALA）　19, 58, 65, 70, 73
リパーゼ　60, 165
リポタンパク質　44, 131, 142, 159
リポタンパク質リパーゼ　44, 149, 155
リンゴ酸酵素　63, 72, 162
リンパへの再合成TAGの放出　24, 165
リンパ輸送　42

レプチン　56, 88, 101, 164, 167, 168
レムナント　147, 149, 159, 163, 168
レムナント様リポタンパク質（RLP）　25, 139, 162
レムナント様リポタンパク法→RLP法
レムナントリポタンパク質→レムナント

欧 文

A

ACAT　66, 73
ACO　51, 60, 64, 70, 72, 167
Adult Treatment Panel III → ATP III
AFCAPS/TexCAPS　176
ALA　19, 58, 65, 70, 73
ASCOT　177
ATP III　2, 98

B

BMI　9, 11, 17, 26, 78, 85, 96, 98, 121, 123
Bogalusa Heart Study　9

C

CARDS　177
CARE　176
Cholesterol And Recurrent Events → CARE
C-peptide immunoreactivity → CPR
CPR　118
CT　80

D

1, 2-DAG　20, 38, 46, 60, 160, 166, 201, 210
1, 3-DAG　20, 46, 55, 60, 69, 138, 160, 166
DECODE　119, 128
DEXA　26
DGAT　25, 50, 63, 73, 166
DGAT1　167
DHA　19, 58
Diabetes Prevention Program　12, 112
Diacylglycerol Oil　29
dietary induced thermogenesis → DIT
DIT　105, 108

索引

E

EFSA 207
EGF 150
EPA 19, 58
epidermal growth factor → EGF
E-selectin 10

F

FAS 64, 72
FAT 51, 60, 70, 168
FDA 151
Finnish Diabetes Prevention Study 112, 125
Framingham Heart Study 151, 174
FSANZ 208

G

glycemic index 122
G6PD 63, 72
GRAS 29, 206

H

HbA1c 11, 25, 99, 111, 115, 122, 127, 141
Heart Protection Study → HPS
HOMA-β 118
HOMA-IR 118 138, 164
HPS 177
hs-CRP 4, 6

I

ICAM-1 128
IDF 1
IFG 111, 115
IGT 111, 113, 115, 117, 119, 126, 154
immunoreactive insulin → IRI
impaired fasting glucose → IFG
impaired glucose tolerance → IGT
IMT 9, 127
insulinogenic index 116, 118
International Diabetes Federation → IDF
IRI 116

J

Japan Diabetes Complications Study → JDCS
Japan Diabetes Prevention Program → JDPP
JDCS 123, 126
JDPP 123
J-LIT 179

K

Kumamoto Study 122

L

L-FABP 51, 60, 70, 168
α-linolenic acid → ALA
LIPID 176
LRC-CPPT 175

M

1(3)-MAG 23, 46, 60, 88, 166
2-MAG 23, 40, 46, 60, 89, 165
MCAD 51, 60, 70, 167
ME 64, 72
metabolic modulators 120
MGAT 63, 166
MIRACL 177
MRFIT 174
MTP 66, 73, 165, 167

N

NCEP 2, 9, 176
NHANES 5
NIPPON DATA 178
NIPPON DATA 80 174
NO 119, 128
Novel Foods 195, 207

O

75g OGTT 111, 114, 153

P

PAI-1　　95, 101, 119, 142, 164
phytosterol　　182
PKC　　201, 206, 209
postprandial hyperlipidemia　　159
PPAR　　62, 71
PPAR α　　62, 71, 167, 168
PPAR γ　　168
PPAR δ　　169
Pravastatin　　188
PROSPER　　177
PROVE IT-TIMI 22　　177

R

RCT　　91
RLP　　25, 139, 147, 162
RQ　　29, 75

S

Scandinavian Simvastatin Survival Study: 4S　　176
Seven Countries Study　　174
Σ IR　　156
small-dense LDL　　131, 141
SREBP-1　　167, 168
STOP-NIDDM trial　　113, 128
structured lipid　　37
subclinical disease　　7

T

TNT　　178
TPA　　201, 210
two-step model　　117

U

UCP-1　　168
UCP-2　　28, 51, 60, 70, 168
UKPDS　　122, 128
uncoupling protein → UCP

V

VAS　　107
VCAM-1　　128
visual analogue scale → VAS
VLDL　　44, 149, 159

W

WHO　　2, 9, 17, 115
WOSCOPS　　3, 176

編 集 後 記

　ジアシルグリセロールは通常のトリアシルグリセロール油の部分消化物という側面を持っているため，その栄養機能に関する研究が開始された当初(1980年代)は，消化のよい油という点が注目されたが，その後の研究で食後の血中中性脂肪の上昇抑制と体脂肪低減効果が次第に明らかになってきた。ジアシルグリセロールを主成分とする食用油は，1998年に当時の厚生省から特定保健用食品としての健康機能の表示許可を得て，翌年から国内で，また，米国では2005年から発売されている。

　我々は，ジアシルグリセロール油の生理機能，安全性だけでなく，製造方法，物理化学的特性，調理性，様々な食品への応用などジアシルグリセロール油のすべてにわたって詳細に記述されている英文の専門書"Diacylglycerol Oil"を2004年に米国油化学会のAOCS Pressから出版した。この本の出版後，日本人のメタボリックシンドローム診断基準の策定や，健康保険法の改正などと相まってメタボリックシンドロームへの関心がますます高まってきた。一方で，日本で日常的に栄養指導を行っている管理栄養士や栄養学を学ぶ方々にとって読みやすいジアシルグリセロール油に関する本が求められていた。本書の編集にあたっては，"Diacylglycerol Oil"に記載されているジアシルグリセロールの生理作用とそのメカニズムだけでなく，安全性についても最新の知見を加えて解説すると共に，メタボリックシンドロームにおける位置づけが理解できるようにつとめた。さらに，栄養指導の実践で活躍されている方々にご寄稿いただいた「肥満改善のための積極的な栄養指導」が，この分野で活動されている栄養士の方々の参考になれば幸いである。

　お忙しい中，快く執筆をお引き受けいただいた執筆者，ならびに監修の労をとっていただいた監修者の皆様に深甚の謝意を表します。最後に，本書の企画から出版まで，種々ご高配を頂いた幸書房出版部長夏野雅博氏に深甚の謝意を表します。

花王株式会社 ヘルスケア研究所
松尾　登, 桂木能久, 時光一郎

DAG（ジアシルグリセロール）の機能と栄養

2007年3月10日　初版第1刷発行

　　　　監修者　五十嵐　脩
　　　　　　　　池本　真二
　　　　　　　　板倉　弘重
　　　　　　　　井上　浩一
　　　　　　　　菅野　道廣

　　　　発行者　桑野　知章
　　　　発行所　株式会社　幸（さいわい）書房
　　　　〒101-0051　東京都千代田区神田神保町3-17
　　　　Phone 03-3512-0165　Fax 03-3512-0166
　　　　URL : http://www.saiwaishobo.co.jp

Printed in Japan
2007 ©

印刷：平文社

無断転載を禁じます．
万一，乱丁，落丁等がございましたらご連絡下さい．お取替え致します．

ISBN978-4-7821-0301-2 C3047